老年期痴呆への対応

浴風会病院
院長 大友英一 著

改訂第3版

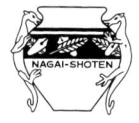

永井書店

改訂第三版序

　老年期痴呆は脳血管性痴呆はもちろん，アルツハイマー型老年痴呆も広義の生活習慣病の一つであるとの筆者の主張を明記した．

　アルツハイマー型老年痴呆に対し，待望の抗痴呆薬が出現した．これについて詳しく述べ，また治療に関する１～２の事項を追加した．

　一方，適切な治療薬のない脳血管性痴呆に対しては脳代謝改善薬，脳循環改善薬が周辺症状の改善を齎し得る可能性があり，大部分が多発性脳梗塞であるこの型に対する使用は健康保険上も問題が少ないといえる．然るに，最近再評価の結果，わが国で開発された脳代謝改善薬の多くが認可取消しとなった．このいきさつには納得できないところが多いため，これについて述べた．その他，１～２の新しい知見を加えた．

　本書が老年期痴呆の診療，介護に従事する方々に少しでもお役に立つことを期待したい．

2002年6月

大　友　英　一

改訂にあたり

　本書の刊行後，約13年が経過した．この間，老齢人口の増加とともに，老年期痴呆も増加しつつあり，ぼけ予防財団が「ぼけ予防10カ条」を作成，発表するなど，この疾患に対する社会の関心は高い．近々実施が予定されている介護保険においても，老年期痴呆が，とくにその重症度判定上大きな問題をはらんでいる．

　老年期痴呆の増加のほかに，痴呆の型の割合も変化を示し，わが国で多数派であった脳血管性痴呆は減少傾向を示し，逆にアルツハイマー型老年痴呆の割合が大となるとともに，これとは異なる変性性痴呆, Lewy小体型が稀ではないことがわかりつつあり，これについて記述した．

　また，痴呆の成因としてApolipo蛋白，Amyloid β蛋白などが問題となっており，これについて論じた．また，検査法としてMini-Mental State Examination(MMSE), Alzheimer Disease Assessment Scale(ADAS)などを加え，また筆者が命名した痴呆のBlick-diagnoseに役立つ症候群，さらにぼけ予測テストも述べた．

　本書が，痴呆の診療に役立つことを祈念するものである．

1998年9月

大　友　英　一

初 版 序

　老人科はもちろん内科，精神科診療において老年痴呆の占める割合は増大しつつあり，この傾向は今後ますます著明となることは明らかである．

　老年期痴呆はその原因が不明であり，対応，治療が難しくまた予防についても何も解ってはいない．

　老年期痴呆のうち脳血管性痴呆の一部では適切な対応や治療により症状が落ち着くことがあり得ることから，不治のものと諦めずできる限りいろいろな試みをしてみる価値があると考えられる．

　本書は老年期痴呆への対応，診断，治療について具体的に述べたものである．薬物療法では脳血管障害の精神症状に効果の期待される脳代謝改善薬について，とくに新しいものまで紹介した．

　また比較的基礎的事項その他はノートあるいはメモとして記載した．

　本書が日常診療にいささかでも役立つのであれば筆者のこの上ないよろこびである．

1986年5月

大 友 英 一

目　次

I．老年期痴呆とは……………………………………………………………………1
　1．痴呆 Dementia とは ……………………………………………………………1
　2．加齢に伴う認識能の低下 ………………………………………………………2
　3．老年期痴呆の種類 ………………………………………………………………4

II．老年期痴呆の診断 …………………………………………………………………5
　1．痴呆の診断 ………………………………………………………………………5
　2．痴呆の診断基準 …………………………………………………………………6
　［診断基準］…………………………………………………………………………6
　　　1．Alzheimer 型痴呆 …………………………………………………………6
　　　2．血管性痴呆（前：多発梗塞性痴呆）……………………………………7
　　　3．他の一般身体疾患による痴呆 ……………………………………………8
　［カリフォルニアの Alzheimer 病診断・治療センターの診断基準］…………12
　3．痴呆の臨床症状…………………………………………………………………13
　　　1）記銘力・記憶力障害………………………………………………………13
　　　2）見当識障害…………………………………………………………………14
　　　3）計算力障害…………………………………………………………………15
　　　4）感情障害……………………………………………………………………15
　　　5）思考力障害…………………………………………………………………16
　　　6）行動異常……………………………………………………………………17
　4．痴呆診断の実際…………………………………………………………………18
　　　1）初診におけるポイント……………………………………………………20
　　　2）再診以後のポイント………………………………………………………20
　　　3）痴呆診断上のポイント……………………………………………………20
　5．痴呆の種類の鑑別………………………………………………………………21

〔ノート1〕 脳血管性痴呆 vascular dementia の病態 …………………21
　A．脳血管性痴呆の成り立ち…………………………………………21
　B．脳血管性痴呆の頻度 ………………………………………………25
　C．脳血管性痴呆の割合 ………………………………………………25
　D．脳血管性痴呆の病理と病態（肉眼的） …………………………31
〔ノート2〕 Alzheimer 型老年痴呆の病態 …………………………32
1）一般的鑑別……………………………………………………………33
　(1) 発症年齢…………………………………………………………33
　(2) 性…………………………………………………………………33
　(3) 知的機能低下……………………………………………………34
　(4) 精神症候…………………………………………………………35
　(5) 発症および進行状態……………………………………………36
　(6) 自覚症状…………………………………………………………36
　(7) 脱抑制現象………………………………………………………36
　(8) 対人応答…………………………………………………………36
　(9) 神経症候…………………………………………………………36
　(10) その他……………………………………………………………36
2）虚血点数法……………………………………………………………37
3）虚血点数法の修正法…………………………………………………38
4）天秤法…………………………………………………………………41
5）まとめ…………………………………………………………………43
〔ノート3〕 脳血管性痴呆と Binswanger 病 ………………………43
〔ノート4〕 脳血管性痴呆の亜型：後頭葉性痴呆 …………………43
〔ノート5〕 一過性健忘 ………………………………………………44
〔ノート6〕 レビー小体型痴呆………………………………………44

6．痴呆の検査……………………………………………………………46
1）老年期痴呆例の一般的CT所見……………………………………46
2）脳血管性痴呆と Alzheimer 型老年痴呆とのCT上の鑑別 ………47
〔ノート7〕 老化による脳の変化……………………………………49
　A．老年者の脳重量 …………………………………………………49
　B．ADと脳動脈硬化 ………………………………………………51
　C．老年者の側脳室容積 ……………………………………………52

目 次

  D．老年者側脳室の左右差 ……………………………………………52
  E．痴呆例の脳室 ………………………………………………………53
   (a) 痴呆例の側脳室 …………………………………………………53
   (b) 脳血管性痴呆とAlzheimer型老年痴呆の脳室の比較 ………53
   (c) 痴呆における側脳室前部の役割 ………………………………56
  F．痴呆と脳萎縮および脳動脈硬化 …………………………………56
 3）脳　　波 ………………………………………………………………57
 4）その他の検査 …………………………………………………………59
  〔ノート8〕　老年期痴呆の病因（生化学的面） ……………………59
  〔ノート9〕　老年期痴呆の病理（Alzheimer型痴呆を中心に） ……63
  〔ノート10〕　Alzheimer病の原因についての最近の進歩 ……………67
   A．Alzheimer病とアポリポ蛋白E ………………………………67
   B．アミロイドβ蛋白 ………………………………………………69

7．痴呆のテスト ……………………………………………………………70
 1）長谷川の簡易知的機能診査改訂スケール …………………………70
 2）Mini-Mental State Examination（MMSE）…………………………72
 3）GBSスケール …………………………………………………………74
 4）MENFIS（Mental Function Impairment State：精神機能障害評価スケール）…83
 5）ADAS（Alzheimer's Disease Assessment Scale）…………………85
 6）痴呆の程度の評価 ……………………………………………………92
  (1) 老人ボケ（異常な知能衰退）の臨床的判定基準 ………………92
  (2) DSM-III-Rによる痴呆重症度基準 ……………………………93
  (3) 長谷川の痴呆程度分類 …………………………………………93
  (4) Alzheimer病の各時期の分類（松下）…………………………94
  (5) 臨床的痴呆評価尺度 ……………………………………………94
  (6) Alzheimer病の機能評価段階 …………………………………95

8．老年期痴呆の鑑別診断 …………………………………………………97
 1）痴呆を示す疾患 ………………………………………………………97
 2）鑑別を要する主な疾患 ………………………………………………99
  (1) う　つ　病 ………………………………………………………99
  (2) 慢性脳循環不全症（脳動脈硬化症）…………………………101
  (3) 脳　梗　塞 ………………………………………………………101

(4)　初老期痴呆 …………………………………………………………101
　　(5)　慢性硬膜下出血 ……………………………………………………104
　　(6)　正常圧水頭症 ………………………………………………………107
　　(7)　脳　腫　瘍 …………………………………………………………109
　　(8)　失　語　症 …………………………………………………………111
　　(9)　精神分裂病 …………………………………………………………111
　　(10)　仮性球麻痺 …………………………………………………………111
　　(11)　意識障害，譫妄状態 ………………………………………………112
　　(12)　神　経　症 …………………………………………………………114
　　(13)　Parkinson病 ………………………………………………………114
　　(14)　慢性髄膜炎 …………………………………………………………119
　　(15)　粘液水腫 ……………………………………………………………119
　　(16)　そ　の　他 …………………………………………………………119
　　〔ノート11〕　老年期痴呆の疫学 ………………………………………119

III．老年期痴呆の治療 ……………………………………………………123
　1．患者への対応 ……………………………………………………………124
　2．環境の調整 ………………………………………………………………125
　3．生活管理（病院，施設において） ……………………………………126
　4．薬　物　治　療 …………………………………………………………127
　　〔ノート12〕　老年者薬物療法の注意点 ………………………………127
　　1）抗　痴　呆　薬 ………………………………………………………129
　　　(i)　塩酸ドネペジル …………………………………………………129
　　　(ii)　テトラハイドロアミノアクリジン ……………………………133
　　　(iii)　その他・卵黄ホスファチジルコリン，ビタミンB_{12} ……134
　　2）向　精　神　薬 ………………………………………………………134
　　3）向精神薬による老年期痴呆の治療 …………………………………135
　　　(i)　譫妄，夜間譫妄 …………………………………………………135
　　　(ii)　幻覚，妄想 ………………………………………………………137
　　　(iii)　うつ状態 …………………………………………………………137
　　　(iv)　不安，焦燥 ………………………………………………………139
　　　(v)　異常行動，徘徊 …………………………………………………139

			(vi) 不　　　眠 ·· 139
			(vii) 易怒, 不機嫌, 易刺激性 ··· 140
	4）	Tiapride (Gramalil) ·· 140
		(i) 脳血管性痴呆 ··· 141
		(ii) 脳循環代謝改善薬再評価の問題点 ······································· 141
	5）	脳代謝改善薬, 脳循環改善薬 ··· 150
		(1) 総　　　論 ··· 150
		(2) 脳血管障害の知的機能障害に対する脳循環代謝改善薬の効果 ········ 152
			(i) 脳循環改善薬 ··· 152
			(ii) 脳代謝改善薬 ··· 153
		(3) 各　　　論 ··· 155
			(i) Calcium hopantenate ··· 155
			(ii) Dihydroergotoxine mesylate ······································· 158
			(iii) Amantadine hydrochloride ··· 161
			(iv) Lisuride hydrogen maleate ··· 166
			(v) Idebenone hydrochloride ·· 171
			(vi) Bifemelane hydrochloride ·· 174
			(vii) Inderoxazine hydrochloride ·· 176
			(viii) Propentofylline ·· 179
			(ix) Aniracetam ·· 180
			(x) Cinepazide maleate ··· 182
			(xi) Dilazep hydrochloride ··· 184
			(xii) その他, 多角アルカロイド誘導体のニセルゴリン ··················· 186
	6）	漢 方 療 法 ··· 187
		(1) 黄連解毒湯 ·· 187
		(2) 釣　藤　散 ·· 188
		〔ノート13〕 老年期痴呆と脳循環 ··· 188
		〔ノート14〕 神経伝達物質関連物質による治療 ································ 190

Ⅳ. 老年期痴呆の経過, 予後 ··· 193

V．老年期痴呆の予防 …………………………………………………………… 197
1．脳血管性痴呆の予防 ………………………………………………………… 197
1）高血圧，高脂血症のコントロール ……………………………………… 197
2）脳動脈硬化に影響を与える因子 ………………………………………… 197
3）肥満，糖尿病の予防，治療 ……………………………………………… 199
4）脳血管障害の予防 ………………………………………………………… 199
5）脳卒中後の痴呆の予防 …………………………………………………… 199
6）高血圧と脳の動脈硬化 …………………………………………………… 201
7）脳血管性痴呆および Alzheimer 型老年痴呆の脳血流の相違 ………… 202
8）脳循環代謝改善薬による痴呆予防の試み ……………………………… 202
2．Alzheimer 型老年痴呆の予防 ……………………………………………… 203
［老化，痴呆を防ぐ脳の使い方］ ……………………………………………… 203
(1) 頭を多様に使用する ……………………………………………………… 203
(2) 頭を刺激に対して反応するごとく使う ………………………………… 203
(3) 運動をする ………………………………………………………………… 204

ぼけ予防10ヵ条(1997)，ぼけ介護10ヵ条(1999)，痴呆(ぼけ)介護家族の接し方
10ヵ条(2001) ……………………………………………………………………… 208

追　　記 ……………………………………………………………………………… 209
1．N式老年者用精神状態評価尺度 ……………………………………………… 210
2．N式老年者用日常生活動作能力評価尺度 …………………………………… 211
3．Nicergolin ………………………………………………………………………… 212

文　　献 ……………………………………………………………………………… 213
索　　引 ……………………………………………………………………………… 229

Ⅰ. 老年期痴呆とは

1. 痴呆 Dementia とは

　老年期痴呆は生活習慣病の一つであり，予防，その発症を遅くすることが可能と著者は主張している．

　痴呆（dementia）という語はラテン語の demens からきたものであり，de（除き去る，否定の意）と mens（精神，思考，性格）とが一緒になり，さらに demens（精神の分離）＋tia（病的な状態）→ dementia となったものである．その意味は精神力，知的能力の著明な低下である．

　痴呆の定義として"一定の水準に達した，または一度修得された知的能力の著明な低下"が挙げられているが，明確に統一された定義があるというわけではない．

　上述の定義には"しばしば感情面での無欲を伴う"ということも付言される．

　また簡潔に言語性および非言語性の大脳機能の高度の低下と定義するものもある[1]．

　したがって精神薄弱のごとく，最初から知的能力の低下のある場合は痴呆とはいわないのが原則である．

　ぼけと痴呆は異なるものかについても定説はない．

　ぼけは必ずしも医学的用語とはいい得ない．しかし，しばしば使用されており，知的活動の少ない生活を長期間続けた老年者にみられるごとき全般的な精神活動の遅鈍のことであり，必ずしも修得した知的能力の著明な低下のみではなく，軽度の知的能力の低下で日常生活にとくに支障のないものである．

　したがって"ぼけ"は老化とともにある程度は生理的にみられるもので病的とはいい得ないものとも考えられている．すなわち，生理的な脳の老化に基づく知的能力の低下というわけである．

しかし，老化とともに精神機能，知的能力は自然に低下するものであり，この加齢による現象と病的な知的能力の低下（痴呆）をどこで区別するかについては問題がある．

すなわち，痴呆を明確に診断し得る，万人が認める基準あるいは検査法のないことから主観的な要素も入りやすい点が指摘される．

しかし，明快に述べると"社会生活に支障を来すようになった知的能力の低下"が痴呆であり，それまでに達しない場合は"ぼけ"としてよいといえる．

本書ではこの立場で痴呆について述べる．

2．加齢に伴う認識能の低下

老年になると記銘力，記憶力の低下が出現するが，これらの症候出現には老化による脳の変化がある．

記憶と関連深い海馬，扁桃核などの神経細胞の減少が明らかである．老人斑，神経原線維変化の出現は，痴呆に特有なものではなく，痴呆のない例にも出現し，痴呆脳と正常脳の間に明確な線を引くことが困難となる．病理学的面で正常老化脳と痴呆脳との鑑別がclear cutでなく困難な面があるとすると，臨床面で正常老化による記銘力，記憶力低下と痴呆の初期のそれとの区別が難しくなるのは当然である．

この問題について，老年者の良性健忘(benign senescent forgetfulness；BSF)という言葉がある．Kral[2]が1962年に提唱したものである．

あるエピソードは覚えているが，その詳細は忘れてしまっている．固有名詞などはすぐ出てこないが，別のときにふと思い出しうる．痴呆はなく，日常生活にとくに支障はない，というものである．この定義は明確さに欠けるところがある．

O'Brienら[3]は，KralのBSFの診断が適切であると考えられた老年者68例について，3年間の経過観察を行った結果，90%の症例は痴呆に進展しなかったことから，この表現はある程度適切なものとしている．

BSFの定義に曖昧さのあることから，National Institute of Mental Health(NIMH)の化学部会[4]が健常老年者に出現する記憶力障害を表現する診断名としてage associated memory impairment(AAMI；老年性記憶障害)なる言葉を作り，そのcriteriaを報告している．内容は50歳以上で，徐々に記憶力障害が出現し，人名などの固有名詞，電話番号などをすぐに思い出すことができず，物を置いた場所を忘れることが少なくないが，知的機能はWAISなどで調査しても保存されており，また各種臨床検査によっても脳の器質的

病変を認めないものである．この定義の設定に対しては，これは病気を意味するものか否か不明であるとの批判もある．

老年期良性健忘(BSF)との関連については，この言葉は同年齢の人々に比較して記憶力が障害されている人々には適応されるのであるが，老年性記憶障害者(AAMI)はより若い年代の人々に比較して，標準偏差が低下しているというところに問題があるとの指摘もある．

なお，正常老化に伴う記憶力低下は薬物療法により改善されるとの報告もある[5]．

正常老化に伴う記銘力，記憶力障害は，その定義が曖昧な面があり，定義が難しいところから，明確に定義できない憾みがある．

なお，ごく最近，筆者はαクラブ（胃を切除摘出した方々の全国的組織）の代表世話人，梅田幸雄氏より，夫婦でこっそりボケ調べに役立つテスト作成を依頼されて，表1のようなものを作成したので参考に紹介しておく．

1〜6項目は通常屡々みられるもの，7〜10は一応病的と考えられる症状である．

評価点は，点数の多いほど痴呆出現がより予測されるようになっており，長谷川式簡易知能検査スケールと逆になっている．

表1 大友式ボケ予測テスト10問（浴風会病院　大友英一）

・本テストはボケのごく初期，ボケの始まり，あるいはボケに進展する可能性のある状態を，老年者（60歳以上）自身が，あるいは配偶者または同居者などが簡単に予測できるように考案されたものです．

・このテストの内容は，若い世代にも知識として是非とも持っていて欲しいものです．そうすれば世代の摩擦は避けられ，家族間の思いやりを育てるよすがともなり，ひいては潤いのある社会への一助となると考えられるからです．

〈採点法〉ほとんどない→0点　時々ある→1点　頻繁にある→2点

質問項目	点数
1　同じ話を無意識に繰り返す	点
2　知っている人の名前が思い出せない	点
3　物のしまい場所を忘れる	点
4　漢字を忘れる	点
5　今しようとしていることを忘れる	点
6　器具の説明書を読むのを面倒がる	点
7　理由もないのに気がふさぐ	点
8　身だしなみに無関心である	点
9　外出をおっくうがる	点
10　物（財布など）が見当たらないことを他人のせいにする	点
合　計	点

・評価・
0〜8点→正常　9〜13点→要注意　14〜20点→病的（ボケの始まり？）

3. 老年期痴呆の種類

　前述のごとく痴呆は老年者に主として使用される病名である．老年期には痴呆を示す疾患が少なくないが，本書の主題である老年期痴呆は他の疾患の症状あるいは合併症として痴呆を示すのではなく痴呆そのものが主病変であるものを指す．

　すなわち，老年期痴呆は老年期痴呆（狭義の老年痴呆ともいえる）で原発性，変性性のものと原因が脳血管障害と考えられている脳血管性痴呆に大別される．前者は最近はAlzheimer型老年痴呆（senile dementia of Alzheimer type, SDAT）と呼ばれることが多い．これに対し後者はvascular dementia（VD），あるいは多発梗塞性痴呆 multi-infarct dementia（MID）などと呼ばれるが，広く脳血管障害が原因であるという立場から脳血管性痴呆とするのが妥当である．

　原発性，変性性老年痴呆をAlzheimer型老年痴呆と呼ぶのは，初老期痴呆であるAlzheimer病の脳の病理所見と原発性，変性性の老年期痴呆の脳の病理所見とに差がないことから，老年期痴呆はAlzheimer病が初老期ではなく老年，高年になって出現したものとの考えが強いためである．

　欧米ではAlzheimer病とAlzheimer型老年痴呆を一緒にして論ずることが少なくない．しかし，本書では両者はその発生年齢などから一応異なるものとして記述する．

　このほかにAlzheimer型老年痴呆と脳血管性痴呆との混合した混合型痴呆 mixed dementiaと呼ばれるものがある．最近はAlzheimer型老年痴呆に類似した臨床症候を示すが，病理学的にはかなり異なる所見を示すもの，例えばレビー小体型痴呆などが少なくないことが判りつつある．

II. 老年期痴呆の診断

　老年者の痴呆の診断にあたっては，まず痴呆が存在するか否かを決め，ついで上述の2つの型のいずれであるかを鑑別する．もちろん，痴呆状態を示しやすいいろいろな疾患，病的状態を除外する必要がある．

1. 痴呆の診断

　最も普遍的にみられるのは記銘力・記憶力の著しい低下である．とくに記銘力の低下が目立ち，記憶力も remote memory に比し recent memory の低下の著しいことが特徴的である．

　見当識障害は痴呆の診断のポイントとなる重要なものであり，時，所に対する見当識障害は通常最も頻繁にみられるものである．

　ついで計算力障害が重要である．このほかに感情障害，異常行動，さらに思考力障害などが加わる．すなわち，

1) 記銘力・記憶力障害
2) 見当識障害（時，所，人物）
3) 計算力障害
4) 感情（情緒）障害
5) 異常行動
6) 思考力障害

が主な症状である（表2）．

　これらのうち1）は最も普遍的であるが初期の診断には2）がむしろ重要と考えている．

もちろん痴呆の診断にはこれら1)〜6)が揃っている必要はない．多くの場合1)〜3)がみられるが，後述するごとく軽度の脳血管性痴呆では1)のみが著明であるが，他の症状のほとんど認められないことがある．またいずれの型の痴呆でも末期には4)6)また5)も出現しやすくなる(表2)．

表2　老年期痴呆の診断

1) 記銘力，記憶力障害
2) 見当識障害
3) 計算力障害
4) 情緒障害
5) 行動異常
6) 思考力障害

2．痴呆の診断基準

前述の1)から6)までの少なくとも2つ以上の明らかな場合は痴呆と診断してよいものと考えられるが，ここで The American Psychiatric Association が作製した Ouick Reference to the Diagnostic Criteria from DSM-IV（DSM-IV 精神障害の分類と診断の手引（高橋三郎ら訳，医学書院，1995)[1]における痴呆の診断基準を紹介する．

診断基準

1. Alzheimer 型痴呆　Dementia of the Alzheimer's Type[1]

A．多彩な認知欠損の発現で，それは以下の両方によって明らかにされる．

1) 記憶障害：新しい情報を学習したり，以前に学習した情報を想起する能力の障害
2) 以下の認知障害の1つ（またはそれ以上）
   (a) 失語：発語の障害
   (b) 失行：運動機能が損われていないにもかかわらず，動作を遂行する能力が障害
   (c) 失認：感受機能が損われていないにもかかわらず，対象を記憶または同定できない
   (d) 実行機能（すなわち，計画を立てる，組織化する，順序立てる，抽象化する）の障害

B．基準A1)および2)の認知欠損は，その各々が，社会的また職業的機能の著しい障害を引き起こし，病前の機能水準からの著しい低下を示す．

C．経過は，ゆるやかな発症と持続的な記憶の低下により特徴づけられる．

D．基準A1)および2)の認知欠損は以下のいずれによるものでもない．

1) 記憶や認知に進行性の欠損を引き起こす他の中枢神経系疾患（例：脳血管性疾患，パーキンソン病，ハンチントン病，硬膜下出血，正常圧水頭症，脳腫瘍）
2) 痴呆を引き起こすことが知られている全身性疾患（例：甲状腺機能低下症，ビタ

ミン B_{12} または葉酸欠乏症，ニコチン酸欠乏症，高カルシウム血症，神経梅毒，HIV 感染症）

3）物質誘発性の疾患

E．その欠損は，せん妄の経過中にのみ現れるものではない．

F．その障害は，他の第Ⅰ期の疾患（例：大うつ病性障害，精神分裂症）ではうまく説明されない．

早発性：発症が65歳または以下の場合

晩発性：発症が65歳を超えている場合

に分かれている．そしていずれの型についても以下に述べる臨床的な subtype ともいえるものと記載している．

(1) せん妄を伴うもの：せん妄が痴呆に重畳している場合
(2) 妄想を伴うもの：妄想が優勢な特徴である場合
(3) 抑うつ気分を伴うもの：抑うつ気分（大うつ病エピソードの症状の基準を完全に満たすような病像を含む）が優勢な特徴である場合．一般身体疾患による気分障害の診断は，別に与えられない．
(4) 併発症状のないもの：現在の臨床像において，上記のいずれも優勢でない場合．

このほかは

(5) 行動の障害を伴うもの：臨床的に著しい行動の障害（例：徘徊）がある場合

以上に分けている．しかし，筆者の意見では，この①〜⑤の subtype めいた分類に意味があるかということである．これは DSM-III-R についても述べたところである．

理由は，Alzheimer 型老年痴呆の周辺症候は多彩であり，多くの場合，そのいくつかを併せ持つことが多い．したがって，せん妄を伴うとか，妄想を伴うとかは，症例の病勢のいろいろな段階で出没するもので，抑うつ気分を伴うものが妄想がないなどというるか問題であり，このような分類には問題があるというのが筆者の意見である．

次に，はじめて血管性痴呆という病名で出現した脳血管性痴呆については以下のようになっている．

2. 血管性痴呆（以前は多発梗塞性痴呆），Vascular Dementia (forely multi-infarct dementia)

A．多彩な認知欠損の発現で，それは以下の両方により明らかにされる．

1）記憶障害：新しい情報を学習したり，以前に学習した情報を想起する能力の障害
2）以下の認知障害の一つ（またはそれ以上）
   (a) 失語：発語の障害

(b) 失行：運動機能が損なわれていないにもかかわらず動作を遂行する能力の障害
(c) 失認：感覚機能が損なわれていないにもかかわらず，対象を認識または同定できないこと．
(d) 実行機能（すなわち，計画を立てる，組織化する，順序立てる，抽象化する）の障害

B．基準A 1) および2)の認知欠損は，その各々が社会的または職業的機能の著しい障害を引き起こし，病前の機能水準からの著しい低下を示す．

C．局在性神経症候（例：深部腱反射の亢進，伸展性足底反射，仮性球麻痺，歩行異常，一肢の筋力低下），または臨床検査の証拠が，その障害に病因的関連を有すると判断される脳血管性疾患（例：皮質や皮質下白質を含む多発梗塞）を示す．

D．その欠損はせん妄の経過中にのみ現れるものではない．

この型の痴呆についても，Alzheimer型老年痴呆の場合と同じように，以下に分類している．

- せん妄を伴うもの：せん妄が痴呆に重畳している場合，
- 妄想を伴うもの：妄想が優勢な特徴である場合，
- 抑うつ気分を伴うもの：抑うつ気分（大うつ病エピソードの症状の基準を完全に満たすような病像を含む）が優勢な特徴である場合，一般身体疾患による気分障害の診断は別に与えられない．
- 併発症状のないもの：現在の臨床像において上記のいずれも優勢でない場合
  △該当すれば特定せよ．上記の病型のいずれに対しても運用可能
- 行動の障害を伴うもの：臨床的に著しい行動の障害（例：徘徊）がある場合

以上の細かな分類がどのくらい意味があるか．

問題であることはAlzheimer型老年痴呆の場合と同じであり，この一つを示すのは，「△該当すれば特定させる」の文章で，同一症例が種々の周辺症候を病勢のいろいろな段階（必ずしも一定の方向，すなわち病勢が進むにつれて，それぞれの症候が一定の順序で出現するわけではない！）で示すごとに，病名の一部を変えることは適切といえるかという問題がある．

以上，二つの大きい病型の他にもう一つ以下の分類項目があるので，これをも紹介しておく．

3．他の一般身体疾患による痴呆 Dementia due to other general medical conditions

A．多彩な認知欠損の発現で，それは以下の両方により明らかにされる．

(1) 記憶障害：新しい情報を学習したり，以前に学習した情報を想起する能力の障

　　　　害
　　(2) 以下の認知障害の一つ（またはそれ以上）
　(a) 失　語：発語の障害
　(b) 失　行：運動機能が損われていないにもかかわらず，動作を遂行する能力の障
　　　　害
　(c) 失　認：感覚機能が損われていないにもかかわらず，対象を認識または同定で
　　　　きないこと．
　(d) 実行機能（すなわち，計画を立てる，組織化する，順序立てる，抽象化する）
　　　　の障害
B．基準A１）および２）の認知欠損は，その各々が社会的または職業的機能の著しい障
　害を引き起こし，病前からの機能水準の著しい低下を示す．
C．病歴，身体診察（臨床検査所見から，その障害が以下に挙げられた一般身体疾患の
　一つによる直接的な生理学的結果であるという記録がある）．
D．その欠損はせん妄の経過中にのみ現れるものではない．
「△病因となる一般身体所見に基づいてコード番号をつけよ．」とあり，以下の項目がある（病名のみ記載）．
・ヒト免疫不全ウイルス疾患による痴呆
・頭部外傷による痴呆
・パーキンソン病による痴呆
・ハンチントン病による痴呆
・ピック病による痴呆
・クロイツフェルト-ヤコブ病による痴呆
・「上記に挙げられていない一般身体症候を示すこと」による痴呆
　　（例：正常圧水頭症，甲状腺機能低下症，脳腫瘍，ビタミンB_{12}欠乏症，頭蓋内放射線
　　　被曝）
以上のほかに，「物質誘発性持続性痴呆」として，アルコール，吸入薬，鎮静薬，催眠薬，または抗不安薬，などが挙げられているが省略する．
　そのほかに「複数の病因による痴呆 dementia due to multiple etiologies」という項目がある．
　ここで注意として以下の記述があるが，その一部，実地臨床上重要と思われるもののみを述べる．
　『例えばAlzheimer型痴呆，晩発性，併発症状のないものの患者群で，数回の脳卒中の

II. 老年期痴呆の診断

経過中にはっきりとした，一層の認知機能低下を現したものには，Alzheimer 型痴呆と血管性痴呆の両方が診断されるべきである．』

この記載は，混合型痴呆ではなく二つの病名をつけるという意味と思われる．ただし，これらの記載は，ICO-10 による分類もからんでいるためである．しかし，本書では ICD-10については触れない．

以上は最近改訂となった DSM-IV の高橋三郎らによる訳書を紹介したものである（一部文章，語句追加）．また，これに対する筆者の意見を述べた．これは米国の精神医学会が作成したものである．

前述のようにこの改訂ではじめて（脳）血管性痴呆 Vascular dementia という病名が出てきたのであるが，最近 Neuroepidemiology Branch of the National Institute of Neurological Disorders and Stroke (NINDS) が Association International pour Recherche et l'Énseinement en Neuroscience (AIREN) の援助の下に，脳血管性痴呆の診断基準についての international の workshop を米国 Bethesda Md で開催し，その記録が Neurology Vol 43, 1993 に発表された．これは Neurology に発表されたように，主として神経内科領域の専門家が集まり作成したもので，実地臨床上の問題点を中心に紹介する[2]．

この workshop による脳血管性痴呆の診断基準は，(1)痴呆があること，(2)既往歴，臨床症候あるいは脳の画像診断か脳血管障害の記録があること，(3)2つの障害が合理的に関連していること，としている．従来(3)は必ずしも明確にされていない憾みがあり，これに注目したことは良いことである．従来，脳血管障害があって，痴呆が出現すれば，安易に脳血管性痴呆とする傾向があった．

痴呆症候群（dementia syndrome）については，脳血管性痴呆の criteria が国際間で容易に使用できるように，The Neurological Adaptation of the International Classification of Disease の10版（ICD-IONA）を適応している．

この workshop の criteria の主なところを述べると，脳血管障害は，虚血性，出血性，虚血性－低酸素性の脳病変のいずれによるものにも採用すること，また probable, possible, definite などと分けていること，さらに最も注目すべきは，1）明確な脳卒中後3カ月以内に痴呆が発症する，2）認識能の急激な衰退あるいは認識能の動揺性，段階性の進行を示唆している．しかし，1）の脳卒中発作，そして definite 脳血管性痴呆の臨床的 criteria として，(1)probable 脳血管性痴呆の臨床的 criteria が存在し，(2)生検または剖検で得られた脳血管障害の病理組織学的所見，(3)年齢に相応するものを超えた Alzheimer

原線維変化および老人斑の存在しないこと，(4)痴呆を示す他の臨床的，病理学的病変の存在しないこと，としている．

わが国では，脳生検などは行われるべきではないことから，この診断基準によれば，脳血管性痴呆の definite の診断は，剖検によってのみなされることとなり，Alzheimer 型老年痴呆と同じく，診断は臨床的には困難となる．この点は，筆者の意見では厳しすぎるといえる．

しかし，1）の脳卒中発作後3ヵ月以内に痴呆の出現するということの根拠は記載されていない．またこれ以後に出現した場合をどうするかの記載もない．筆者の検討によれば，脳卒中発作後痴呆の出現した例を retrospective にみると，6ヵ月以内に 27.1% に痴呆が出現しており[3]，3ヵ月以内とすると脳卒中発作後に発現した多くの痴呆例は，脳血管性痴呆と診断されないことになり不適切である．また，脳血管性痴呆では，無症候で多発性の小梗塞が出現し，痴呆を示してくる例も少なくなく（推定約 20% 内外），これらの痴呆例は，脳血管性痴呆と診断されないことになりうる．

従来，脳血管性痴呆にあまり関心がないと思われていた米国を中心に脳血管性痴呆にも関心が集まり，その診断基準を作成したのは好ましいことであり，今後不適切なところを改訂して，適切なものになってゆくことを期待したい．

なお，この workshop による診断基準では，混合型痴呆 mixed dementia の病名を入れていない．理由として，脳血管障害を有するアルツハイマー病という言葉は possible アルツハイマー病の臨床診断基準を満たす患者あるいは臨床的または画像診断上，脳血管障害にふさわしい所見を示す症例の分類のため保存すべきであるというのである．そして従来，このような症例は，疫学的調査では脳血管性痴呆に入れられているとしている．

なお，この脳血管性痴呆を以下に分類している．

(a) 多発梗塞性痴呆 multi-infarct dementia
(b) 重要な単一梗塞痴呆 strategic single infarct dementia
(c) 痴呆を示す小血管の病変 small-vessel disease with dementia
(d) 灌流血液低下 hypoperfusion
(e) 出血性痴呆 hemorrhagic dementia
(f) その他の機序

その他，詳細は筆者が別に紹介している[4]．

この診断基準のまとめとして，脳血管性痴呆を支持するいくつかの臨床症候は以下の通りである．

(1) 脳卒中発症後3ヵ月以内に，急激に知的機能の衰退が起こり，動揺に富むが，段階

的に進行する．しかし Binswanger 病では，徐々に発症し，知的機能低下は徐々に進行性あるいは段階的に進行する
(2) 歩行障害あるいはときどき転倒する現病歴がある．
(3) 痴呆性病変時に，経過の初期，頻尿および尿失禁がみられる．
(4) 神経学的所見として，①片麻痺，下部顔面脱力のごとき局所症候，②視力障害を含めた皮質障害，③仮性球麻痺症候，④主として固縮，運動過少からなる錐体外路症候，とくに Binswanger 病に多い，⑤うつ状態，情緒変化およびその他の精神症状，また脳血管性痴呆の危険因子が多くみられる．しかし，Hachinski の虚血点数 ischemic score や後述する California のアルツハイマー病診断治療センター[3]のように，危険因子を診断基準に加えることは，それぞれの危険因子（高血圧，糖尿病，高脂血症，家族歴，喫煙，アルコール飲用）を脳血管性痴呆に先立つものとしての，相対的な危険因子の研究の可能性を除外してしまうことになり，脳血管性痴呆への貢献度を定義するために除外しておいた方がよいとしており，一つの見識である．

[カリフォルニアの Alzheimer 病診断・治療センターの診断基準] (Alzheimer's Disease Diagnostic and Treatment Center, ADDTC)

カリフォルニア州 Alzheimer 病診断・治療センターの Chui ら[5]が結成したものである．亀山ら[6]が紹介しているが，この診断基準と前述の NINDS-AIREN international workshop のそれとの主な相違のみ述べる．

ADDTC の診断基準では，脳血管性痴呆は虚血性脳血管障害による痴呆のみを採用し，出血性病変は入れていないことが特徴である．そして Alzheimer 病のように，probable, possible, definite と 3 つに分け，probable の診断基準として脳血管障害の危険因子である高血圧，心疾患，糖尿病などの既往も一つの診断根拠として入れている．その他，電気生理学的，また神経画像所見（SPECT, PET, NMR spectroscopy など）を入れている．

一方，緩徐進行，錯覚，妄想，精神症候，幻覚，けいれんなどはあまり役立たないか，あるいは診断に反するとしている．また，原因不明の白質病変が強調され得る可能性から，T2強調 MRI 所見を使用しないとしている．

脳血管障害の危険因子は，probable の診断基準にも入っている．また，difinite の診断基準では，小脳以外の脳の部位に多発性梗塞が病理学的に確認されるという厳しい基準がある．

NINDS-AIREN の基準と異なるのは，混合型痴呆 mixed dementia を認めていることである．すなわち，probable, possible, definite とならび mixed dementia という項目

を設け，一つあるいはそれ以上の全身疾患あるいは脳疾患があり，それが痴呆の成因に関係していると考えられる場合は，混合型痴呆とすべきとしている．ここが，この診断基準の注目されるところであり，従来の脳血管性痴呆と Alzheimer 型痴呆との混合ではなく，甲状腺機能低下症，慢性アルコール中毒などとの合併も混合型とすべきという考えであり，適切ではない．

　理由は，ほとんどの内科疾患は，ときには痴呆様症候を示しうることから，この診断基準に従えば，混合型とされる型が相当多くなる．

　一方，脳出血，くも膜下出血など，出血性病変によるものを除外してあるのは適切とはいえず，片手落ちとも言える．

　以上，最近作成されたいずれの脳血管性痴呆の診断基準も不適切なところが多い．しかし，脳血管性痴呆についての関心が高まったことは確かであり，今後，改訂を重ねて適切な基準となってゆくことを期待したい．

3．痴呆の臨床症状

　痴呆の診断には，以下の症状を中心に総合的に検討するのであるが，ここではこれらを詳細に述べてみる．

1）記銘力・記憶力障害

　加齢とともに記銘力・記憶力が低下してくるのは生理的な現象である．これらの低下がどのくらいまでは生理的であり，どこから病的であるかは明確に線を引き得ないものといえる．

　例えば，物を整理したことは知っているが，どこに置いたかを忘れることは正常人でもしばしば経験されるところであり，正常といえよう．また，物を整理したことも忘れてしまうことはどうかといえば，これのみでは必ずしも異常ともいい得ない．

　したがって，記銘力・記憶力低下の軽度のものは正常範囲のものである．

　痴呆では記銘力・記憶力低下が著明なものであり，例えば食事を終えた直後に食事をしたことを忘れる，また今述べたことをすぐ忘れてしまうなどは日常生活，社会生活に重大な影響を与えることから異常である．この状態は注意力散漫，自発性低下などにより増強される．

　老年者の痴呆ではとくに最近の事柄（recent memory）の障害が著明である点が特徴的

である．すなわち，目前にいろいろな物品を提示してその後に提示した物品を言わせる場合，5つを示しても一つも答えられない場合が少なくない．しかし，比較的昔のこと（remote memory）は保持されており，明確な対照を示しやすい．

　言葉も忘れるが，固有名詞，抽象名詞がとくに忘れやすい．これは生理的な老化でもみられるもので健常人でも最初に固有名詞（人の名前など）が忘れやすくなる．

　もちろん，痴呆の進行とともに自分の名前，年齢も言い得ない状態になる．

　症例によっては記憶力障害を埋めるために思いつきやでたらめな話をすることがあり，作話（fabrication）である．

　また，質問にはまったく関係のないことをペラペラしゃべり，質問者を煙に巻く態度に出ることもある．この場合，無意識に，反射のごとくしゃべる場合もあり，ある程度意識し，あるいは計算してしゃべることもある．

　このような出まかせの作話は Alzheimer 型老年痴呆により多くみられる．

　一方，脳血管性痴呆では，忘れたこと，また覚えていないことなどを素直に忘れた，解らないなどと答えをすることが多く，はるかに善人，あるいは良心的という感じを与える．したがって応答に対して了解が可能である．

2）見当識障害（disorientation）

　痴呆の初期の診断において最も重要なものは見当識障害である．すでに述べたごとく記銘力・記憶力障害が痴呆の初期，またある程度進展した時期においても最も最大公約数的かつ明確な所見である．しかし，痴呆のごく初期，記銘力・記憶力の軽度低下の存在を生理的，病的と明確に区別することは困難である．しかし，生理的な範囲のうちは記銘力・記憶力低下はあっても見当識障害はない．逆にいえば見当識障害が生理的範囲の〝ぼけ〟と病的である痴呆を区別する最も信頼できる症状である．

　見当識障害には時，場所，人に対するものがあり，通常，時に対するもの，場所に対するものがより敏感に変化する．したがって通常は時，場所について質問する．時については1～3日位までの違いはあってもよい．今日は何月何日であるか，今自分がどこに居るかなどを答えられない場合はまず痴呆を考えてよい．

　患者によっては日時などに関心がないので覚えていないとはっきり答える場合，また枕もとの暦をみようとする場合もある．

　入院，寝たきり状態の場合はともかくとしてその他の場合，日時を知らないこと，また自分の存在している場合を知らないことは社会生活に重大な支障を来すことから，痴呆の初期の症候としてとくに重要なものである．

見当識障害が高度になると昼と夜の区別も困難となる．場所に対しての見当識障害から自分の部屋を忘れることが入院例ではしばしば経験される．

また，徘徊癖のある場合は想像もできないほど遠方まで出掛けて帰ることができなくなり，交番などから問合わせがある場合もある．

人物に対する見当識も一つのポイントであり，知ってはいるが名前の出ない場合があるが，この場合はどのくらい患者が医師，看護婦などを認識しているかが問題である．すなわち，知っている，会ったことがあると言っても名前を言わせなければ確かなことは不明である．

家族などの前で〝……さんはどれ〟などと質問しない限り明確な人物に対する見当識障害は知り得ないともいい得る．

付き添っている家族（嫁，配偶者など）を他人とみるようでは完全な痴呆である．

3）計算力障害

寄せ算より引き算が障害されやすい．計算の際，金の単位である円をつけて聞くと，単なる数字の計算より正解が多くなる傾向がある．

また，元来数字を取扱うことの多い職業（例えば営業関係，企業のトップなど）の場合は他の知的機能がかなり障害されていても計算力が比較的に保たれていることが多い．

計算力障害が高度となると1+1もわからず，そのようなことはまったく分かりませんなどということが多い．

脳血管性痴呆の比較的軽症例では記銘力がかなり冒されていても計算力はほぼ正常に保たれていることが少なくない．

4）感情障害

初期では感情の不安定があり容易に興奮しやすい．またうつ的となり，発語なくすべてに懐疑的なこともある．痴呆の初期に抑うつ状態が出現しやすいことから，うつ状態が老年痴呆に先行するものと考えられたものであり，うつ病を pseudodementia と呼んだこともある．懐疑的なところから被害妄想あるいは嫉妬妄想，また関係妄想などの出現することがある．

しばしば経験されることは物を盗まれたなどの被害妄想である．とくに初期に出現しやすい．また他人が悪口を言っているなどの被害妄想もみられる．

性格にも変化が現れ病前の性格がとくに明確となりやすい．一般に自己中心的，頑固で我がままであり，行動その他がずぼらである．

しかし，反面では気の小さい，几帳面なところもみられ，受診の前日眠れなかったり，早くからそわそわするなど，全般的な態度と反対の面も認められやすい．

痴呆例ではいろいろな面で鈍感と考え勝ちであるが，きわめて神経質，敏感なところがある．

例えば，神経質の人が旅行でbedが変わると眠りづらいということがあるが，痴呆例でもほぼ同じようなことがしばしば経験される．すなわち，部屋が変わったり，また入院した当日か1〜3日，夜間にとくに興奮しやすく，典型的な夜間譫妄などを示すことが稀ではない．したがって環境の変化には十分留意する必要がある．

また，感情が鈍麻している状態にもかかわらず一面ではよく人をみており，患者をさげすむような態度，馬鹿にした態度にはきわめて敏感である．したがって完全な個人として接すべきであり人格を無視した態度は決してとるべきではない．

易刺激性を示すことが少なくなく興奮しやすい面があるが，狂暴となることは比較的少ないといえる．

感情面で初期はうつ的で，病識の明確に存在する場合，とくに脳血管性痴呆では自己の知的能力の低下を悲観的に思っている態度を示すが，しかし，その割には明るい面が多い．一般には楽天的であり，とくにAlzheimer型老年痴呆では楽天的なことが一般的である．

Alzheimer型老年痴呆の典型的な場合は質問に対してでまかせをペラペラしゃべりまくることが多くみられる．しかし，Pick病のごとき人をくった態度は必ずしも多くはなく，一応明るさがあり，くったくがないといった感じである．

このような慣習的にペラペラとまくしたてる反面，やはり人をみている面があることが指摘される．調子がよく愛想も悪くないことから苦笑せざるを得ないといった態度である．

病勢の進行とともに人格が次第に崩壊して来，質問にも答えられなかったり，慣習的に同じことを繰り返すこともみられる．

道徳的感情の障害も病状の進行とともに出現，増強し，反社会的行動または羞恥心が薄れて性的な障害を示すこともある．男子では女子のベッドにもぐりこんだり，女子ではいたずらをされたとか，接吻されたとかの妄想を恥ずかしげもなく口にする．しかし，一般に痴呆例では性的異常行動は少ないという印象を有している．筆者の経験では明確な性的異常行動はむしろ脳腫瘍の症状として出現する方が多い印象がある．

5）思考力障害

記憶力障害に加えて，系統的な思考が障害される．連想も緩徐，貧弱となることもあり，判断力は低下する．思考の内容が貧弱となり，頑固で質問に対して同じことを繰り返すこ

とも多い．また環境の認識が不十分であることからとんでもない答えを繰り返すことにもなる．また自分の考えを固執することも多い．

一部にはまとまったことがあるが全体とし，とりとめがない．

その他，注意力散漫，持久性の低下なども出現する．病識も次第に失われてくる．

6）行動異常

行動異常が明らかになれば痴呆は相当明確であり，ある程度進展した状態のことが多い．

初期は記銘力，記憶力の障害が中心でガス栓の締め忘れとか，忘れが中心のもので家族が気づく．したがって異常行動のカテゴリではない．

しかし，無意味な，理解できない行動の出現はとくに認められない場合も少なくない．したがってこれの出現のないことは痴呆を否定することにならない．

暑いのに雨戸を閉め切って寝る，シートを切り刻む，御飯にお汁その他の副食物を入れてかき混ぜる，無断で家や病室を抜け出し想像もつかないほど遠方で見つけられるなどの行動が認められる．また性器を露出したりする露出症も出現することがある．

また，同じもの，必要でないものを買いあさることなどもみられるが，本人は否定したり，また必要性を主張したりするが，理由などは明確に述べ得ないのが常である．

無意味な異常行動を行っている反面，他の対人応答はまったく異常ない場合もある．また，シートを切り刻むなどの無意味な行動がある反面，病室の患者の食事の介助はきわめて適切など，一貫しないことも経験される．

女性の場合は人形をそえてやると落ち着いたり，これをもてあそんでいることがしばしば経験される．

無精となり不潔を感ぜず弄便などを繰り返し，介助者を困らせることもしばしばみられるものである．もう一つはあてもなく歩きまわることで，この二つは異常行動のうちでは頻度の高いものである．

進行すると活動性は次第に鈍り，一日中独語を繰り返し，無為に過ごすようになる．失禁も出現し，一日中茫然としているようになる．

各種精神症状の出現頻度は柄沢[29]，長谷川[27]らによれば表13（35頁）に示すごとくである．

4．痴呆診断の実際

　通常，家族などの同居者が気づいて来診するのが一般的であり，家族などの話である程度の見当はつく．

　家族など同居者が訴える最も多いことは忘れっぽくなったことである．患者自身が肯定する場合もあり，否定する場合もある．

　診察にあたっては最初からテストめいたことは避けるべきである．まず，家族を傍におき，患者自身の主訴をきく．とくに主訴のない場合は身体的な条件（体調，食欲，睡眠，便通など）をきく．また既往歴を質問する．当然のことであるが症例によってはこの段階で応答が適切でないことから，痴呆の疑いが強くもたれる．

　しかし，身体的な訴えの聴取や簡単な応答がまともである例もあり，この場合はより込み入った既往歴の質問を行う．例えば何歳頃，あるいはいつ頃かなどより詳細に問い直す．

　このような日常生活を中心とした会話を進めてゆくうちに記憶力のある程度（常識的以下）の障害が気づかれる．

　身体的診察の際の指示に対する対応，質問の応答などの間に場合によっては家族にも質問し確かめることがあるが，すべてをこのようにすべきではなく，一部必要事項にとどめる．

　患者によってはいちいち家族をみ，医師に対する応答の確認あるいは是認を求めたりするほかに，家族に答えてもらおうとする態度を示すことが常である．とくに年齢などまで家族に聞こうとする場合があり，このような場合は痴呆はより確実となる．

　質問に対して自ら答えない態度を示す場合は家族にめくばせを行い，答えないようにする．

　ここで簡単に痴呆の見当をつけることのできる著者の命名した二つの症候群を述べる．

　一つは左・右見上げ症候群 left-right looking up syndrome と名づけたものである．

　痴呆例は一人で受診することはなく，必ず誰かが付き添ってくる．主訴を尋ねる．とくにないとか答えない場合が多く，この状態である程度の見当はつく．次いで既往歴を聞く．この際，付き添ってきた配偶者，息子，嫁その他は，座っている患者の左あるいは右に立っているが，これを見上げて教えて欲しい，答えて欲しいという動作をとる．これが左・右見上げ症候群である．痴呆の診断上きわめて重要な症候群で，これで痴呆と診断してよいほどである．

4．痴呆診断の実際　19

　もう一つは，頭部もたげ症候群 head lifting syndrome と名づけた行動である．

　この頭部挙上は，医師が診察するために，胸部，腹部などに触るのを見ようとするわけでもなく，また裾を気にしてでもない（裾を気にするほど羞恥心があるわけでもない）．痴呆以外の疾患や病態ではまったく認められないわけでもないが，他では稀である．臥床して，頭部のみを挙上することは，通常の場合，かなりきついものである．ましてや，もたげたまま保持することは，苦痛に感ずるものであるが，痴呆例は自ら行い，頭を下げて下さいといっても聞かず，またわざわざ頭部を下に押して枕につけさせても，またすぐ挙上するのが常である．この発現機序は不明である．前述の左右見上げ症候群ほど痴呆に特有とはいえないが，かなり頻繁に認められるものである．

　質問に対する応答，態度，家族などからの聴取で，痴呆の診断はほぼつくのが常であるが，左右見上げ症候群および頭部もたげ症候群は，かなり信頼のできる痴呆の臨床症候である．

　一通りの診察の後，診察室外で患者を待たせ家族に対していろいろ質問を行ったり，医師との会話中の患者の応答の誤りを指摘させ，またその他の詳しい状態，家族の観察結果などを聴取する．その他必要事項の質問を行う．したがって，付き添ってくる家族は患者と最も密接に生活している者，すなわち同居者（配偶者，嫁など）が望ましいものである．

　嫁と姑の場合は両者の人間関係のいかんにより適切な場合とオーバーな話もあり得ることを念頭におき，同席している場合の患者の態度などから両者の人間関係のおおよそを把握することが望まれるが，これは初回診察の場合は困難なことがあり，回を重ねながら知るようにする．

　以上が付き添いが外来に患者をつれて来た場合の一般的な診察法である．

　しかし，場合によっては家族を同席させず，患者のみを診察し，必要な事項を別席で家族に確かめたりする必要がある．痴呆のごく初期で本人がしっかりしている場合，あるいは病識があって家族に対して恥かしがっているような場合である．

　したがって，痴呆テストのごときテストめいたことは日常生活についての質問の答えが不十分であることを確め，"それでは一寸テストめいたことを聞いてみましょう"などと患者の答えが不適当であることを本人に確かめさせ（医師が間違いを指摘する……例えば日付が違う，年齢が違うなどの場合，正しい答えをこちらでいい，少々忘れぽいですねといい），テストめいた質問，あるいはテストを行う．

　患者によっては幼稚なテストを行ったと言って怒る場合があり，痴呆扱いをした態度はすべての面で取らないことが最も必要な医師の態度である．

　これは何も痴呆患者の診察にのみ必要なことではなく，医師としてはいついかなる場合

においても必要な最も大切なことであるが暖かく接することである．とくに人格を尊重し暖かく接することは痴呆患者の診察のいろいろな面で影響の大きいものである．

1）初診におけるポイント

 (1) 痴呆例としてではなく正常人として接する態度が第一．
 (2) 診察中の日常生活的な質問の応答である程度の判断を行う．
 (3) したがってテストめいた質問は最初から行わないこと，さりげない質問で見当をつける．
 (4) 家族との人間関係に留意する．付き添いとの関係を知っておく．
 (5) 必要に応じては家族のいない場所で診察し，また家族と医師が患者に秘密なことを話し合っているようなことを患者が感じないようにする．

2）再診以後のポイント

 (1) 上述の(4)のため，他の家族の話を聞くことも必要である．
 (2) 患者が来診が楽しくなるような暖かい態度を続ける．
 (3) 治療，指導の効果を家族から聞くのには可能な限り目立たないようにする．

以上が診察の態度であるが，次に診断上のポイントを述べる．

3）痴呆診断上のポイント

当然であるが意識障害のないことを確めて，

 (1) 見当識障害（時，所）の有無，程度をまず第一に判断する．これの有無である程度の示標が得られる．

ついで，

 (2) 記銘力，記憶力障害を確かめるがとくに記銘力障害の有無，程度に留意する．
     (1)(2)がある程度存在すればまず痴呆の診断はかなり明確となる．
 (3) (1)(2)が相当明らかであり，患者が質問に答えられない，あるいは間違ったことが多いことを患者に確かめて，では―という形で計算力の検査を行う．
 (4) 異常行動などはあとで家族から聴取して痴呆の判断をより確実なものにする．

5. 痴呆の種類の鑑別

　老年期の痴呆は脳血管性痴呆と Alzheimer 型老年痴呆に大別されるが，前者は後者に比し，薬物治療などに反応を示すことが多いことから両者の鑑別は実際の診療上重要である．

〔ノート1〕 脳血管性痴呆 vascular dementia の病態

A．脳血管性痴呆の成り立ち

　脳血管障害が痴呆の出現に重大な役割を果すことは古くから知られ，脳動脈硬化性痴呆，lacunar Demenz などという病名はとくに精神科領域において使用されて来ている．

　また脳卒中発作後に急に痴呆の出現する場合もしばしば経験されるが，これは脳血管性痴呆の代表的なものといえる．

　浴風会病院の剖検例において脳動脈硬化の著明な群と脳動脈硬化のほとんどない，あるいはあってもごく軽度の群について痴呆の出現頻度を比較すると脳動脈硬化高度群では33.2％，脳動脈硬化のない群では6.3％であり，前者では約5倍多く認められる[3]（図1）．

　また連続剖検例1313例について肉眼的小脳梗塞巣の数によって分類し，それぞれの

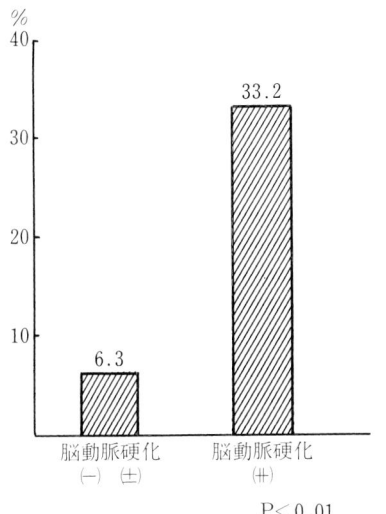

図1　脳動脈硬化と痴呆
脳動脈硬化著明群では脳動脈硬化のまったくない群に比し痴呆が有意に多い．

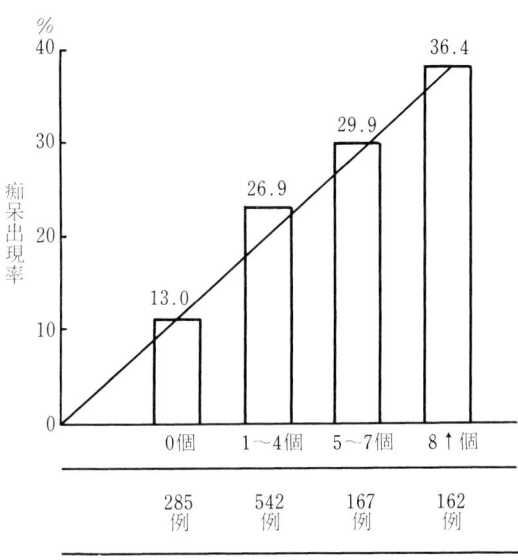

図2　痴呆と小病巣（小梗塞）（1,313例）
小脳梗塞巣の数と痴呆とは密接な関連がある．

群の痴呆出現の割合をみたのが図2である．

小梗塞巣のまったくない285例においても13.0%に痴呆がみられており，これはAlzheimer型老年痴呆である．小梗塞巣の1〜4個の群では26.9%に痴呆出現があり，5〜7個の群で29.9%，8個以上の群で36.4%と，小梗塞巣の多いほど，痴呆の出現が多い．

また，浴風会病院の連続剖検442例より，無選択的に選び出した95例の脳血管障害（男35例，女60例，死亡時平均82.9±6.8歳）と生前痴呆のなかった脳血管障害123例（男37例，女86例，平均83±6.8歳）について肉眼的病変の大きさ，数，存在と痴呆発現の関連を検討した杉野の成績は以下のとおりである[7]．

小病巣，中等大病巣を有する204例について，1〜4個の病巣を有する群，5〜8個の病巣を有する群，9〜12個の病巣を有する群，13個以上の病巣を有する群に分け，それぞれの群における痴呆の出現率をみている．その結果，1〜4個の群で7%，5〜8個の群で42.9%，9〜12個の群では73.2%，13個以上の群で88.6%であり，小病巣，中等大病巣の多くなるほど痴呆の出現が多い（図3）．

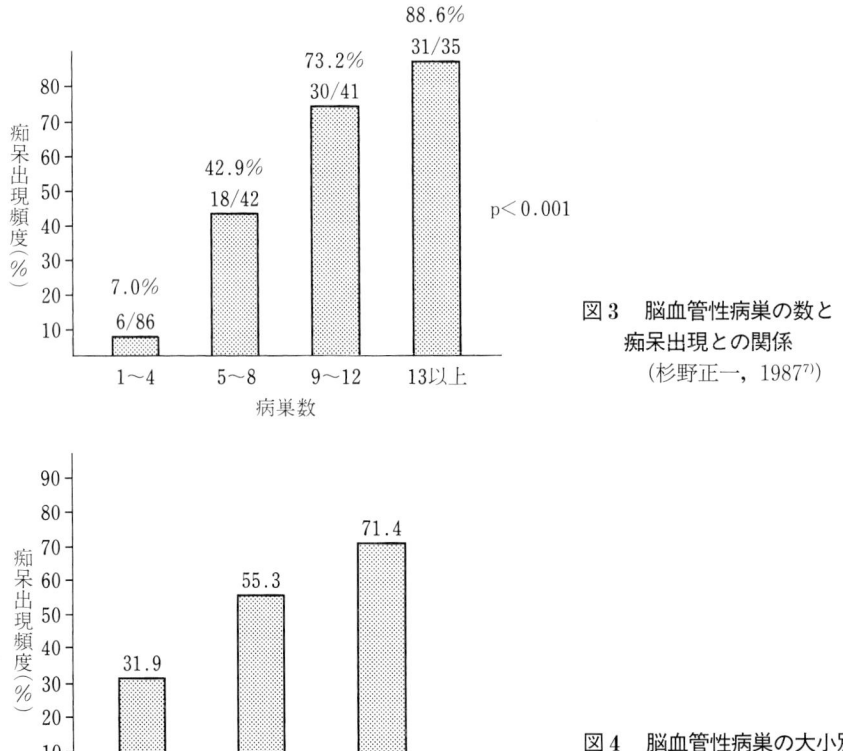

図3 脳血管性病巣の数と痴呆出現との関係
(杉野正一，1987[7])

図4 脳血管性病巣の大小別と痴呆出現の頻度
(杉野正一，1987[7])

次に病巣の大きさを，大，中，小に分け，それぞれの群における痴呆出現率をみると，大病巣群で71.4％，中等大病巣群で55.3％，小病巣群で31.9％であり，病巣が大きいほど痴呆が有意に（p＜0.05）多くなる（図4）．

また，小病巣，中等大病巣が5～12個存在する群について，脳血管性病巣と痴呆出現との関連を検討したのが表3である．

前頭葉白質，後頭葉白質および視床の両側性病巣，また左前頭葉白質および左視床に主病巣を有する場合に痴呆の出現が多い．

また，年代別に脳血管障害における痴呆出現の割合をみると，症例の少ない60歳台を除けば，70歳台43.1％，80歳台42.9％，90歳台44.2％であり，70歳台以降，年齢による差はみられていない（図5）．

また，性別では男性48.6％，女性41.1％であり，両性別に有意差はない．

痴呆の出現は年齢が進むにつれて増大するのが常であるが，この調査では老化と密接に関連して出現するAlzheimer型老年痴呆が入っていないため，年代による痴呆出現の増加がないのである．また，脳血管障害については，locus minorisを脳血管に有

表3 脳血管性病巣の部位と痴呆出現の関係

小・中病巣5～12個有する症例に限定した局在の検討では，前頭葉白質，後頭葉白質および視床の両側性病巣，または左前頭葉白質および左視床に主病巣の存在する症例において，痴呆発現は有意に多く認められる．

病巣部位		病巣（−）	右側 軽病巣	右側 主病巣	左側 軽病巣	左側 主病巣	両側病巣（＋）主病巣
脳幹		28/51	8/14	0/2	8/12	2/2	2/2
尾状核		28/46	4/10	3/3	4/8	3/3	6/13
被殻		9/17	5/8	5/9	6/8	5/9	18/32
淡蒼球		38/60	4/8	0/0	0/5	2/5	4/5
視床		14/32	5/12	0/3	8/12	7/8 p<0.05	14/16, p<0.01
内包		36/61	2/4	2/2	1/3	5/9	2/4
脳梁		28/52	8/14	1/2	7/11	2/2	2/2
小脳		25/46	10/15	2/4	4/6	3/5	4/7
前頭葉	皮質	45/80	0/0	0/1	0/0	2/2	0/0
	白質	10/29	5/8	4/7	5/10	6/6, p<0.01	18/23, p<0.01
側頭葉	皮質	46/79	1/2	0/1	1/1	0/0	0/0
	白質	44/77	3/4	0/1	1/1	0/0	0/0
頭頂葉	皮質	49/77	0/1	0/2	0/0	2/3	0/0
	白質	35/61	2/5	0/2	4/5	3/4	4/6
後頭葉	皮質	41/71	2/4	2/3	0/1	0/1	3/3
	白質	20/36	4/10	3/6	5/12	3/4	13/15, p<0.05

痴呆発現の割合：痴呆例／該当症例
対象：小・中病巣5～12の症例（痴呆例48例，非痴呆例35例） （杉野正一，1987[7]）

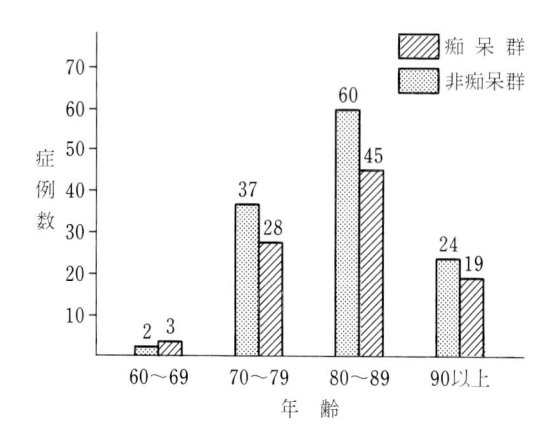

図5 年齢と痴呆発現との相関
全対象を年代別に区分して痴呆発現の割合をみると、70歳以上においては有意差を認めない（杉野正一、1987[7]）。

していない例が生き延びている可能性が強いため、70歳台以降加齢が進んでも、脳血管障害による痴呆の出現が増えないものと考えられる。

また、脳血管性痴呆は男性に多いのであるが、明らかな差の少ない成績は、70歳以上の症例が対象のためと考えられる。脳血管性痴呆はより若い年代（60歳台）の男性により多く認められるのが常であるが、この調査では60歳台の症例が少なく、また各年代別の性差を解析していないためと思われる。

脳動脈硬化の著明な例は60歳台に男性により多いが、70歳台以降は女性により多くなる事実[8]が関与しており、脳血管性痴呆の性差がなくなることを示唆している。

亀山[9]は痴呆例と非痴呆例における前頭葉の病変を比較検討している。すなわち、梗塞が主であるが、病変が前頭葉のみに限局するのは300例中37例（12％）と少ないが、前頭葉に病変を有する群は有しない群に比較して前頭葉以外の部位にも病変を有する率が大であり、また多発性病巣（梗塞）例が多いことを認めている。また、前頭葉に病変を有する300例中181例（60％）に痴呆を認めるが、前頭葉に病変のない脳血管障害例は200例中54例（27％）と痴呆発現が有意に少ないこと、また痴呆と前頭葉徴候を示した例は、前頭葉病変とともに多発性梗塞を有している可能性が大であり、痴呆発現における多発性小梗塞、とくに前頭葉の役割を強調している。

また大脳白質を中心に小梗塞巣の散在すること、例えば、両側内包前脚中心に存在する際、仮性球麻痺、痴呆が出現しやすいことが指摘されており[10]、筆者の検討[3]でも仮性球麻痺の43.8％に痴呆が出現しており、仮性球麻痺を起こすような大脳白質の多発性梗塞性病変の痴呆発現における役割は大きいものである。

朝長[11]は、脳血管性痴呆と考えられる37例において、病変は両側大脳半球、とくに中大脳動脈領域に最も多くみられ、ついで前頭葉あるいは広汎に出現しているものが多いこと、病変が皮質より白質に多く、病変の種類としてはlacunaを含む中小梗塞が最も多いことを認め、多発性脳梗塞と痴呆との関連を指摘している。

従来からlacunar Demenzなる言葉のあった由来がよく理解できる知見である。

多発梗塞性痴呆（multi-infarct dementia）なる病名が最近使用されているが、これ

は Hachinski[12]らが提唱したもので，従来考えられていたほど脳の動脈硬化は痴呆発現に関連なく，多発性の脳梗塞が重要な役割を果していることを，諸家の報告，一部彼らの知見を加えて論じこの名称をつけたもので，従来使用されている lacunar Demenz と同じものである．

多発性脳梗塞の痴呆出現における役割はすでにいろいろ成績を述べたごとく確実なものであるが，脳の動脈硬化も痴呆の出現にあづかって力あるものであり，その他の血管障害によるものも含めてより総合的な脳血管性痴呆なる名称がより適切で，わざわざ多発梗塞性痴呆という必要[13]はない．例えば多発性脳梗塞でなく単一の脳梗塞あるいは脳出血でも痴呆が出現する．この場合は単一梗塞性痴呆とすべきかという問題も起こり得るわけであり，筆者は亀山[9]の主張したごとく脳血管性痴呆を用いるべきと考える．

なお，多発性の小梗塞などがあっても痴呆を示さない例も稀ならず存在する．例えば大脳半球に44個の lacuna が存在していても，立ちくらみ，めまい以外に症状がなく，神経学的検査でも異常を認めなかった例が報告[15]されており，lacuna の数，その出現部位のほかに不明な要因，例えば生化学的要因の関与が推定される．すなわち，Alzheimer 型老年痴呆において問題となっているごとく，神経伝達物質の代謝異常が多発性梗塞の場合にどの程度関与して痴呆を形成するのかは興味ある問題である．

例えば，脳出血，脳梗塞で病巣が大であり，片麻痺，一側感覚障害などの神経症候がかなり重篤であっても痴呆を示さない例の存在する反面，神経症候が軽微であるにもかかわらず，著明な痴呆を示す例も認められる．これには前頭葉を中心とした病巣の部位が大きな役割をなすのであるが，これのみでは説明し難い痴呆例が存在したため，nucleus basalis (Meynert) などの役割が検討されつつある．しかし，この核の役割は推定されているほど大きいものであるか否かは疑問のあるところである．本書では脳血管障害が原因となっている痴呆はすべて脳血管性痴呆という病名で述べる．

B．脳血管性痴呆の頻度

脳卒中例の何％ほどに痴呆が出現するかは年齢，病巣の大きさ，部位などにより多様であり統計的研究はない．高齢者ほど出現しやすく，かつ，その出現する時期も発作後早いことが認められるが後述する．

C．脳血管性痴呆の割合

脳血管性痴呆と Alzheimer 型老年痴呆の痴呆全体における比率については人種差が認められている．

図2（21頁）は浴風会病院の成績[3]で各病巣数群別に痴呆例を示すと0個群37例，1～4個群146例，5～7個群50例，8個以上群58例，中等大病巣，大病巣群は20例で計311例が痴呆を示しており，1313例の23.3％に相当している．

このうち梗塞巣のない群（梗塞巣0個群）の痴呆全体における割合は11.9％である．このようにして各梗塞巣群の痴呆の痴呆全体における割合を計算すると，1～4個群46.9％，5～7個群16.1％，8個以上群18.7％，中等大，大梗塞群6.4％となる．1つで

も病巣の存在する場合はすべて脳血管性痴呆と仮定すると脳血管性痴呆は88.1%となるが，これは痴呆全体中脳血管性痴呆が占める最大値であり，脳血管性痴呆の占める割合がいくら大であってもこれ以下ということになる．次に5〜7個の梗塞群，8個以上の群，また中等大，大梗塞群の痴呆は脳血管性痴呆と考えてよいことから，これらの集計は41.1%となる．すなわち，脳血管性痴呆の占める割合は最低41.1%と考えてよい．次に1〜4個の梗塞巣を有する群には脳血管性痴呆のほかAlzheimer型老年痴呆，あるいは混合型の含まれている可能性があり，46.9%は脳血管性痴呆が多くを占めている可能性があるが他の型も含まれている．したがって脳血管性痴呆はこの半分と仮定して23.5＋41.1＝64.6（%），約1/3として15.6＋41.1＝56.7（%）となり少なくみても過半数を占めている．

一方，Alzheimer型老年痴呆は1〜4個の梗塞巣を有している例もあり，最大半分とみて11.9＋32.3＝44.2（%），約1/3とみて15.6＋11.9＝27.5%である．しかしこの1〜4個群には混合型がAlzheimer型よりむしろ多い可能性もあり，これらを勘案してAlzheimer型老年痴呆は20〜30%，脳血管性痴呆は60%内外，残りは混合型10%内外となる．

以上はある程度の推定を含めた成績である．後述するごとく，浴風会病院で臨床症状および剖検で確かめた脳血管性痴呆とAlzheimer型老年痴呆の比率は66：23（2.87：1）であり[14]，この推定が正しいことが証明されている（図6）．

一方，混合型に注目し混合型がどちらに入るかにより両方の型の痴呆の比は逆転するとの考え[16]もある．

加齢とともに老人斑，神経原線維変化などが増加し，一方，脳動脈硬化の進展とともに脳循環障害，小梗塞が出現，増加することからある程度以上の年齢に達すれば，両方の変化が共存し得ることはむしろ自然である．

このような場合の痴呆の出現をAlzheimer型とするか，脳血管性とするかについて

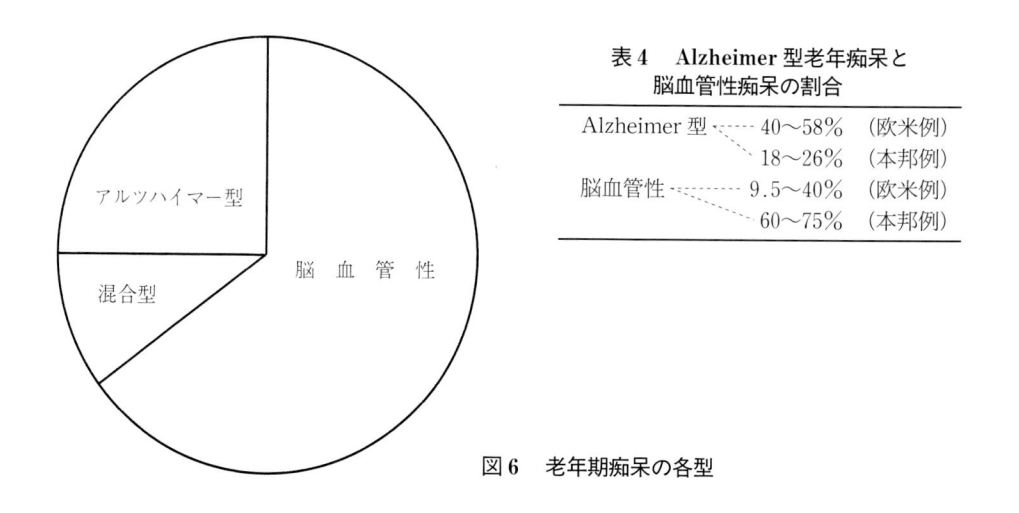

表4 Alzheimer型老年痴呆と脳血管性痴呆の割合

Alzheimer型	40〜58%	（欧米例）
	18〜26%	（本邦例）
脳血管性	9.5〜40%	（欧米例）
	60〜75%	（本邦例）

図6 老年期痴呆の各型

は明確な基準に乏しく老人斑など老人性変化が多いから Alzheimer 型痴呆, 小梗塞が多いから脳血管性痴呆と診断することになれば両者の区別にはかなりあいまいな点があるといわざるを得ない.

病理学的にも明確な線を引くのが困難な例があるとすれば, 臨床的に鑑別することには無理もあり, かつ両者の合併をどのように位置づけるかの問題も起こる. 両者の合併を混合型とすると混合型の割合が増加することになる.

しかし, 実地臨床上, とくに治療の面から両者の鑑別には意義があり, またその占める割合が議論されることから諸家の報告を紹介してみる.

Tomlinson ら[17]は Alzheimer 病様病変のみを示したのは 50％, 18％ は血管性病変のみを有し, 8％ は両者を併せ持ち, 20％ は正常対照と異ならない所見を示したとしている. また chronic brain syndrome（米国ではこのような表現が多く使用されるが, その内容は多彩といえる. 慢性脳循環不全症なども含まれているものと考えられる）1228例の病理学的検索で, Malamud[18]は 40〜98 歳の例の神経原線維変化は 43.4％ に, 血管性病変は 42〜100 歳の例の 29％, また両者の合併は 62〜94 歳の例の 23％ に認めており, 有意の血管性病変は 52％ に観察されたとしている.

また O'Brien[19]は 50％ は Alzheimer 病様変化のみ, 約 40％ は血管の病変のみかまたは Alzheimer 病様変化との合併といえるものであったとしている.

また 285 例の女子痴呆例の 51.2％ は Alzheimer 型およびこれに関連する型, 20.9％ は他の器質的病変によるもの, 27.9％ は脳血管性型に属するとの成績[20], 少なくとも 1/5 は血管障害が原因であり, さらに少なくとも 1/5 が血管に関係しており, 結局約 40％ は血管病変が関与したものとの成績[19], 15％ が血管性, 80％ が Alzheimer 型などの報告がある[21].

その他, Alzheimer 型老年痴呆と lacuna の合併の頻度は, 0〜55.0％（平均 46.1％）, Alzheimer 型老年痴呆は 7.5〜50.0％（平均 25.2％）, 脳血管性痴呆は 19.3〜92.5％（平均 36.4％）[22〜24]などと数値にはかなりの動揺もみられる（表 4）.

Katzman[25]が総括的な結論として 40〜58％ は Alzheimer 型痴呆としており, 欧米では Alzheimer 型が多数派であることは確かな事実である.

本邦では松下ら[26]は脳血管性痴呆は 74.4％, Alzheimer 型痴呆は 18.4％, 両者の合併は 6.9％ としている.

長谷川ら[27]は脳血管性痴呆は 60％, Alzheimer 型老年痴呆は 26％, 分離困難なもの 14％ としており, 朝長[28]や柄沢[29]の成績も病院例, 非病院例の相違はあるが, 脳血管性痴呆が約 2 倍近く多く, 過半数を示している（表 5〜7）.

これらの成績は前述した筆者の多数の剖検例から推定した成績, 脳血管性痴呆 60％ 内外, Alzheimer 型老年痴呆 20％〜30％, 混合型 10％ 内外とほぼ一致している（図 6）.

Cummings ら[30]は知的機能低下のために来診した患者の痴呆の型の割合の報告をまとめている（表 8）. これにおいても欧米では多発梗塞性痴呆に比し Alzheimer 型老年痴呆が 2〜3 倍多くなっている.

II. 老年期痴呆の診断

表5 老年痴呆と脳血管性痴呆の割合（病理学的検索による）

	発表者（発表年）	サンプル数	老年痴呆	脳血管痴呆	混合型	備　考
U S A	Rothschild (1941)	60	21.7%	23.3%	55.0%	
U S A	Raskin ら (1956)	193	22.3	29.5	48.2	
西ドイツ	Peters ら (1959)	240	7.5	92.5	—	
U S A	Simson ら (1965)	50	24.0	22.0	54.0	
英　国	Tomlinson ら (1969)	50	50.0	18.0	18.0	主として精神病院例
オーストリア	Jellinger ら (1977)	1,010	52.8	21.5	16.5	神経学研究所例
日　本	松下 (1979)	102	23.5	64.7	6.9	精神病院例
日　本	朝長 (1979)	101	16.0	54.0	30.0	老人病院例
日　本	武村ら (1980)	56	14.0	47.0	18.0	老人病院例 85歳以上

欧米の報告に比し，本邦の報告では脳血管性痴呆の割合が大である． （柄沢昭秀，1981[29]）

表6 老年痴呆と脳血管性痴呆の割合（疫学調査による）

国・地域	発表者（調査年）	サンプル数	老年痴呆	脳血管痴呆	その他・不明
イングランド	Kay ら (1960)	31	42.0%	39.0%	19.0%
スウェーデン	Åkesson ら (1964)	78	60.3	39.7	—
スコットランド	Bore ら (?)	66	71.2	22.7	6.1
大　阪	金子ら (1965)	38	26.4	73.6	—
東　京	長谷川ら (1973)	182	25.8	59.9	14.3
東　京	柄沢ら (1980)	198	12.6	36.4	51.0

疫学的調査においても欧米に比し本邦では脳血管性痴呆の割合が大である． （柄沢昭秀，1981[29]）

表7 脳血管性痴呆と Alzheimer 型老年痴呆の割合

	1975	1979	1982	Tomonaga	Matsushita	Tomlinson
SDAT	13.3%	18.2%	14.6%	16-32%	20.0%	60%
Vascular	65.0%	62.1%	59.6%	54%	66.4%	20.0%
Mixed	8.4%	7.5%	10.1%	14-30%	5.6%	20.0%
Others	13.3%	10.6%	14.6%		8.0% (Pick disease)	

（朝長正徳，1984[28]）

　いずれにせよ本邦例では脳血管性痴呆が多数派であり Alzheimer 型老年痴呆の割合が小であることは確かである（表8）．
　これを裏づける明確な証拠がある．
　欧米人では頭蓋外脳動脈（内頸動脈など）の動脈硬化の頻度，程度は日本人に比較して大であるが，頭蓋内動脈の動脈硬化の程度は小であるのに対し，日本人では頸部動脈の動脈硬化は頻度，程度ともに小であるが，脳内動脈の硬化が高度である事実[31]がある．

表 8 種々の型の痴呆の相対的比率
(進行性の知的能力低下のため紹介された患者)

Final diagnosis	Marsden and Harrison (1972) No.(%)	Freemon (1976) No.(%)	Victoratos et al. (1977) No.(%)	Smith and Kiloh (1981) No.(%)	Hutton (1981) No.(%)	Maletta et al. (1982) No.(%)	Benson et al. (1982) No.(%)	Totals No.(%)
Alzheimer disease (probable)	48(45)	26(43)	30(57)	84(42)	22(22)	43(43)	22(24)	275(39)
Alcoholic dementia	6(6)	4(7)	1(2)	30(15)	12(12)	7(7)		60(8)
Multi-infarct dementia	8(8)	5(8)	5(10)	22(11)	12(12)	10(10)	31(34)	93(13)
Infections	4(4)		2(4)	1(1)	2(2)			9(1)
Metabolic conditions		2(3)		2(1)	9(9)	3(3)	15(17)	29(4)
Neoplasms	8(8)	2(3)	4(8)	3(2)	4(4)	1(1)	2(2)	24(3)
Hydrocephalus	5(5)	7(12)	1(2)	8(4)	1(1)	1(1)	4(4)	28(4)
Toxic conditions		5(8)			2(2)	1(1)		8(1)
Posttrauma	1(1)		1(2)	5(3)	2(2)			9(1)
Postanoxia			1(2)	1(1)				2(0.2)
Subdural hematoma			1(2)					1(0.1)
Huntington disease	3(3)	4(7)		5(3)		2(2)		14(2)
Parkinson disease			1(2)					1(0.1)
Miscellaneous	8(8)	6(10)	3(6)	19(10)	8(18)	3(3)	8(9)	80(11)
Dementia associated with a psychiatric disorder		1(2)		20(10)	18(18)	28(28)	6(7)	48(7)
Not demented	15(15)		2(4)		8(8)	1(1)	2(2)	27(4)
Totals	106	60	52	200	100	100	90	708

アンダーライン:著者

(Cummings, J.L. ら, 1983[30])

II. 老年期痴呆の診断

これを裏づける臨床的所見として筆者は日本人の一過性脳虚血発作の発現機序が欧米人と異なる例の多いことを指摘[32]した．すなわち，一過性脳虚血発作は欧米では内頸動脈の粥状硬化部からの粥状物質による微小塞栓説 microembolism が支配的である．しかし本邦例，とくに老年者では内頸動脈からの微小塞栓によるのではなく，脳内動脈の梗塞による脳梗塞そのものである例が過半数を占めている．臨床症候として本邦例では一過性失明（内頸動脈からの塞栓による眼動脈の閉塞の症候）が欧米に比しはるかに少なく，また頸動脈に外科的操作を加えて治療する必要のある例が欧米に比しはるかに少ない点などは日本人と欧米人の脳動脈硬化のパタンの相違を証明するものである．

つまり，欧米人に比較して脳内動脈の動脈硬化の頻度，程度とも大である日本人に脳血管性痴呆が多いことは容易に理解可能である．

ところが，最近わが国の老年期痴呆の各型の割合が変化し，欧米に近づいてきている．

浴風会病院における成績で，1980～1983年頃では，上述のように脳血管性痴呆とAlzheimer型老年痴呆の比率は2～3：1であった．しかし，1991年以降の症例についての山田らの調査では，この比は逆転し，Alzheimer型老年痴呆が51.8％と過半数を占め，脳血管性痴呆は32.9％，混合型が15.3％となってきている[33]（図7，表9）．つまり，この10年ほどの間に脳血管性痴呆は減少しつつある．そして最近の疫学的調査でもAlzheimer型老年痴呆の割合が大となりつつあることが示されている．また，高橋ら[34]の島根県大山町における疫学的調査で，脳血管性痴呆の症候が軽症化していることが観察されている．

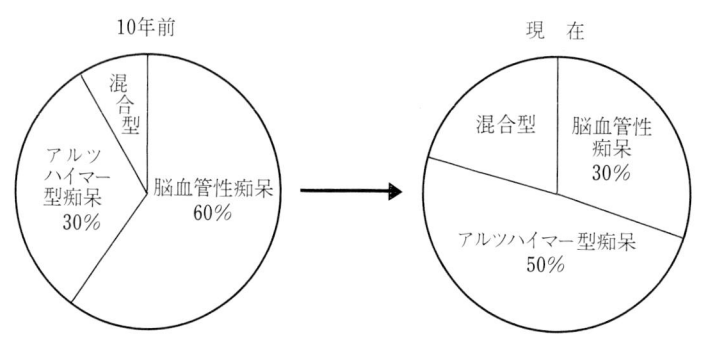

図7 老年期痴呆型の割合の変化

10年前：脳血管性痴呆 60%，アルツハイマー型痴呆 30%，混合型
現在：アルツハイマー型痴呆 50%，脳血管性痴呆 30%，混合型

表9 Alzheimer型老年痴呆と脳血管性痴呆の割合の推移

	VD	SDAT	mixed-他
1980～1983	78 (74%)	27 (26%)	
1991以降	28 (32.9%)	44 (51.8%)	13 (15.3%)

（浴風会病院 剖検例．1991年以降は山田正仁ら，1994[33]）

以上のデーターの説明として，筆者は以下のことを主張している．この10年間に脳卒中後遺症に抗血小板薬や脳循環代謝改善薬が繁用されるようになり，とくに抗血小板作用を有する脳循環改善薬が脳梗塞の再発を抑えていることが考えられるのである．また，抗血小板作用を有する脳循環改善薬であるイフェンプロジル"ifenprodil"（セロクラール Cerocral）の脳梗塞の再発予防効果が，抗血小板薬であるチクロピシン ticlopidine，パナルジン panaldin と同等であり，副作用や臨床検査値異常がより少ないことが認められている[35]．また，イブジラスト ibudilast（ケタス Ketas）の脳梗塞再発予防効果も観察されている[36]．

また，最近は鑑別不能の痴呆というカテゴリーに属するものが増加しつつあるようである．すなわち，定型的な Alzheimer 型老年痴呆の病理解剖学的を有しない変則性の痴呆例の増加である．一部に Alzheimer 型老年痴呆のレビー小体（Lewy body）型と言われるものが多くなりつつある．その他，臨床症候その他はもちろん，病理組織学的所見も定型的なものから相当離れている例なども散見されてきている．

D．脳血管性痴呆の病理と病態（肉眼的）

脳血管性痴呆は何故起こるかについて筆者の考えを述べる．

よく知られているごとく脳血管障害は梗塞，出血を問わず基底神経核，内包付近が好発部位である．脳血管性痴呆例の肉眼的所見として最も多いのは基底神経核中心に散在する小梗塞巣である．また大脳皮質下白質に小梗塞，ラクーネあるいは神経線維の脱落を示唆する雑な感じを与えるものである．

したがって，脳血管性痴呆で障害される部位は皮質下の構造が中心である．いわば司令部に相当する大脳皮質よりもこれよりの命令を伝え，あるいは末梢からの情報を運ぶ神経路，いわば司令部と末梢を連絡する通信網の傷害が第一義的と考えられる．一方，大脳皮質は比較的 intact であることは昨日まで正常な人が脳卒中発作に罹患した途端痴呆の出現することがある事実から少なくとも病変は皮質下といい得る（図

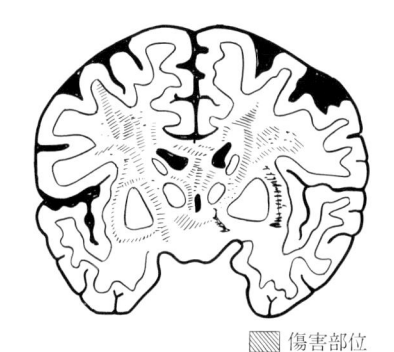

▨ 傷害部位

図8　脳血管性痴呆
大脳皮質下白質，基底神経核部などに病巣（梗塞巣）が散在している．すなわち，大脳皮質（司令部に相当）に出入りする情報，命令の通路が冒された形である．

8）.

　皮質下の病変が主であり，司令部よりはこれに出入する通信網の傷害であることから，またこの傷害も左右同時にすべて傷害されることは少ないことから，症状のバラツキ，すなわち，ちぐはぐな知的機能低下が説明可能である．脳血管性痴呆ではすべての知的機能が同じように障害されることは少なく，あるものはかなり良く保たれていることが特徴である．これは大脳皮質ではなく，皮質下白質，基底神経核部など通信網に相当する部位が at random に傷害された事実によくマッチするものである．

　一部の通信網は切断され，一部は保持されていることは症状のちぐはぐの状態，あるいは歯のかけたような知的機能低下などと表現される臨床症状を良く説明し得るとともに，脳血管性痴呆では治療に対して反応を示す例の存在することの説明にもなり得る．

　すなわち，一部の神経路（通信網）が保持されていることは，司令部に相当する大脳皮質が primary に冒された場合に比し，治療に対して反応し得るわけである．

〔ノート2〕　**Alzheimer 型老年痴呆の病態**

　Alzheimer 型老年痴呆では肉眼的にはとくに病巣を認めないのが常である．この場合は脳血管性痴呆のごとく，皮質下の神経路には明確な病変が乏しいことが挙げられる．

　一方，この型では司令部に相当する大脳皮質の傷害が第一義的といえる．したがって知的機能は全般にわたり低下を示すわけであり，また治療に対して抵抗するのが常であるのは，司令部が primary に冒されたためである（図9）．

　大脳皮質の病変としては現在各種神経伝達物質の代謝異常が問題となっているが詳細は後述する．

　いずれにせよ，大脳皮質が primary に冒されたのが Alzheimer 型老年痴呆であり，

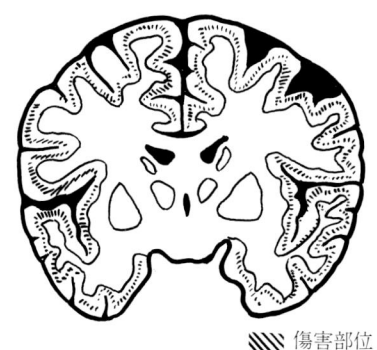

\\\\ 傷害部位

図9　Alzheimer 型痴呆
肉眼的に白質，基底神経核部には病巣はなく，司令部に相当する大脳皮質が原発的に傷害された形である．

大脳皮質下白質，基底神経核部が primary に冒されたものが脳血管性痴呆とすると，両者の臨床症状，あるいは治療に対する反応，予後などの説明がきわめて明快にできる．

ただし，病理的な面で一部述べたごとく，Alzheimer 型老年痴呆と脳血管性痴呆を決定的に区別する病理組織学的所見が必ずしも明確ではなくかつ両者の合併も少なくないことから臨床的に明確に鑑別することが困難な場合も少なくない．

ここでは臨床的な鑑別を述べ，検査上の相違については後に詳述する．

1）一般的鑑別
（1）発症年齢

脳血管性痴呆は脳血管障害があれば年齢を問わず出現し得ることから Alzheimer 型老年痴呆に比しより若く50〜60歳台から出現し得る．

Alzheimer 型老年痴呆は70歳以後にはるかに多く出現する．

（2）性

脳血管性痴呆は男性により多く，Alzheimer 型老年痴呆は女性に多い．この原因として女性ホルモンの役割が推定される．

女性ホルモンは脳動脈，冠動脈など動脈硬化の発現，進展を予防する役割を持っている．

このため女性では更年期までは女性ホルモンが多いため，脳動脈，冠動脈の動脈硬化を抑制した形となっている．50歳前後あるいは50歳台の女性に冠不全（狭心症）が少なくまた心筋梗塞がきわめて稀であるのはこのためと考えられる．男性にはこのような予防装置がないことから50，60歳台の脳血管性障害，脳血管性痴呆が男性により多いわけである．

一方，女性ホルモン分泌の少なくなった70歳以後は脳動脈硬化も男性に近づく，または凌駕することが観察されている[8]（表10）．

表10 脳底部主要動脈の年代別，性別の動脈硬化高度例の出現頻度（無選択的881例）

年　齢	男 総数	脳動脈硬化高度例	女 総数	脳動脈硬化高度例
60〜69歳	52	20例(38.5%)	68	28例(41.2%)
70〜79歳	160	64例(40.0%)	283	144例(50.9%)
80〜	95	38例(40.0%)	223	118例(52.9%)
合　計	307	122例(39.9%)	574	290例(50.5%)

いずれの年代においても脳動脈硬化高度例は女子に多い．

(3) 知的機能低下

すでに述べたごとく脳血管性痴呆ではすべての知的能力が同じように侵されることはある時期までは少なく，ある部分が正常に近いなど，歯の欠けたような様相でちぐはぐである．

例えば記銘力，記憶力障害は著明であっても対応，対人関係，行動などはほとんど正常といえる例が少なくない．したがって，記銘力，記憶力について質問をしない場合，家族から事情を聞かない場合は痴呆を見逃すこともあり得る．

また数値をとくに取り扱った経歴の症例，例えば企業の幹部などでは記銘力・記憶力の低下が相当著明であっても計算力低下が不釣合に軽度のこともあることは既述した通りである．

一応 Alzheimer 型老年痴呆ではすべての知的能力の低下が明らかでちぐはぐな印象は少ない．したがって同じような罹病期間では痴呆の程度は Alzheimer 型老年痴呆で大である．

Alzheimer 型老年痴呆では病識が早くから消失しまた多幸性のことが多い．一方，脳血管性痴呆では病識が相当の期間保たれており，自己の知的能力の低下を悲観してうつ的になったり，また診察に際して，"忘れぽくなった"，"頭が悪くなった"などと訴えることがしばしばで，とくに検査に際して弁解あるいは十分答えないことが経験される（表11）．

この点は Alzheimer 型とかなり異っている．この型では質問に対していい加減なことをペラペラ述べたり，関連のない事柄をまくしたてること，また同じような答のみを繰り返すことなどが多い．したがって，この質問に対する態度でもある程度の見当がつく場合がある．

脳血管性痴呆では多幸性よりむしろ悲観的であることもあり得る．

人格の崩壊は Alzheimer 型に早くから出現するが，脳血管性では遅くまで保たれている

表11　Alzheimer 型老年痴呆と脳血管性痴呆の鑑別

	Alzheimer 型	脳血管性
発症年齢	65歳以上	50〜60歳より
性	女に多い(2.1〜3.0倍)	男に多い
発症経過	緩徐，進行性	比較的早い，段階的
対人接触	異常のことが多い	よりまともなことが多い
多弁	＞＞＞	
多幸性	＞＞	
身体的症候	少ない	多い
治療に対する反応	きわめて少ない	あり得る

表12　Alzheimer型老年痴呆と脳血管性痴呆の鑑別

	Alzheimer型	脳血管性
病　　識	早くから消失	末期に消失
人　　格	崩壊著明	末期まで保たれている
知的機能	全面的に低下	低下がまだら
感情失禁	少ない	きわめて多い

(表12).

したがって脳血管性痴呆では対応した場合，よいおじいさん，よいおばあさんといった印象を受けるのが常である．

Alzheimer型では質問に対する答がでまかせであり，また忘れたことを補うべく，作話もみられやすい．したがってKorsakoff症候群を示しやすい（表11，12）．

(4) 精神症候

痴呆に伴う精神症候としては夜間譫妄，幻覚，妄想などがある．とくに幻覚，妄想はいずれの型にもみられるが，Alzheimer型により多く，初発症候，あるいはある程度進展するまで中核症候であることもある．

妄想は他人が悪口を言う，あるいは財布をとられたなど被害妄想が多い．幻覚は妄想に比較すれば少ないが，考えられない遠方の人が傍にいるとか，死んだ人がそばに来ているなどであり，動物その他がみえるなどの対動物性のものは少ない点が指摘できる．

うつ状態は痴呆の初期にしばしば認められるものであり，痴呆の前駆症状と考えられ，pseudodementiaと呼ばれたことは前述した．

この場合のうつ状態はうつ病のごとく深刻さに欠ける傾向があり，長期間続くことは少ない．徘徊は身体症候に乏しい痴呆，とくにAlzheimer型により多く認められやすい．

その他，弄便などの不潔行為もしばしばみられる．

夜間譫妄は病院に入院した日など環境の変化のあった場合にとくに出現しやすい．これはAlzheimer型よりむしろ脳血管性痴呆により多く認められる．日中は素直で比較的落ち着いているにもかかわらず夜間の興奮は相当烈しく，またまったく記憶していないのは意外の感を持つほどである．

痴呆例では狂暴となったり，攻撃的な行為

表13　痴呆の随伴精神症状の出現頻度

夜間譫妄	24.2%
幻覚・妄想	14.8%
うつ状態	12.1%
徘　　徊	11.0%
心気状態	10.4%
不安焦燥状態	9.9%
攻撃的行為	4.4%
弄　　火	3.9%
不潔行為	2.2%
自殺行為	1.1%

(長谷川和夫ら，1978[27])

を示すことは一般には少ないといえる．

　痴呆に随伴する精神症候の頻度は身体症候のある脳血管性痴呆，また身体症候に乏しい Alzheimer 型老年痴呆により多少とも異なり得るが，表13は精神科医による統計である．

（5） 発症および進行状態

　脳血管性痴呆は比較的急激に発症する．最も典型的な場合は脳卒中発作と同時に出現するもので，脳卒中後痴呆の出現した例の約15％ほどには発作とほぼ前後して痴呆が出現している[37]．

　その後の経過も脳血管障害の episode をきっかけとして段階的な進行を示すのに対し，Alzheimer 型老年痴呆では発症が緩徐であり，かつ絶えず進行性である．

（6） 自 覚 症 状

　Alzheimer 型老年痴呆では自覚症候を訴えることは少ない．一方，脳血管性痴呆でとくに初期に頭重，頭痛，めまい，四肢のしびれ感などを訴えることがある．

（7） 脱抑制現象

　Alzheimer 型老年痴呆では強制泣き Zwangsweinen，強制笑い Zwangslachen を示すことはないが，脳血管性痴呆ではみられやすい．これの存在は脳血管性痴呆と断定してよいと筆者は考えている．これの出現機序は大脳皮質の抑制がとれた release phenomen であり，大脳皮質下白質の比較的広範な病変，通常脳血管障害による神経線維の脱落が原因であるため，同じような病理学的変化を示す脳血管性痴呆に多いわけである．

（8） 対 人 応 答

　すでに触れたが，対人応答，とくに医師に対する態度でも両型で相違を示しやすい．脳血管性痴呆では真面目にかつ誠実な態度で医師に接することが多い．一方，Alzheimer 型老年痴呆は Pick 病ほどではないが時には不真面目かつ人を喰ったような態度で対応することが稀ではない．したがって，典型的な Alzheimer 型老年痴呆である程度進展した場合はその対応がかなり特徴的の場合がある．

（9） 神 経 症 候

　脳血管性痴呆では局所性神経症候を有することが Alzheimer 型老年痴呆に比較してはるかに多く存在する．例えば，片麻痺，不全片麻痺，感覚障害，言語障害，失語，失行，失認，失禁などである．

　しかし，脳卒中発作など，脳血管障害を示す episode がまったくなく，また局所神経症候もない脳血管性痴呆も少なくない点が，診断上重要な事実である．

（10） そ の 他

　既往歴に脳血管障害の episode の存在することは，脳血管障害を支持する重要な指標と

なり得るが，絶対的なものではない点に留意する必要がある．

身体の他の部の症状については，圧倒的に脳血管性痴呆に多く認められる．すなわち，高血圧のほかに，身体各部に動脈硬化の進展していることを示唆するいろいろな所見が観察されやすい．

例えば，眼底動脈の硬化所見，心電図異常，胸部X線上大動脈の石灰化像などである．

一方，Alzheimer型痴呆の場合は，脳の動脈硬化の高度例ははるかに少なく，脳動脈硬化の程度は一般に軽度である．身体的には冠不全などの心電図異常などがより少ない．

2）虚血点数法 Ischemic score

脳血管性痴呆とAlzheimer型老年痴呆の臨床的鑑別の方法として，主として脳血管障害による症候を点数で表現する試みである．

現在，比較的良く使用されているのはHachinskiらによるischemic scoreである[38]（表14）．

これは各種症候のうち，急激な発症，動揺に富む経過，局所性神経症候，局所性神経徴候，脳卒中発作の既往歴の存在する場合，各項目当たり2点とし，人格が保持されていること，抑うつ状態，身体的訴え，感情失禁，夜間譫妄，段階的進行，高血症の既往，他の臓器の動脈硬化を示唆する所見にはそれぞれ1点を与え，総計13項目について採点し，4点以下ではAlzheimer型痴呆，7点以上の場合は多発梗塞性痴呆（脳血管性痴呆）であるとし，このような採点法により両者を鑑別できるとしている（図10）．

表14 Ischemic score（虚血点数）

特　徴	点　数
急速に起こる	2
段階的悪化	1
動揺性の経過	2
夜間譫妄	1
人格保持	1
抑うつ	1
身体的訴え	1
感情失禁	1
高血圧の既往	1
脳卒中の既往	2
動脈硬化合併の証拠	1
局所神経症候	2
局所神経学的徴候	2

血管性痴呆の場合：7点以上
変性性痴呆：4点以下

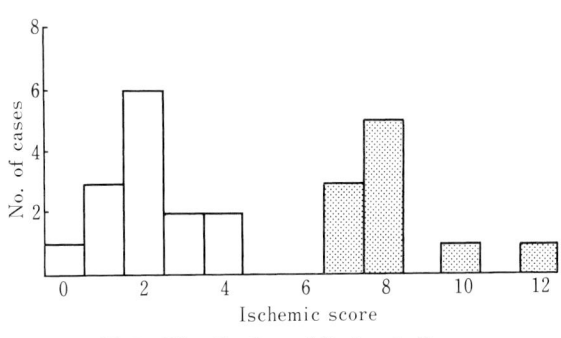

図10　Distribution of Ischemic Score
4および3以下：Alzheimer型老年痴呆
7および8以上：多発梗塞性痴呆
　　　　　　（Hachinski VCら，1975[38]）

彼らの対象は24例であり，脳血管性痴呆は10例，Alzheimer型老年痴呆は14例で，症例が十分とはいい得ない．それぞれの群の年齢は45〜71歳平均63歳，40〜73歳平均62歳であり，かなり年齢が若い．

日常の臨床上痴呆が問題となるのは70〜75歳以上であり，これ以上の年齢層にあてはまるかが問題となる．

松下ら[39]は Hachinski らの方法を脳血管性痴呆42例，Alzheimer型老年痴呆8例に応用した結果，6点以上あればほぼ間違いなく脳血管性痴呆であり，3点以下の場合は Alzheimer型老年痴呆の可能性が強いとしている．

Hachinski らは混合型については触れていない．松下らはこの方法では混合型が Alzheimer 型の点数となりやすいことを述べている．

また Alzheimer 型老年痴呆では発症経過，身体的症候・徴候などが積極的に点数化できない点も指摘している．

彼らの指摘するごとく，13項目のほとんどが脳血管性痴呆の症候・徴候であり，脳血管性痴呆に傾き過ぎており，この型の診断のうえでは役立ち得るが，Alzheimer 型の点数となる項目はまったくない点が問題である．

この方法で高血圧の既往以下は常識的に脳血管障害をほぼ証明する項目であり，これで8点となり，かつ感情失禁も脳血管障害を意味するものである．

しかし，脳卒中発作はもちろん，局所的神経徴候，症候がなく，かつ緩徐に出現する脳血管性痴呆も稀ではなく，このようなものを指摘するにはこの方法では不十分である．

筆者の印象では明らかな脳卒中発作がない，脳血管性痴呆が約20%近く存在する．このような症例ではこの方法に引っかからない．

3）虚血点数法の修正法

虚血点数法 ischemic score に CT 所見，脳波所見を追加してより適切に脳血管性痴呆と Alzheimer 型老年痴呆を鑑別しようとする試みが Portera-Sanchez, A. らにより発表[40]されている．

まず脳血管性痴呆29例と Alzheimer 型老年痴呆55例（この論文でも Alzheimer 型老年痴呆と脳血管性痴呆の比は55：29＝1.9：1である／）について臨床症候で有意差を示したものを次のごとく挙げている（表15）．うつ状態は Alzheimer 型老年痴呆（以下 A）で21.8%，脳血管性痴呆（以下 V）で3.4%の出現率で有意差（$P<0.01$）がある．また意識状態の変動（A 12.7%，V 41.4% $P<0.01$），高血圧（A 5.4%，V 55.2% $P<0.001$），突然の発症（A 5.4%，V 48.3%，$P<0.001$），脳卒中の既往歴（A 1.8%，V 89.7%，$P<0.001$），

表15 Alzheimer 型老年痴呆と脳血管性痴呆の臨床症状の統計学的相違

臨床症状	Alzheimer 型	脳血管性	x^2test
行動異常	36(65.5%)	23(79.3%)	N.S.*
うつ状態	12(21.8%)	1(3.4%)	$p<0.05$
精神症状 (psychotic symptom)	6(10.9%)	3(10.3%)	N.S.
意識状態の変動	7(12.7%)	12(41.4%)	$p<0.01$
てんかん発作	5(9.1%)	5(17.2%)	N.S.
高血圧	3(5.4%)	16(55.2%)	$p<0.001$
急激な発症	3(5.4%)	14(48.3%)	$p<0.001$
脳卒中の既往歴	1(1.8%)	26(89.7%)	$p<0.001$
局在性運動障害	7(12.7%)	22(75.9%)	$p<0.001$
錐体路徴候	18(32.7%)	24(82.8%)	$p<0.001$
錐体外路徴候	24(43.6%)	8(27.6%)	N.S.
失語・失認・失行	20(36.4%)	9(31.0%)	N.S.
症例数	55	29	

(Portera-Sanchez, A ら, 1982[40])

表16 Alzheimer 型老年痴呆と脳血管性痴呆の神経放射学的および脳波学的相違

	Alzheimer 型	脳血管性	x^2test
CT(65)および PEG(9)			
正　常	1(1.8%)	1(5.3%)	N.S.
広汎性萎縮	54(98.2%)	13(68.4%)	$p<0.001$
局在性萎縮	0	13(68.4%)	$p<0.001$
全症例	55	19	
EEG			
正　常	19(38%)	7(25.9%)	N.S.
広汎性徐波	27(54%)	10(37.0%)	N.S.
局在性徐波	5(10%)	12(44.4%)	$p<0.001$
全症例	50	27	

(Portera-Sanchez, A ら, 1982[40])

局所性運動障害(A 12.7%, V 75.9%, P<0.001), 錐体路徴候(A 32.7%, V 82.8% P<0.001) などが両群間で有意差を示す.

参考までにこの論文で両型の間で有意差を示さなかったのは, 行動異常 (A 65.5%, V 79.3%), 精神症候(A 10.9%, V 10.3%), てんかん発作(A 9.1%, V 17.2%), 錐体外路徴候 (A 43.6%, V 27.6%), 失語・失認・失行 (A 36.4%, V 31%) である.

次に Alzheimer 型老年痴呆と脳血管性痴呆の CT および脳波所見を検討している.

CT所見では広範な脳萎縮所見が Alzheimer 型で 98.2％に認められたのに対し脳血管性では 68.4％で前者に有意に多い（P＜0.001）．一方，局在性脳萎縮所見は Alzheimer 型では 0％であるのに対し，脳血管性では 68.4％で後者に有意に多い（P＜0.001）．なお正常 CT 所見は Alzheimer 型の 1.8％に比し脳血管性では 5.3％で両群間に有意差はない（表16）．

脳波所見では，正常脳波は Alzheimer 型で 38％，脳血管性で 25.9％で有意差なく，広範な徐波化はそれぞれ 54％，37％で有意差はないが，局在性徐波出現は Alzheimer 型では 10％，脳血管性では 44.4％で脳血管性に有意に多い（P＜0.001）．

表17　脳血管性痴呆スケール

	点数
高血圧	1
突然の発症	1
脳卒中の既往	4
局在性運動障害	2
錐体路徴候	1
CT 上局在性萎縮	2
EEG 局在性徐波	1

Alzheimer 型　≦ 3
脳血管性　　　≧ 6

(Portera-Sanchez, A ら，1982[40]より改変)

以上の成績から統計学的処理を行い，Alzheimer 型痴呆と脳血管性痴呆の鑑別に役立つ 7 つの項目を選び出しそれに点数を与えている（表17）．

すなわち，高血圧が 1 点，突然の発症が 1 点，脳卒中の既往歴の存在が 4 点，局在性運動障害が 2 点，錐体路徴候が 1 点，CT での局在性萎縮所見が 2 点，脳波で局在性徐波出現が 1 点である．

このような点数化を与え，総点数が 3 点以下は Alzheimer 型老年痴呆，6 点以上が脳血管性痴呆，4～5 点が混合型の可能性の強いことを指摘している（図11）．

この方法は Hachinski の虚血点数法に CT と脳波の所見を追加した点が注目される．

ただ CT での局在性萎縮，脳波で局在性徐波出現の定義がどの程度のものかは明らかではない点に問題がある．すなわち，筆者の経験では鑑別の問題となる明らかな脳卒中など脳血管性の episode のない脳血管性痴呆例の CT で局在性萎縮が見られることはきわめて

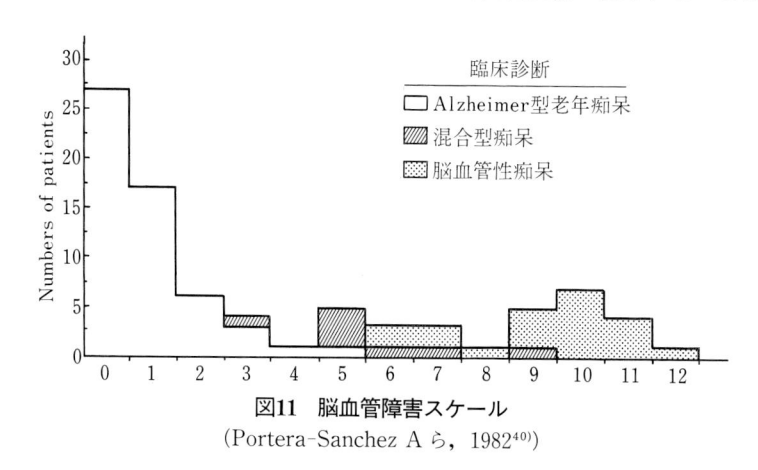

図11　脳血管障害スケール
(Portera-Sanchez A ら，1982[40])

少ない．

しかし，臨床症候に臨床検査所見を加味した点は注目に価しよう．

ただこの方法も脳血管性痴呆の症候が基準となっており，脳血管性に傾き過ぎている欠点があり，また調査となった対象が39～85歳平均63.2歳とかなり若い方に属しており，臨床上問題となる70～80歳台の老年者にそのままあてはまるかが問題である．

70，80歳台の老年者では，とくに明確な脳血管障害の episode がなく脳血管性痴呆であることが少なくはないため（筆者の印象では約20％），このような症例がどう鑑別されるかが問題であり，なお検討の要がある．

また彼らも少数例の成績であり，多数例についての調査成績を期待している．

最近，高年齢者においても Hachinski の虚血点数での両者の鑑別に問題が少ない点が指摘されている．

Loeb ら[41]は Hachinski の ischemic score のうちの最も有意義の症状，すなわち，急激な発症，脳卒中の既往歴，局在性脳症候，局所徴候および CT 上の孤立性の低吸域および多発性低吸収域の5項目を取り上げ，表18に示したような点数を与える変法を提案した．

すなわち，急激な発症1点，脳卒中の既往歴，局在性脳症候，局所徴候はそれぞれ2点，CT 上の孤立性低吸収域の存在2点，多発性低吸収域の存在を3点とし最大10点の score 法である．

この方法では0～2点は Alzheimer 型老年痴呆，5～10点は多発梗塞性痴呆（脳血管性痴呆），3～4点はどちらの型とも決め難いものとしており，この方法は Hachinski の方法よりも両方の型の痴呆を分けるのに役立つとしている（表18）．

表18 Modified Ischemic Score (MIS) 修正虚血点数法

1. 急激な発症	1
2. 脳卒中の既往歴	2
3. 局在性脳症候	2
4. 局所徴候	2
5. CT 上低吸収域	
孤立性	2
多発性	3

最大10点
0～2：Alzheimer 型　3～4：？
5～10：脳血管性

(Loeb C ら，1985[41])

4）天　秤　法

松下ら[39][42]が提案した方法である．彼らは病理解剖学的に確かめられた脳血管性痴呆42例，Alzheimer 型老年痴呆8例を対象とし，これらの症例の症状として神経症候，脳卒中の既往歴，高血圧，構音障害，急激な発症と動揺に富む経過，人格の保持，感情失禁，脳局所症候，強迫泣き，抑うつ，失見当識，幻覚，妄想，譫妄状態，無関心，高度の痴呆など40項目について両型での出現率の差を検討した成績は表19で示すごとくである．

両型の間で出現率に差の認められなかったのは夜間譫妄，睡眠障害である．

II. 老年期痴呆の診断

表19 脳血管性痴呆と老年痴呆における症状出現頻度 両群で有意差の認められた症状（P＜0.05〜0.01）

	脳血管性痴呆(42例)	老年痴呆(8例)
局所神経症候	78.6%	12.5%
局所性神経徴候	69.0	25.0
構音障害	54.8	12.5
脳卒中歴	50.0	0
高血圧の既往	47.6	0
人格の保持	47.6	0
感情失禁	38.1	0
多動・徘徊	35.7	75.0
失見当	35.7	87.5
無関心	28.6	75.0
易刺激性	26.2	0

（松下正明ら，1979[30]より改変）

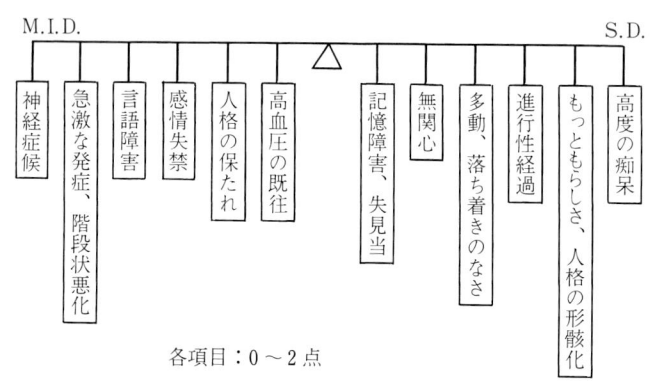

図12 天秤法―脳血管性痴呆（MID）と Alzheimer 型痴呆（SD）の鑑別

（松下正明ら，1979[39]）

M.I.D. 側：神経症候／急激な発症，階段状悪化／言語障害／感情失禁／人格の保たれ／高血圧の既往

S.D. 側：記憶障害，失見当／無関心／多動，落ち着きのなさ／進行性経過／もっともらしさ，人格の形骸化／高度の痴呆

各項目：0〜2点

しかし，局所性神経症候，段階的症候悪化，構音障害，感情失禁，人格の保持，高血圧の既往歴が脳血管性痴呆でより特異的に存在すること，一方 Alzheimer 型老年痴呆では高度の痴呆，人格の形骸化，進行性の経過，多動，落ち着きのなさ，無関心，著明な記憶障害と見当識障害がより特異的に出現しやすいとしている．

この成績を基として両方の型の痴呆の鑑別に天秤法なるものを提案している．

図12のごとく左右に6つの項目を置き，各項目に0〜2点の重みを与え，物理の方法に従い，右に下がれば Alzheimer 型，左に下がれば脳血管性としており，もし両側のバランスがとれて水平の場合は混合型と診断するものである．

5）ま と め

　以上述べた一般的な臨床症候および各種の方法を参考とし，また次に述べる各種臨床検査成績などを参考として両方の型の痴呆の鑑別を行うわけであるが，これらで明快に鑑別できない例，両者の混合型の例もあり，とくに混合型の定義，取り扱い方をどうするかが今後の問題であろう．

　ただ感情失禁は脳血管性痴呆に特有であり，他の脳血管障害の episode その他はない場合においてもこれの存在は脳血管性痴呆と考えて間違いはないと筆者は考えている．

〔ノート3〕　脳血管性痴呆と Binswanger 病

　Binswanger 病は1884年 Binswanger[43]が記載したものであり，脳の動脈硬化に基因する大脳白質の高度の萎縮，脳室拡大および痴呆を示すもので progressive subcortical vascular encephalopathy ともいえる疾患である．

　本症は稀なものであり，慢性脳循環不全症の特殊な型と考えられて来た．しかし，上野ら[44]は本症における白質の傷害は特殊なものではなく慢性脳循環不全症のなかでも出血，梗塞などの粗大な病変を起こさないか，または比較的軽度な循環不全をきわめて慢性的に経過した症例であるとしている．その他にも慢性脳循環不全症の特殊型という考えには疑問がもたれている[45]．

　朝長[11]は，老年期痴呆，とくに従来脳動脈硬化性痴呆とされたもので仮性球麻痺を伴った例では subcortical vascular encephalopathy がかなり含まれていると考えられることを指摘しており，筆者も同じ考えである．ただ，これらが Binswanger 病と同じ機序によるものであるか否かは明らかでないとしている．

　また Binswanger 病の血管変化は高血圧または組織の変性により二次的なものであり，かつて考えられたごとく原因ではないとの考え[46]もある．痴呆を示す例では，基底神経核部の lacuna の散在とは別に大脳皮質下白質を中心に両側性に線維の脱落を示唆する粗雑さを示すことが少なくなく，Binswanger 病に類似することから，Binswanger 病に特殊なものではなく，たまたま両側性に皮質下白質を中心に侵された脳血管性痴呆の一つであると考えられる．

〔ノート4〕　脳血管性痴呆の亜型：後頭葉性痴呆

　痴呆は前頭葉の傷害によって出現するのみではない．後大脳動脈が主として支配する側頭葉底部より海馬回にわたって軟化の存在する場合，著しい記憶障害が出現する．海馬回に限局した軟化巣による場合は limbic dementia と呼ばれている[47]．

　松下ら[39]は脳血管性痴呆の一つの型として，視力障害，視覚性失認，地域的（空間的）失見当，著明な記銘力障害，遷延性―多動―興奮性譫妄状態の5つの症状を呈する例を後頭葉性痴呆と名づけている．

その病巣としては後頭側頭回，海馬回，舌状回，視床など，後大脳動脈に支配される部の軟化巣が重要であるとし，一側性のこともあるが，多くは両側性病巣によるとしている．

彼らが75例の脳血管性痴呆例の梗塞巣の部位を分析した成績によれば，間脳が最も多く，ついで後頭葉である．

筆者の経験では，前頭葉，側頭葉にむしろ梗塞巣の多いのが老年者脳の一般的所見であり，後頭葉にはむしろ少ない．この相違は対象の相違によるか否かは不明である．

後頭葉性痴呆は少ないものであり，とくに海馬に病巣の存在することは稀であり，これのみに限局する例はさらに稀であることから，limbic dementia は通常の診療に問題となることは少ない．

ただ後大脳動脈の支配領域の脳梗塞で劇的な記銘力・記憶力低下を示す場合があることを念頭に入れておく必要がある．

〔ノート5〕 一過性健忘 (transient global amnesia, IGA)

最近の出来事の健忘とともに最近覚えたことを想い出すことができず，逆行性健忘を伴うエピソードが急激に出現するものであり，一過性脳虚血発作，脳梗塞とともに痴呆も鑑別の対象となり得るものであり，簡単に述べておく．

50～70歳に多く，低血糖，てんかん，脳腫瘍，片頭痛，精神障害，アルコール中毒などとの関連はないもので，一過性であることから機能性のものであるとの考えが支配的である．そして一過性の脳虚血によるという説が有力である．

その理由として，本症候群に椎骨脳底動脈循環不全の合併がみられる場合があり，動脈撮影で椎骨脳底動脈，後大脳動脈に狭窄ないし閉塞所見を認めること，一般に心血管系の疾患を合併する頻度が大であること，などが挙げられている．

患者は意識障害はなく，清明であるようであり，見当識障害が明らかに存在するわけではないが，最近の出来事の健忘があり，また最近覚えたことを思い出すことが不可能である．そして，逆行性健忘を伴うエピソードが急激に出現する．

病識は存在するが錯乱に近い状態にあり，発作は一過性であり回復するのが常である．

この発作は繰り返して出現することが多く，繰り返しているうちに永続的な記憶障害，または進行性の痴呆，精神症候が出現する傾向があり，その原因は側頭葉下内側部および近辺の非可逆的な変化に基づくものとも考えられている．

〔ノート6〕 レビー小体型痴呆 (dementia with Lewy body (DLB))

従来，老年期痴呆は，Alzheimer型老年痴呆と脳血管性痴呆に大別され，その他は混合型痴呆とされていたが，最近，Alzheimer型老年痴呆に似た変性性の別の痴呆が問題となりつつある．これはレビー小体型痴呆 (dementia with Lewy body, DLB)

といわれるものである．

　わが国では小坂[48]が，びまん性レビー小体病 (diffuse Lewy body disease, DLBD) として報告し，その後，本症についての関心が大となるとともに，かなり頻度の高いものであることがわかってきている．その頻度は小坂によれば[49)50)]，痴呆の剖検例79例中15.4％に達しており，浴風会病院でも最近多くなりつつある．

　1995年，英国でのInternational Workshop on Lewy Body Dementiaでレビー小体型痴呆（DLB）が提唱され[51)]，前述のDLBDその他がこれに入るとされている．

　レビー小体 Lewy body とは，多くは神経細胞の胞内にみられる丸い同心円状の構造物で，1個ないし数個認められる．ヘマトキシリン・エオジン染色で中心部ほどエオジンに深く染まる．

　特発性パーキンソン病の黒質，青斑核などにみられたものである．

　このレビー小体がアルツハイマー病の脳に出現すること，また臨床症候が Alzheimer 病と異なることから注目されるようになったのである．

　レビー小体は，アルツハイマー病の脳の大脳皮質の10～35％に認められる[52)53)]．この小体を有する痴呆例の大部分はアルツハイマー病の病現所見をも有するが，症例によっては，大脳皮質にレビー小体を多発性に有しており，Alzheimer病の病理所見を有しない場合もある．このことからレビー小体のみで痴呆が出現する可能性が示唆されている．

　レビー小体の頻度については，痴呆のない老年者131例中2.3％に認められ[54)]，また10～109歳の認識能障害のない273例中5.1％に出現，80歳台でピークの13.8％を示した報告がある[55)]．

　したがって，レビー小体は正常老化例にみられるものである．

　ここで Consortium on DLB International Workshop（DLB協会の国際集会）の臨床診断基準[51)]の要点を述べる．

1) 正常社会生活あるいは職業上の仕事を障害するほどの進行性の認識能の低下がある．初期には，著明なあるいは持続性の記憶力低下は必ずしもみられないが，通常は進行とともに明らかとなる．注意力および前頭葉皮質下機能のテストで障害など空間視覚性機能の障害がとくに目立つ．

2) probable DLB の診断には以下の中核症候の2つが必須である．そして possible DLB には1つが必須である．
   (1) 注意力および覚醒度に著明な差を示す動揺する認識能
   (2) 典型的に系統づけられ，かつ詳細な視覚性の幻覚が出現する．
   (3) パーキンソニズムの運動症候

3) DLB の診断を支持する症候
   (1) 繰り返して起こる転倒
   (2) 失神
   (3) 一過性の意識消失

(4) 抗精神薬に対して敏感なこと
　　(5) 系統的な妄想
　　(6) その他の幻覚
　4) 以下の症候の存在する場合は，DLB の診断は似つかわしくない．
　　(1) 局所性神経症候また画像所見で脳卒中が存在する
　　(2) 臨床症候を説明するに十分な身体的疾患あるいは他の脳疾患が存在すること，
以上が診断基準である．
　また，DLB に伴う病理学的所見については以下のようなことが認められている．
・DLB に必須なもの：レビー小体
・伴うが必須ではないもの：レビーに関連した neurite（神経細胞突起）
・plaques（あらゆる形態のもの）
・神経原線維（neurofibrillar tangle）
・局所性の神経細胞の脱落—とくに脳幹（黒質および青斑核）および Meynert の異症候
・微小空胞化（海綿状変化）およびシナプスの消失
・神経化学的見当および神経伝達物質の障害
　この International Workshop の診断基準について，これに従って行った研究において，まだ十分とはいえない点，Alzheimer 病やパーキンソン病との関連には今後の研究が必要であり[6]，まだ流動的なものと言いうる．

6．痴呆の検査

1）老年期痴呆例の一般的 CT 所見

　老年期痴呆例の CT 像を端的に述べると脳回萎縮，脳室拡大，脳実質の低吸収域　low density の散在および脳室周囲低吸収域（periventricular lucency, PVL）などである[56]．
　しかし，これらの存在は痴呆の存在を意味するものではない．すなわち，逆は必ずしも真ではない点が重要である．
　70歳以降は生理的な脳回の萎縮および脳室の拡大が正常者にも認められるのが常であり，かつ脳室の容積も痴呆例，非痴呆例で必ずしも差が明確ではないことから痴呆の診断に役立つことは想定されるほど大ではない，といわざるを得ない．
　ただし，50歳台では脳萎縮所見の意義はきわめて大であり，60歳台ではその意義はやや小となる．
　また正常圧水頭症で問題となる脳室周囲低吸収域（periventricular lucency, PVL）は，

70歳以後ではほとんどの例で程度の差はあれ観察されることから，その臨床的意義はまずないものといえる．

脳血管性痴呆にみられる剖検上の梗塞巣は小さいものが散在することが多い．しかし，その大きさからCT上低吸収域として描出されることは少ないともいえるが，CT上5～6個の低吸収域を認める場合は描出されないものは少なくても10個以上存在する可能性があり，脳血管性痴呆と言いうる．

以上からCTの有用性はいずれの型の痴呆においても高年者でより少なく，むしろ慢性硬膜下出血などとの鑑別の上に役立つ．したがって，痴呆のCT診断に際しては，まず年齢を第一に考慮する必要がある．

2）脳血管性痴呆と Alzheimer 型老年痴呆との CT 上の鑑別

CT所見により脳血管性痴呆と Alzheimer 型老年痴呆を鑑別することは難かしいことも多いが脳血管障害を示唆する所見のまったくない場合は，ほぼ Alzheimer 型老年痴呆と考えられ，かなりの参考所見[56]となり得る．

まず年齢および痴呆の罹病期間がほぼ同じであるという条件下では，一般に脳血管性痴呆では Alzheimer 型老年痴呆に比し，側脳室の拡大が一般により大である（表20, 21）．この際，50～60歳台で側脳室拡大の著明である場合はとくに意義がある．

特殊な場合，例えば Creutzfeldt-Jakob 病を除けば，脳血管性痴呆を示唆する重要な所見の一つである（図13）．

次に基底神経核部を中心とする低吸収域の散在は，現在のCTの解像力では描出できない多発性の小梗塞の存在を意味するものであり，脳血管性痴呆を支持する重要な所見である．しかし，絶対的なものとはいい得ない．

また PVL の存在が明確であることは脳血管性痴呆を示唆する所見であり，側脳室前角

表20　Alzheimer 型老年痴呆と脳血管性痴呆のCT所見

	SDAT	VD
脳回萎縮	>	
脳室拡大 （側脳室）	<	
PVL	<	
低吸収域	<	

SDAT：Alzheimer 型老年痴呆
VD：脳血管性痴呆

表21　Alzheimer 型老年痴呆と脳血管性痴呆の脳波所見

	SDAT	VD
異常度	<	
左右差	<	
経過	>	

SDAT：Alzheimer 型老年痴呆
VD：脳血管性痴呆
Alzheimer 型では脳血管性に比し，経過とともに脳波は悪化しやすい．一方，脳血管性では初期からある程度の異常を示しやすい．

48 　II. 老年期痴呆の診断

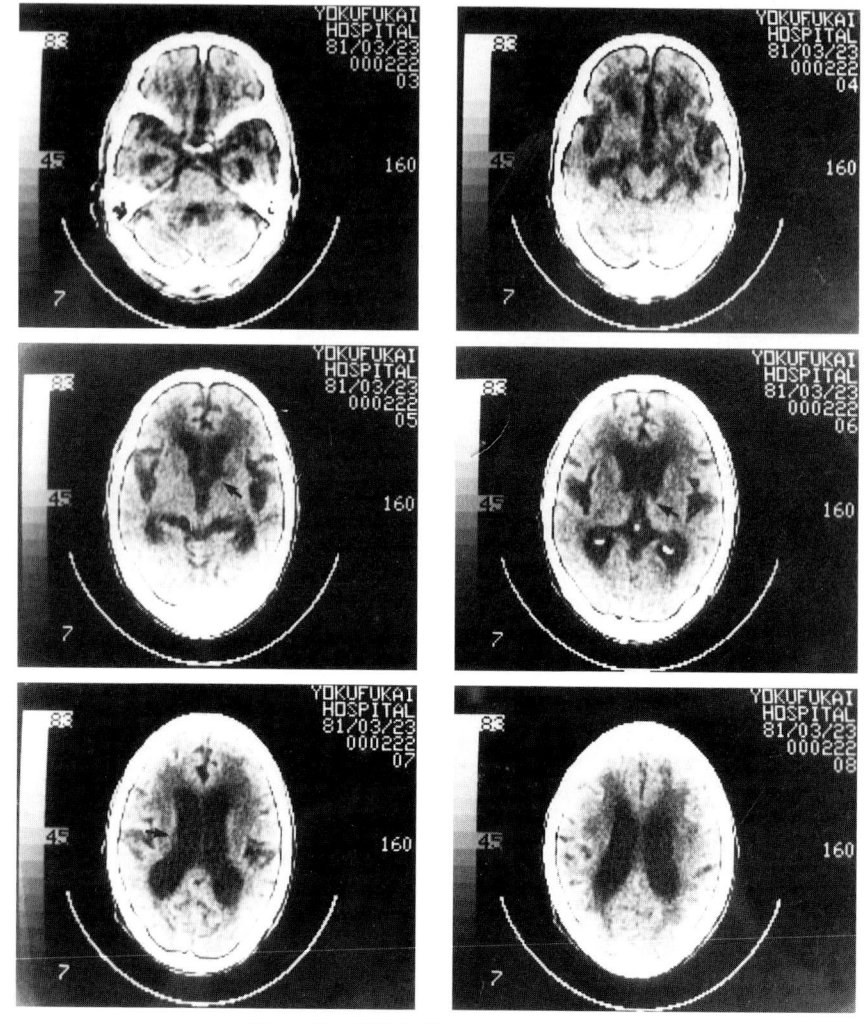

図13　脳血管性痴呆のCT（72歳，男）

のみではなく，他の部にも明瞭に存在する場合はとくに意義がある．

　一方，Alzheimer型老年痴呆では脳回の萎縮がより明らかであり，側脳室の拡大は脳血管性痴呆に比しより軽度の例が多い（図14）．またPVLもより軽度であるのが一般的である．もちろん，基底神経核を中心とする小低吸収域の散在はないのが常である．

　以上述べた所見から両型の痴呆のおおよその鑑別は可能といい得るが，絶対的なものではない．とくに年齢および罹病期間の因子があり，Alzheimer型老年痴呆においても罹病期間が長い場合は側脳室拡大が著明となり，また脳血管性痴呆においても，高年者の場合は脳回の萎縮も著明となる．

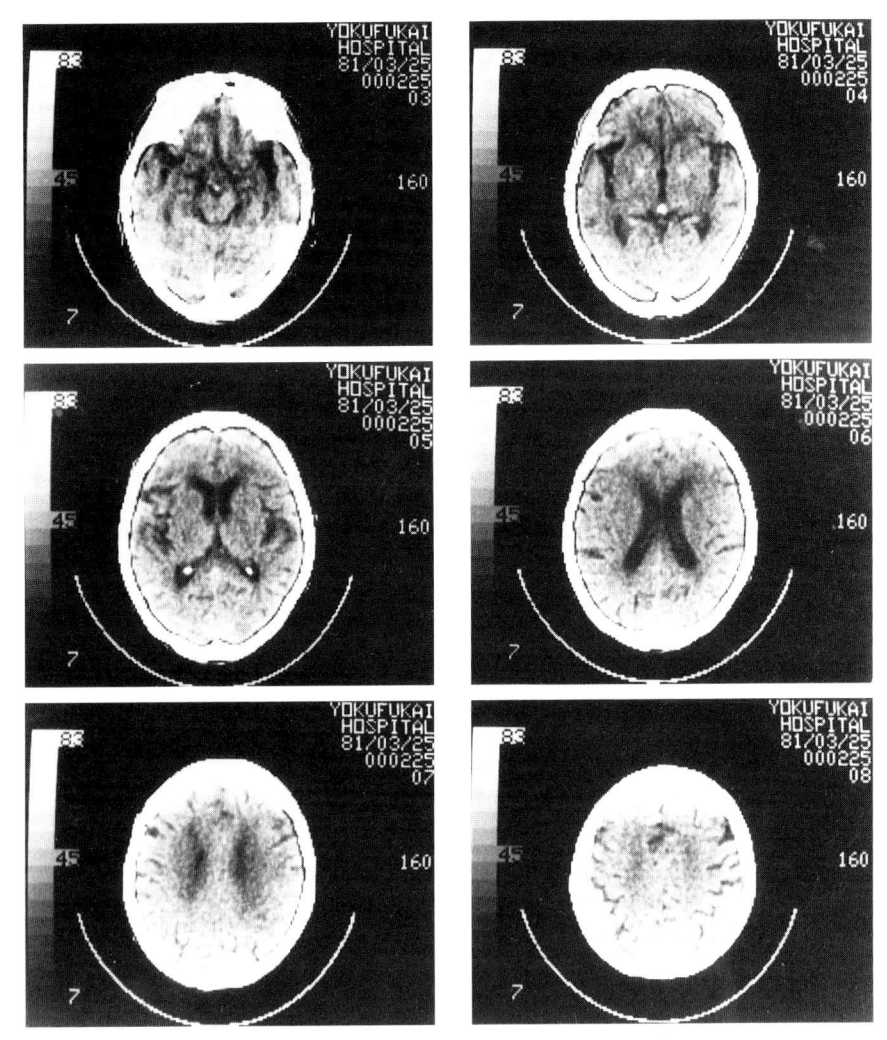

図14　Alzheimer 型老年痴呆の CT（85歳，女）

したがって，年齢と罹病期間を十分考慮し，その他の条件とを総合的に判断することが大切である．

〔ノート7〕　老化による脳の変化

A．老年者の脳重量

脳重量は直接的に脳萎縮の状態を反映し得るものといい得る．

浴風会病院における一般剖検脳の重量を男女別，年代別，痴呆の有無別に検討した成績[3]は次のごとくである．

50　II. 老年期痴呆の診断

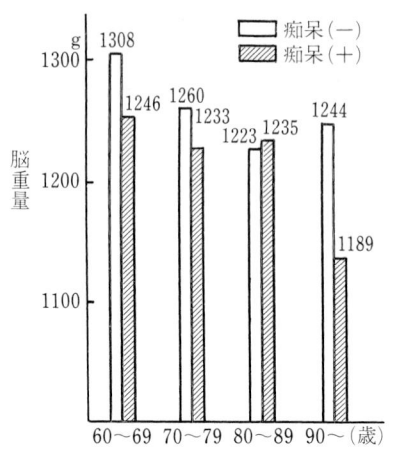

図15　脳重量減少率, 60〜90歳台
女子において減少が大である. 加齢による脳重量の減少は他の臓器の減少に比し小である.

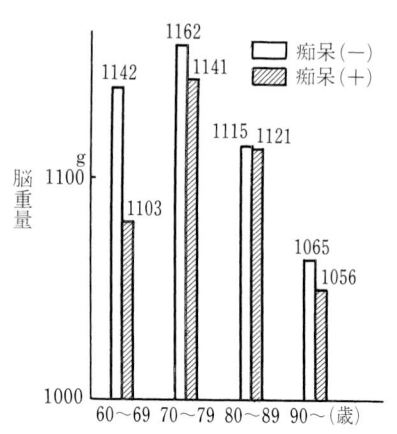

図16　痴呆と脳重量（女子309例）

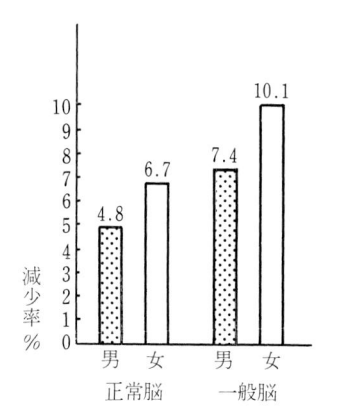

図17　脳重量減少率, 60〜90歳台
女子において減少が大である. 加齢による脳重量の減少は他の臓器の減少に比し小である.

　男子では例数の少ない90歳台を除けば，60歳台以降の各年代の脳重量は痴呆の有無による相違はほとんど認められない（図15）．同じことは女子でもいい得る．すなわち，例数の少ない60歳台を除けば，各年代において痴呆の有無による脳重量の差はほとんど認められない（図16）．
　なお60歳台から90歳台までの脳重量の減少率は肉眼的にとくに異常を認めない脳（正常脳）で男4.8％，女6.7％，また病巣のある脳を含めた場合，男7.4％，女10.1％でいずれにおいても女において脳重量減少率，すなわち脳萎縮の程度が大である（図17）．
　脳重量減少率とは年代毎の脳重量の減少率，すなわち，ある年代の脳重量の平均値と次の年代の脳重量の平均値の差を若い年代の平均値に対する百分率で示したもの．
　以上をまとめると，男女を問わず痴呆の有無は脳重量にほとんど影響を与えない．
　これは自然の老化過程における脳の萎縮が相当大であり，痴呆の原因あるいは結果とも考えられる脳萎縮の程度をはるかに凌駕した形となっていることを意味するものである．
　この事実は，老年者，とくに高年者ほど，CTで認められた脳回の萎縮の程度などで

表22　アルツハイマー病と脳動脈硬化

	(−)	(+)	(++)	(+++)	計
脳動脈硬化	−〜±	±〜+	+〜++	++〜+++	
アルツハイマー病(例)	30 (23.6%)	29 (22.8%)	45 (35.4%)	23 (18.1%)	127
対照(例)	98 (21.2%)	133 (28.8%)	147 (31.7%)	85 (18.4%)	463

Willis動脈輪に
(−〜±)(−)　　　　：脳動脈硬化なし，あってもごく軽度
(±〜+)(−)　　　　：Willis動脈輪に動脈硬化　〜30%
(+〜++)(++)　　　：Willis動脈輪に動脈硬化　30〜70%
(++〜+++)(+++)：Willis動脈輪に動脈硬化　70%〜

痴呆の診断のできないことを意味するものである．

B．ADと脳動脈硬化

ADと脳動脈硬化との関係についてはほとんど研究はないといえる．日常診療において一般にAD例では高血圧，高脂血症，糖尿病などの合併は少なく，また年1回行う浴風会特別養護老人ホーム在住者の誕生日検診でも各種臨床検査異常は一般に少ない．

浴風会病院の1993〜1998年の6年間の連続剖検例約600例からAD127例（平均年齢84.7歳）について，Willis動脈輪を形成する主要動脈の硬化の程度を(−)〜(+++)の4段階に分類し，各グループの脳動脈硬化の程度別に分類した筆者の成績[57]は表22の通りである．ADでは脳動脈硬化(−)29.6%，(+)22.8%，(++)31.4%，(+++)18.1%であり，非ADの対照群の脳動脈硬化(−)21.2%，(+)28.7%，(++)31.7%，(+++)18.4%と比較してとくに明確な差はない．つまり，AD群に脳動脈硬化著明群が多いという成績ではない．また，AD群に脳動脈硬化の軽い例，あるいは脳動脈硬化のない例が多いとも言い得ないのである　(23.6%；21.2%)．

以上から，Willis動脈輪を形成している脳の主要動脈の動脈硬化に関する限りではあるが，ADと脳動脈硬化とは関連はないといい得る．ただし，Willis動脈輪を形成している脳の主要動脈の硬化が，ずばり実際の脳循環に関連する細動脈（arteriole）や毛細血管の動脈硬化と必ずしも一致しないことも少なくなく，この点については今後検討する必要がある．

次に臨床例についてADと粥状硬化(atherosclerosis)との関連を検討したRotterdam Studyがある[58]．これはRotterdam郊外のOmmoordで，55歳以上の症例について，人口に基づいた調査を行ったものである．粥状硬化の評価は，頸動脈の厚さとプラーク(超音波法)，そして全身的な粥状硬化の評価は踵〜上腕の収縮期血圧の比を採用し，対象はAD207例，痴呆のない1,698例である．結果は粥状硬化のすべての指標が痴呆と関連しており（Odds比1.3〜1.9），そのうちADでは1.3〜1.8，血管性痴呆では1.9〜3.2であった．痴呆全部，ADおよび血管性痴呆の頻度は粥状硬化の程度とと

52　II．老年期痴呆の診断

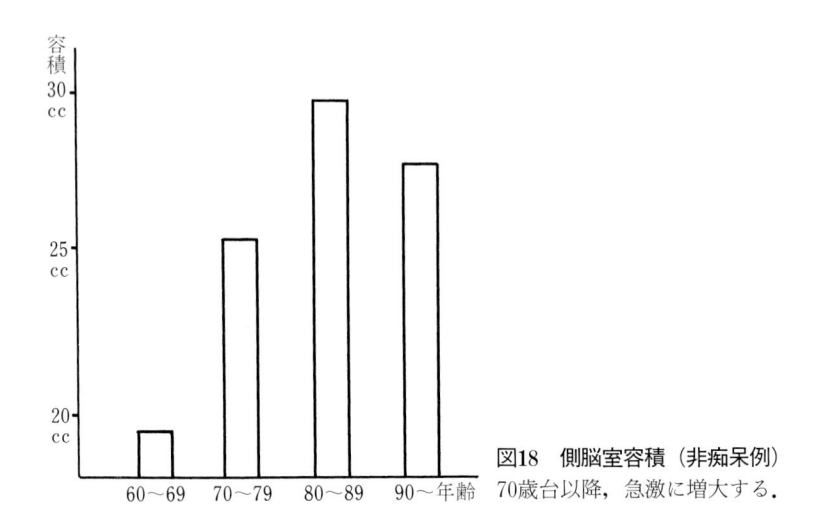

図18　側脳室容積（非痴呆例）
70歳台以降，急激に増大する．

もに増加し，ADでは強い粥状硬化を有する群は，有しない群に比しOdds比3.0（95％CI：1.5〜6.0，P=0.001）と有意に大であった．そしてapolipoprotein（APO）E-ε4を有する例では全痴呆に対するOdds比は4.5（2.0〜10.1，P<0.001），ADでは3.9（1.6〜9.6；P=0.002），血管性痴呆では19.8（4.1〜95.0；P<0.001）であり，AD，血管性痴呆は粥状硬化と関連すること，AD発症にはAPO Eと粥状硬化とのinteractionがあると結論している．

C．老年者の側脳室容積

浴風会病院で痴呆を有しないフォルマリン固定老年者脳（平均79.6±5.7歳，すべて60歳以上）157について乳頭体で冠状断し，前後の大脳半球について滴定ビュレットから水を左右の側脳室に滴下し側脳室の実際の容積を測定した成績[59]は次のごとくである．

各年代別に側脳室容積の平均を出すと60歳台18 cc，70歳台26 cc，80歳台29 cc，90歳台27 ccである（図18）．すなわち，側脳室の容積は70歳以降，急激な増加を示している．したがってCTで側脳室の大きさの臨床的意義を考慮し得るのは，前述のごとく60歳台までであり，それ以降の年代では側脳室拡大の意義はかなり小であるわけである．

D．老年者側脳室の左右差

前述のごとき方法で非痴呆例の側脳室の容積を測定し，左右差を比較した成績[3]は以下のごとくである．

左右差が10％以上存在した場合，左右差ありとすると左側が右側より大きい例が48.4％，右側が左側より大きい例は9.6％であり，左右差のない例が42.0％を占めている（表23）．より厳密に考え，左右差が20％以上存在する場合に左右差ありとすると左側が右側より大きい例は37.6％，右側が左側より大きい例は6.4％，左右差のない例は

表23 側脳室容積の左右差(157例,非痴呆例)

>10%	L>R	76 (48.4%)
	R>L	15 (9.6)
	R≒L	66 (42.0)
>20%	L>R	59 (37.6)
	R>L	10 (6.4)
	R≒L	88 (56.0)

表24 痴呆と脳室(側脳室)の大きさ

痴呆(+)	28.3±14.7ml (55例) (8.5〜75.0)
痴呆(−)	24.5±10.4ml (102例) (7.5〜64.0)

56.0%である．

　すなわち，左側の側脳室が右側の側脳室より大きい例はその逆の約5倍多い事実は，CT所見の意義を考慮する場合，十分留意する必要がある．換言すれば，CTで左側の側脳室が右側より大きい場合はとくに意味はないが，右側が左側より大きい場合は，一応病的状態の有無について検討する必要がある．

　側脳室の左側が右側より大きい例の多い理由は明らかではないが，優位大脳半球の萎縮が劣位大脳半球のそれより著明であることを意味し，脳波異常も左側により出現しやすいことと符合している．筆者は優位大脳半球の overwork の役割を考えている[60]．

E．痴呆例の脳室
（a） 痴呆例の側脳室

　脳血管性痴呆，Alzheimer型老年痴呆を含む痴呆（平均年齢78.9±5.9），55例と非痴呆102例（平均年齢79.9±7.8歳）について前述の方法により側脳室容積を測定した成績では，痴呆例で8.5〜75.0cc，平均28.3±14.7cc，非痴呆例で7.5〜64.0cc，平均24.5±10.4ccで両群間で必ずしも明確な差は認められていない[3]（表24）．

　以上は脳重量の項で述べたごとく，老化という自然の過程による側脳室の拡大が大きいことを意味している．

（b） 脳血管性痴呆と Alzheimer 型老年痴呆の脳室の比較[61]

　脳血管性痴呆78例（平均82.2±7.4歳，男19例，女59例），Alzheimer型老年痴呆27例（平均年齢83.0±6.0歳，男6例，女21例）について側脳室拡大の程度の複数の医師による肉眼的観察では，側脳室拡大は脳血管性痴呆の67.8%，Alzheimer型老年痴呆の29.6%に存在し，脳血管性痴呆に多い傾向がある（$p<0.1$）（図19）．

　一方，肉眼的観察で側脳室拡大を認めなかった例は脳血管性痴呆の32.0%，Alzheimer型老年痴呆の70.4%であり，後者に多い傾向がみられる（$p<0.1$）（図20）．

　側脳室の実測値では，脳血管性痴呆例で8.5〜64.6cc，66例の平均は31.5±16.0cc，Alzheimer型老年痴呆では10.5〜40.0cc，23例の平均は25.0±6.3ccで脳血管性痴呆で側脳室容積は大きい傾向がある（$p<0.1$）（図21）．

　側脳室容積が40ccを超える例は，脳血管性痴呆の15.1%であるのに対し，Alzheimer型老年痴呆では4.3%であり（$p>0.1$），30ccを超える例は脳血管性痴呆の40.9%であるのに対し，Alzheimer型老年痴呆では21.7%である（$p<0.1$）（図22,

54   II. 老年期痴呆の診断

23).

　側脳室容積が 15 cc 未満の例は脳血管性痴呆の 6.0% であるのに対し，Alzheimer 型老年痴呆では 8.7% であり，後者にやや多い傾向がある（図24）．

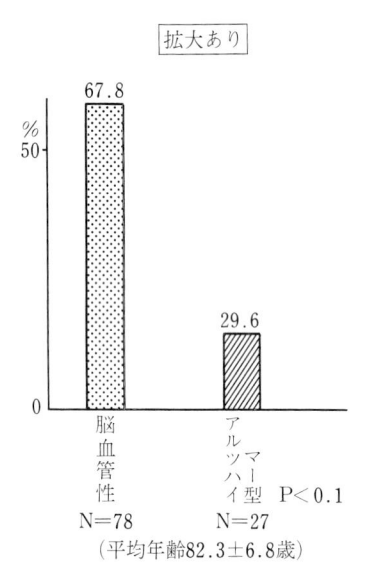

拡大あり

67.8　脳血管性 N=78
29.6　アルツハイ型 N=27   P<0.1
（平均年齢82.3±6.8歳）

図19　痴呆例における側脳室拡大（肉眼的観察）

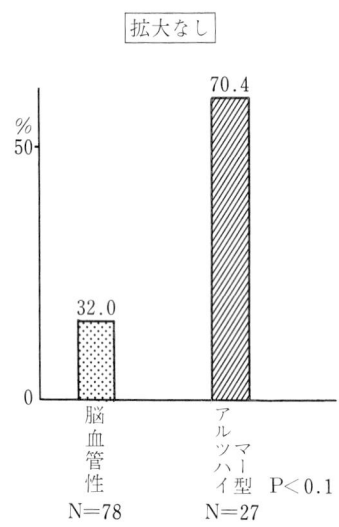

拡大なし

32.0　脳血管性 N=78
70.4　アルツハイ型 N=27   P<0.1

図20　痴呆例における側脳室拡大（肉眼的観察）

脳血管性 N=66   31.5±16.0　(8.5〜64.6)
Alzheimer型 N=23   25.0±6.3　(10.5〜40.0)
P<0.1

図21　側脳室容積 (cc)

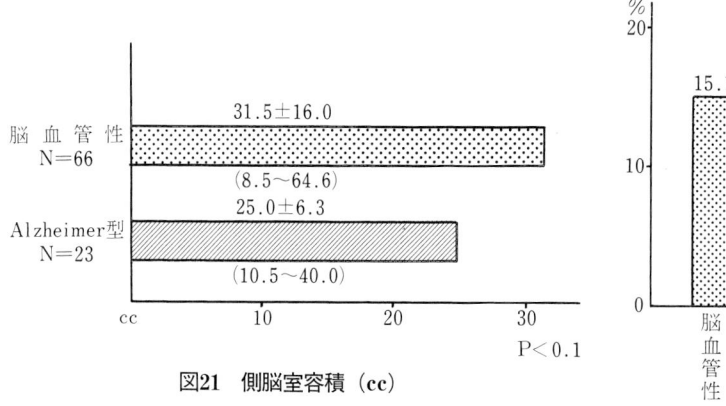

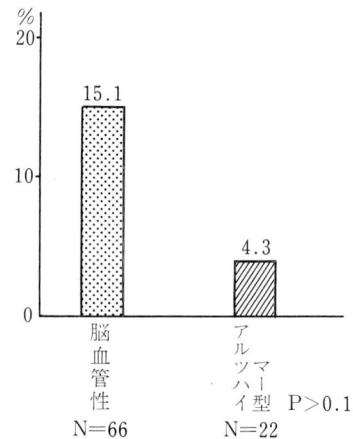

15.1　脳血管性 N=66
4.3　アルツハイ型 N=22   P>0.1

図22　側脳室容積 40 cc を超える例

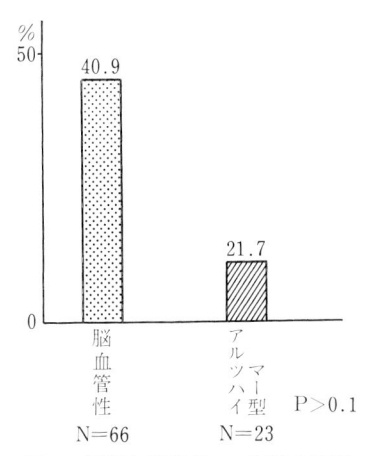

図23 側脳室容積 30 cc を超える例

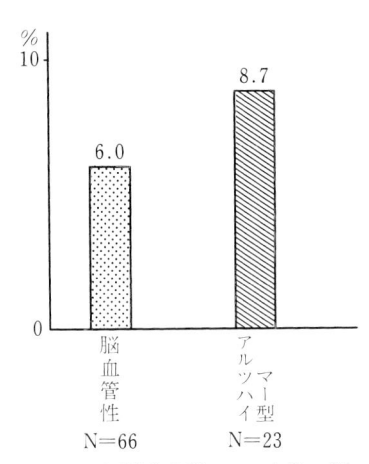

図24 側脳室容積 15 cc 未満の例

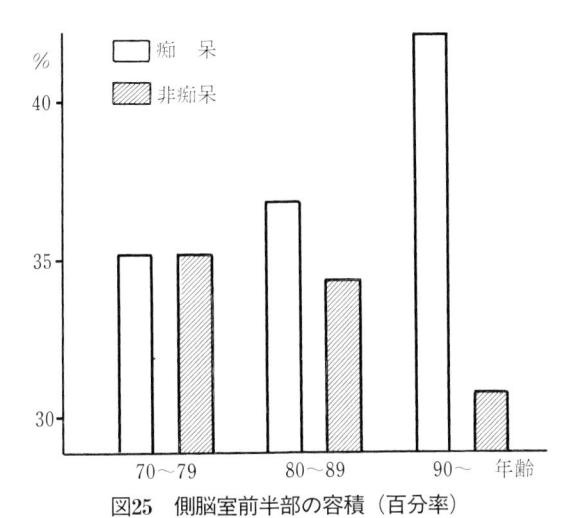

図25 側脳室前半部の容積（百分率）
側脳室前半部の容積は痴呆例では年代の進むにつれて増大する．これに反し，非痴呆例では減少する．

　以上を総合すると，平均80歳の老年者の脳の肉眼的観察および実測した側脳室の大きさは脳血管性痴呆では Alzheimer 型老年痴呆に比して大きい傾向がある．この事実は CT に反映されれば一般には脳血管性痴呆の CT 上の側脳室も大きい傾向を示すことになる．
　脳血管性痴呆例の側脳室の拡大が Alzheimer 型老年痴呆例のそれに比較して著明である事実は，脳血管障害による側脳室周囲組織の変化は脳室拡大に対する抵抗減弱を来すものと考えられ，老化が重要な役割を果していると考えられる Alzheimer 型老年痴呆の側脳室拡大機序を凌駕しているといえる．

（c） 痴呆における側脳室前部の役割[59]

乳頭体より前部の側脳室の実測容積（cc）の側脳室の全実測容積（cc）に対する比は非痴呆例では年代の進むにつれて減少傾向を示す（図25）．

しかし，痴呆例では逆に増加傾向を示す．このことは側脳室前半部拡大の意義は痴呆例では加齢とともに大きくなることを推定させるものである．

以上からCTで側脳室前角部など前半部の拡大の程度はよりその臨床的意義が大であり，とくに丸みを帯びた拡大は注目してよいものである．

F．痴呆と脳萎縮および脳動脈硬化

脳血管性痴呆，Alzheimer型老年痴呆および混合型を含めた痴呆475例について痴呆と脳回萎縮，脳室拡大，脳動脈硬化との関係[61]をみたのが表25である．

脳回萎縮，脳室拡大，脳動脈硬化のいずれもが著明であるのは475例中60例（12.6％）である．

この3つのいずれもが軽度であるのは26例（5.5％）である．

換言すれば脳回萎縮，脳室拡大，脳動脈硬化のいずれもが高度という，いわば痴呆の形態学的根拠と考えられている3つの所見の揃った痴呆は痴呆例の約12.6％と予想外に少ないことは注目に値する．

これにはAlzheimer型老年痴呆も含まれていることから，脳動脈硬化は軽度である例が多い点を考慮しても指摘できる事実である．

これに反して，以上の形態学的所見のいずれもが軽度であるにもかかわらず，痴呆のあるのは痴呆の5.5％であり，これら3つが高度である痴呆の約半分に近いことも意外といえる所見である．

以上をまとめると，従来，形態学的根拠となっていた所見である脳回萎縮，側脳室拡大の痴呆における役割は信じられていたよりはるかに小であるといわざるを得ないのである．

表25 痴呆と脳動脈硬化，脳萎縮，脳室拡大（475例）

脳動脈硬化 脳萎縮 脳室拡大	いずれも高度	60	12.6%
	いずれも軽度	26	5.5%
	1つがなく他の2つは軽度	24	5.1%
	2つがなく他の1つは軽度	11	2.3%

3) 脳　　波

痴呆例では脳血管性痴呆，Alzheimer型老年痴呆を問わず脳波は一般に正常脳波を示さない．ただAlzheimer型老年痴呆の初期は比較的異常を示さない傾向がある．

広義の老年期痴呆における異常脳波出現頻度は多くの報告で70〜100%であり，最も低い成績[62]で69%，高い成績で100%[63]である．筆者の成績でも95.2%に異常に観察されている[64]．

老年期痴呆全般についていえば，特有のパターンはなく，最もしばしばみられるのは中等度の広汎な徐波出現である[65]．すなわち，基本波α波の周波数は小となり，θ波，δ波の出現するもので，とくに器質性脳病変を想定させる他の所見のない場合は一般に対称性であり，その程度はさまざまであり，痴呆の高度の例ほど徐波出現の多いのが常である．

また徐波は非限局性，広汎性，散発性であり，突発性発作波の出現は通常ない．

老年期痴呆例の脳波で注目すべきことは，速波出現の少ないことであり，一般に速波の出現は脳機能の悪くないことを示唆することは筆者が指摘[66]したところであり，これを反映しているものといえる．

もし，速波出現の多い場合は，投与されている薬物，例えば，minor tranquilizerなどをチェックする必要があり，また他の精神疾患，例えば精神分裂病，神経症，うつ病などを疑ってみる必要がある．

なお，光刺激に対する反応，α-blockingは老年期痴呆例ではその出現率がきわめて小であり，15.7%に認められるに過ぎない[64]．

痴呆例の脳波の推移であるが一般に徐々に進行性であることから，長期的には悪化するのが常である．60〜79歳の老年期痴呆例の脳波を3年にわたって追跡調査した成績[67]では，85.2%が変化を示さず，7.9%は徐波増加を示し，6.3%が正常化したとの成績があるが，筆者の経験[68]では脳波の改善が薬物の長期投与で認められることはあっても正常化することはまずない．

脳血管性痴呆とAlzheimer型老年痴呆の脳波を比較した場合，年齢，罹病期間，合併症の有無などの因子が関与するが，一般に初期から脳血管性痴呆では異常の程度が大である．

両者を病勢の進行時期別に大別してみた場合，脳血管性痴呆では初期から異常度が大であることから，異常度の進展は少ない．

一方，Alzheimer型老年痴呆では初期は異常が比較的軽度であることもあり，病勢の進行に伴う脳波異常の進展度はより大である[69]．このことは年齢の大きな差のない場合，両者の鑑別にある程度は役立ち得るものと考えられる．

メモA　脳動脈硬化と脳波

　脳動脈硬化の脳機能に及ぼす影響を脳波の面からみると[70]，脳動脈硬化高度群と脳動脈硬化のまったくない群との間には異常脳波出現率，正常脳波出現率に差はない（図26）。しかし優勢 α 波の平均周波数は脳動脈硬化高度群では脳動脈硬化のまったくない群に比し小さい傾向がある（表26）。

　すなわち，脳動脈硬化のない群では 9.80±1.35 c/s であるのに対し，脳動脈硬化高度群では 9.65±1.43 c/sec である（$p<0.1$）（表26）。

　とくに汎性 α 波（diffuse α pattern）を示す場合，優勢 α 波の平均周波数は脳動脈硬化高度群で 8.74±0.93 c/s，脳動脈硬化のまったくない群では 9.50±0.69 c/sec で後者で有意に大である（$p<0.05$）（表27）。

　これらを反映して脳血管性痴呆あるいは脳動脈硬化症例（現：慢性脳循環不全症）では一般に基本波の周波数は小の傾向があり，7～8 c/sec，7 c/sec あるいは 8 c/sec などが多い。

図26　脳動脈硬化と脳波異常

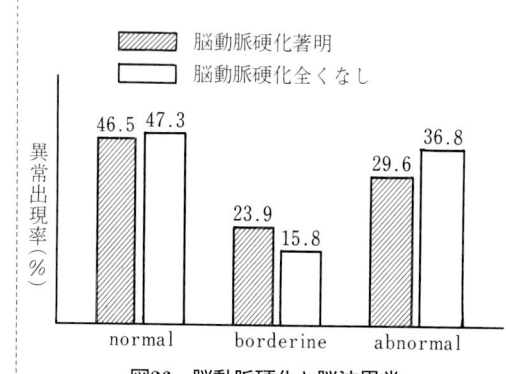

表26　dominant α 波の周波数

	例数	平均周波数
脳動脈硬化（－）	38	9.80±1.35c/s
脳動脈硬化（＋）	71	9.65±1.43c/s

対象は正常者および他疾患を有するが神経学的に正常な症例（109例）。脳動脈硬化（＋）群では脳動脈硬化（－）群に比して dominant α 波の平均周波数は小であるが有意ではない。　$0.1>p>0.05$

表27　diffuse α pattern の α 波周波数

	平均周波数	8c/s の出現頻度
脳動脈硬化（－）	9.50±0.69c/s	20.0%
脳動脈硬化（＋）	8.74±0.93c/s	42.1%

対象は正常者および他疾患を有するが神経学的に正常な症例（109例）。脳動脈硬化（＋）群では脳動脈硬化（－）群に比して α 波の平均周波数は有意に小である。また脳動脈硬化（＋）群では 8c/sec の α 波の出現頻度は 42.1% に及び，脳動脈硬化（－）群の 20.0% の約2倍である。　$p<0.05$

4）その他の検査

老年期痴呆の診断のために脳血管撮影を行う必要はなく，対象が高齢者が多いことからむしろ禁忌である．もし行われた場合は，動脈の狭窄，蛇行，その他閉塞性所見などは脳血管性痴呆を支持する一つの参考となり得る．

脳血管撮影は，他の疾患，例えば慢性硬膜下出血，脳腫瘍などを除外するのに役立ち得る．現在は MRA で容易に主要血管の動脈硬化の有無の判定が可能である．

また，正常圧水頭症との鑑別には脳槽撮影（cisternography）がある．

〔ノート8〕 老年期痴呆の病因（生化学的面）

Alzheimer 型老年痴呆の原因は不明であるが脳代謝，主として神経伝達物質の代謝異常が原発性と考えられている．

最近は神経伝達物質の異常がとくに注目され，いろいろな生化学的研究が盛んに行われつつあるが，これらが痴呆の原因であるか，あるいは結果であるかは明らかではない．

本書は臨床的な面を中心にしたものであることから生化学的面については簡単に述べる．

1964年 Pope ら[71]は老年期痴呆例の大脳皮質の acetylcholinesterase 活性が有意に減少していることを報告し，ついで Davis ら[72]が1976年，老年期痴呆例では choline acetyltransferase（CAT）および acetylcholinesterase の活性がともに有意に減少していることを指摘して以来，cholinergic hypothesis が提示されてきている．Choline acetyltransferase は acetylcholine の合成に関与し，acetylcholinesterase はその分解に関与しており，前者は cholinergic neuron 内に局在していることから Alzheimer 型老年痴呆例の大脳内のこの細胞に特異的な異常が推定されたのである．

その後 CAT および AchE は大脳皮質のみではなく基底神経核，中脳，黒質など広範な部位で減少しており[73]，大脳皮質のみではなく脳全体における cholinergic neuron の障害という考えが強くなった．

神経化学的所見と形態学的変化はある程度平行すること，最も著明な変化は老人斑や神経原線維変化の最も多い新皮質に存在することなどが認められている[74]．

臨床的に設定した dementia score と CAT 活性および老人斑の数との相関も報告されている[75]．

Acetylcholinesterase, choline acetyltransferase の Alzheimer 病の脳（海馬，前頭葉，頭頂葉など）では78.4〜91.2％の減少[76]があり，choline 作働系の著明な障害の存在することは明らかと推定されるが，しかし部位によって異なる成績もあり，側頭葉では低下を示すが尾状核では対照と差のないことも観察されている[77]．

ごく最近，年齢81〜86歳の認識障害のなかった例，軽度認識能障害のあった例，ご

表28 加齢あるいは Alzheimer 型老年痴呆に関連する生物学的変化

Enzyme	Normal aging	Dementia of Alzheimer type
Choline acetyltransferase (CAT)	↓	↓↓
Muscarinic receptors in brain tissue	↓	
Tyrosine hydroxylase (TH)	↓	
Dopa decarboxylase (DOD)	↓	↓↓
Dopamine β-hydroxylase (DBH)		↓
Dopamine (DA)	↓	↓↓
Homovanillic acid (HVA)	↓	↓↓
Norepinephrine (NE)	↓	↓↓
3-Methoxy-4-hydroxy phenylglycol (MHPG)	—	↑
5-Hydroxytryptamine (5-HT)	↓	↓↓
5-Hydroxyindole-acetic acid (5-HIAA)	—	↓
Monoamine oxidase A	—	—
Monoamine oxidase B	↑	↑↑
Superoxide dismutase	↑	↑↑

(Gottfries CG, 1980[82])

く初期の Alzheimer 型老年痴呆例，この型の末期例について CAT 活性を測定している．記憶と関係する海馬，思考と関係する上前頭葉において，CAT 活性は軽度認識能障害例では認識能障害のない例，初期の Alzheimer 型老年痴呆例より高いことが認められている．もちろん，この型の痴呆の末期例では CAT の減少が認められた．以上から，Alzheimer 型老年痴呆のごく初期の認識能障害は単にコリン作働系の変化よりも，脳の他の変化による可能性が示唆されている．軽度認識能障害（mild cognitive inpairment : MCI）は，年々12〜15％ほどが Alzheimer 型老年痴呆に進展するとされており，移行例の特徴がわかれば予防の手をうつことが可能となる．したがって，前述の CAT 活性の上方調整は代償性の機序も考えられる．つまり，予防のうえで重要な因子となる可能性がある[78]．

一方，尾状核の dopamine, 3-methoxytyramine, homovanillin 酸，noradrenaline, serotonin などが対照に比し Alzheimer 型老年痴呆では 25〜51％も減少[79]しており，髄液の homovanillin 酸も低下を示す[80]（表28）．

尾状核以外では，dopomine は視床下部，被殻で低下し，homovanillin 酸は海馬，中脳，大脳基底核[79]で noradrenaline は視床下部や脳幹で減少を示すこと[82]，また serotonin は海馬，被殻などでは減少，中脳では増加を示すことが[81]観察されている．

これらは，monoamine 合成酵素は減少傾向を示し，一方，monoamine 酸化酵素 (MAO) はその活性が増加するためとの考えがある[83]．

以上限られた知見であるが総括してみると，dopamine 系も acetylcholine 系のいずれもが活性低下を示すようであり，一つの系統が一方交通的に活性低下するわけでもなく，その減少率も両系で著明な差はないようである．

またこれらの変化は痴呆の原因であるか，結果であるかも不明である．両系がバランスをもって活性低下を示すのであれば，なぜ痴呆が出現するか，また結果としてであればなぜバランスを保ったような低下を示すのか，疑問のある所である．

両系がほぼバランスを保って低下する一つの証拠として Alzheimer 型老年痴呆に Parkinson 病症状の出現しないことが挙げられた[84]が，最近の傾向では必ずしもそうではない．またかつては Parkinson 病では知的機能低下は出現しにくいとされていたが，最近は痴呆出現が多くなりつつあり，単に老齢化が進んだためだけではない．しかし単純に考えると choline 作働系の機能低下でなぜ痴呆化が少ないかという問題も出現する．

Alzheimer 型老年痴呆の原発性変化は大脳皮質神経細胞の脱落，消失であるが，神経細胞の消失は当然のことながら，大脳皮質の RNA の減少を示すことになる．大脳皮質神経細胞の核の容積，核小体の容積の減少とともに細胞質内の RNA も同年齢の対照に比較して著明に減少することから，核障害が一次性に出現するとの考え[85]もある．

蛋白については Alzheimer 型老年痴呆，Alzheimer 病の脳で同年齢の対照に比し水溶性蛋白が 40～50％減少していることを西村[84]が観察している．この脳水溶性蛋白を 7.5％ポリアクリルアミドゲル電気泳動で分析すると，彼らが B-2, B-4 と呼んでいる脳水溶性分画に特異的に多く存在する蛋白の減少が著しいこと[86]，また正常の場合は細胞質中に水溶性の状態に存在しているこれら蛋白が，老年期痴呆では不溶化する傾向があり，これが神経原線維変化と密接な関連を有している[84]．

脳には多量の脂質が含まれているのであるが，Alzheimer 型老年痴呆では加齢による変化を上回って大脳灰白質の全 ganglioside が減少すること，しかし，個々の ganglioside の比重には変化のないこと[87]，また stearin 酸 ganglioside が Alzheimer 病では破壊されることから，palmitin 酸 ganglioside が相対的に増加を示すという成績など統一されてはいない[88]．

その他の物質については，Alzheimer 病例の脳の aluminium 量が対照に比し多いことが報告され[89]，また特異的に核に存在し，異質 chromatin と選択的に結合していたことから chromatin の変化を介して蛋白代謝に異常の存在することも推定されている[90]．

ここでアルミニウムと Alzheimer 病との関連について最近の知見をまとめて述べてみる．

アルミニウムと Alzheimer 病との関連は，アルミニウム含有塩に直接中枢神経系に曝露された家兎に神経原線維変化 (neurofibrillar tangle, NFT) が出現するという報

告がきっかけである．

　この家兎モデルで，アルミニウム誘導の tangle は，単一で真直ぐの 10 nm の神経原線維からなり，paired helical filament（PHF）を有しないことから信用されなくなったのである．しかし，この実験がきっかけとなり，Alzheimer 症例の脳組織にはアルミニウムが 2～3 倍多いこと，また NFT を多数有する例ではアルミニウムが増加していることなどが報告され，また，Alzheimer 症例の NFT を有するニューロンの核部にアルミニウムの存在が証明された．その後さらに，NFT とアルミニウム増加に明確な関連がみられ，NFT のない細胞に比し，NFT を有する細胞でアルミニウムの増加が著明であることが認められたのである．また，鉄も NFT と有意の関連を示していた．以上から，Alzheimer 病の NFT 形成とアルミニウムの蓄積の関連が観察されたのである[91]．

　さらにアルミニウムの原因論を支持する研究が発表された．腎透析例では，高燐酸血圧を防ぐため，アルミニウムを含む燐酸化物を使用することが多い．これに注目して Harrington ら[92]は15例中 8 例に可溶性アミロイド β 蛋白（Aβ）を認めた．これの存在とアルミニウム蓄積の間には関連はなかったが，tau 蛋白形成過程では，Alzheimer 病様の変化が認められたのである．すなわち，大脳白質には PHF 核分画の端の切れた tau，上質分画には内因性に端の切れた tau が，脳のアルミニウム蓄積と関連して認められたのである．2 例の腎透析例では，プロテアーゼに抵抗性の PHF が存在していたが，この存在の頻度は，この年齢層の Alzheimer 病としては，期待を上回るものであった．灰白質および白質における PHF 核の tau は，白質における正常 tau 蛋白の減少量と相関していたのである．

　以上の所見は，長期間アルミニウムに曝露された腎透析例では，脳の Alzheimer 病病変の発現にアルミニウムがある役割を果していることを示すものである．

　また，PHF の主要な構成成分である tau 蛋白の原線維形成あるいは凝集物質に対するアルミニウムの役割を *in vitro* で調査した Scott[93]らの成績では，アルミニウムは，燐酸塩とは関係なく分離した tau 蛋白を凝集させるが，線維形成をさせることはないことを認め，tau の移動・凝集についてのアルミニウムの役割を明らかにしたものである．

　以上，自然のアルミニウム中毒に近い腎透析患者に注目して検討したことはすぐれた見解といえる．これらの症例において，アルミニウムが Alzheimer 原線維変化，老人斑の生成になんらかの役割を果していることを臨床例で証明したことは注目に値する．すなわち，Alzheimer 原線維変化，老人斑の発現には不明なことが多いが，これらと密接な関連を有する tau 蛋白の移動や凝集にアルミニウムが一定の量で密接な関連を有することを認めた点は，アルミニウムと Alzheimer 病との関連を一歩も二歩も進めたものである．

　その他，老年期痴呆例には染色体異常の出現の多いこと[94]，Alzheimer 病に類似した著明な老年性変化を示す Down 症候群が染色体異常に起因する疾患である点も指

摘される[84]．

70歳未満の Alzheimer 型老年痴呆では genetic な因子も示唆されている[90]．

Alzheimer 型老年痴呆の主要病理学的変化の一つである老人斑は直径 50〜80 μ の鍍銀染色でとくに明確に認められる斑で，hematoxylin-eosin 染色でも認められる．

中心に核を有することが多く，これはアミロイドであることが解っているが，その性状は十分解明されてはいない．石井ら[95]は老人斑のアミロイドが抗 IgG 血清と反応することから，免疫グロブリンが存在すること，またこのアミロイドは原発性アミロイドーシスのアミロイドと類似したものとしている[96]．

免疫グロブリンの存在は感染症，例えばウイルス感染症との関連を示唆する面があるといえよう．

神経細胞内には，神経微小管（neurotubule），神経細線維（neurofilament），微細線維（microfilament）の3種類の線維構造が存在するのであるが，老年期痴呆で老人斑とともに病理組織学的特徴とされていた神経原線維変化（Alzheimer 原線維変化）はこれらのうちの神経細線維の増生して作られる可能性が示唆されており[97]，一方西村ら[98]は分子量54,000から30,000までの間の subunit 蛋白から成っていることを推定している．

老人斑，神経原線維変化の微細構造の解明，とくに生化学的解明は老化現象および老年期痴呆の機序解明のうえできわめて役立つものと考えられる．

〔ノート9〕 老年期痴呆の病理（Alzheimer 型痴呆を中心に）

初老期痴呆である Alzheimer 病が高年になって発症したものが Alzheimer 型老年痴呆（変性性，原発性老年痴呆）である．換言すれば，初老期痴呆，Alzheimer 型老年痴呆（変性性，原発性）を Alzheimer 病と総合する意見が多くの支持を得，とくに米国では両者を同一のものとしている報告が圧倒的に多い．

以上から，まず古典的な Alzheimer 病の病理を述べ，これと一般老年者あるいは他の型の痴呆の病理と対比して論ずる．

典型的な Alzheimer 病では，脳重量の減少，脳回の萎縮，脳室の拡大などがあり，大脳皮質は薄くなり，白質の量も減少する．

脳血管性痴呆と Alzheimer 型老年痴呆の大きな相違は Alzheimer 型では大脳皮質の神経細胞の脱落，消失が原発性である点と筆者は考えており[99]，このような神経細胞の減少は57％とされている[100]．残った神経細胞にも萎縮や lipofuscin の沈着が出現しやすい．

Alzheimer 型老年痴呆の病理組織学的変化としては大脳皮質を中心に老人斑（senile plaque），神経細胞内に神経原線維変化（neurofibrillary change），また海馬を中心に顆粒空胞変性（granulovacuolar degeneration）の出現が強調されて来ている．

しかし，最近の高年層の増加の因子もあり，これら病理学的特徴と考えられていた

変化は老年期痴呆に特有なものではないことが解って来た．

　Tomlinson が一般病院の剖検脳219例について以上の3つの変化の出現を検討した成績[101]では，老人斑は20歳台頃から出現し始め，50歳台で約50％，80歳台で約85％以上に出現している（図27）．

　また Alzheimer 原線維変化は海馬では30歳台で出現し始め，50歳台で約20％，60歳台で約70％，80歳台では90％以上に達している．

　海馬の顆粒空胞変性の出現状況も大同小異である．

　Tomlinson ら[102]は67〜87歳（平均75.4歳）の痴呆を示さなかった老年者剖検脳28例において老人斑を22例に，神経原線維変化を17例に観察している．また調査した25例中14例に顆粒空胞変性を認めている．

　これらの症例で老人斑の認められなかった6例の平均年齢は71.3±4.0歳，一定の視野に5個以内の老人斑を認めた14例の平均年齢は75.5±6.1歳，5個以上を認めた8例の平均年齢は78.1歳であり，老人斑は加齢とともに増加することを指摘している．

　また，神経原線維変化を示した例の平均年齢は76歳，これを示さなかった例の平均年齢は74歳，さらに顆粒空胞変性を示した例の平均年齢は76歳，示さなかった例の平均年齢は75歳であったことを報告している．

　浴風会病院の一般剖検脳において，痴呆の有無にかかわらず，老人斑，Alzheimer 原線維変化はほぼ全例に認められており，その分布も多様である．

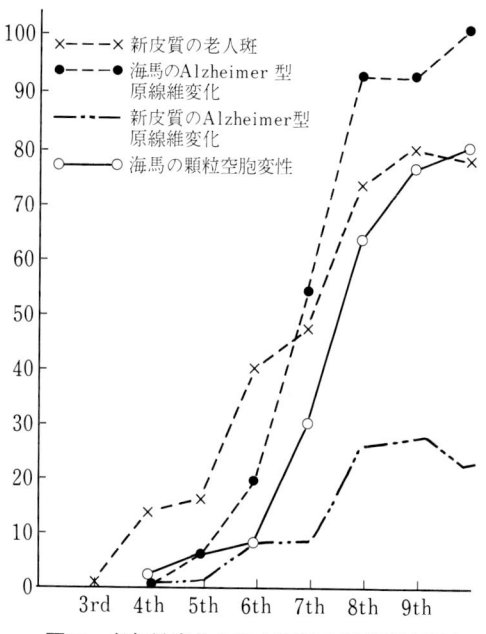

図27　老年性変化を示す所見の年代別出現率
（Tomlinson BE ら，1968[101]）

したがって，かつては老年期痴呆の病理組織学的特徴と考えられていた老人斑，Alzheimer 原線維変化および顆粒空胞変性は老化に伴う自然の脳の変化の一つの所見に過ぎないのである．

つまり，質的な変化ではなく，量的変化のみであり，またその出現部位に多少とも相異があるというだけのものである[102)103)]．

逆に言えば，脳の組織標本一枚で生前の痴呆の有無を明確に診断することが困難となったといい得る．

この点からみると痴呆の病理学診断も困難なものとなったわけで，前述した脳血管性痴呆と Alzheimer 型老年痴呆との混合型の診断が微妙となるわけである．

グアム島の Parkinsonism-dementia complex で観察された平野小体（Hirano body）は eosin 好性の桿状構造物であり，筋萎縮性側索硬化症にも認められるものであり，主として海馬にみられるが正常脳にも観察される．これは老年者に多く，浴風会病院の例でも時折認められている．

Alzheimer 病では同年齢の対照に比し有意に多く出現し，加齢と関連はあるが，痴呆例には量的に多い[104)]．

以上述べた病理組織学な差を痴呆例と非痴呆例とで比較した成績の具体的な内容を2，3紹介する．

老人斑は痴呆例の脳で1視野平均14.7個存在し，対照例では平均3.3個であり，神経原線維変化は痴呆群は62％に認められ，対照の 10.7％に比しそれぞれ有意に多い．

また，顆粒空胞変性の存在しなかったのは，対照例の25例中11例（44％）に対し，痴呆例では49例中9例（18.4％）に過ぎずやはり有意差を示す[102)]．

老年期痴呆例（脳血管性痴呆も含む）において大脳皮質の老人斑の数と痴呆に関する評点とが相関を示すという成績もある[105)]．

脳重量，脳室の大きさについて56〜92歳（平均76.4歳）の老年期痴呆50例と平均75.4歳の対照28例とを比較した成績（表29）では，脳重量は両群間に有意差がなかったが，脳室の大きさは痴呆群で 48.9 ml，対照群で 26.6 ml で前者が有意に大であり（$p<0.001$），脳軟化を起こしている部分の平均容積は痴呆群で 48.9 ml，対照群で 13.2 ml であり，痴呆群で有意に大との報告[102)]がある．

痴呆群と非痴呆対照群との間で病理組織学的所見の量的比較を行った Tomlinson らは，痴呆群と非痴呆群の病理学的諸変化には質的な差はなく量的な差があるとし，その量的な差で約90％の症例において痴呆を対照と分け得るものとしている．

すなわち，1視野に18個以上の老人斑，または全大脳皮質にわたる神経原線維変化，あるいは海馬錐体細胞に多数の顆粒空胞変性を示すのは痴呆例のみであり[102)]，また部位のいかんを問わず 100 ml 以上の軟化巣の存在も同じ価値を有するとしている[102)]．

これらの成績から，痴呆の出現する限界は，100 ml 以上の脳軟化巣の存在，低倍率で一視野に平均15〜18個の老人斑の存在すること，海馬，Sommer's sector に高度の顆粒空胞変性の存在することをあげており，この条件を満たしても痴呆の出現しない

表29 老年性および虚血性変化の総括（非痴呆例28例，痴呆例50例）

老人斑			なし	<1	1〜5	6〜13	14〜17	>18
平均数/視野	対	照	21	17	32	30	0	0
	痴	呆	16	4	6	22	18	34
			なし	少量	中等量	多数		
Alzheimer 神経原線維変化	対	照	41	22	37	0		
	痴	呆	28	16	18	38		
新皮質における Alzheimer 神経原線維変化	対	照	89	11	0	0		
	痴	呆	38	4	16	44		
			0	<1	1〜8	9〜15	16〜28	
海馬 h_1，h_2における顆粒変性を示した細胞の平均百分率	対	照	27	43	27	3		
	痴	呆	18	14	22	46		
			なし	ごく少量	2〜20	21〜50	50〜100	>100
脳軟化の体積	対	照	29	25	25	14	7	0
	痴	呆	20	18	18	12	14	18

a それぞれの群の百分率を示す．　　　　　　　　　　　　　　　　　　　　(Tomlison BE ら，1970[102])

のは例外的と断言している．

興味深い結論であるが，以下のごとき疑問がある．

痴呆の臨床診断には主観的な要素も入り，軽症の痴呆例を非痴呆例，とくに加齢による知的機能低下と鑑別することにはかなり困難な面がある．すなわち，生化学的検査値のごとく数値で明確に決め得るものではなく，微妙なものがあり，この微妙な境界を，上述した老人斑の数のごとく15〜18個という比較的範囲の狭いもので決め得るか否かの問題がある．

一方，病理組織学的所見を数量化して診断との関連を検討した点は十分評価できるものである．

老人斑の認められない痴呆例[106]や神経原線維変化の観察されない痴呆例[21]も報告されており，痴呆の病理学的所見の意義は変わりつつある．

原発性，変性性痴呆の病理組織学的所見に特異性の乏しいことが確かとなりつつあり，これとともに脳血管性痴呆の病理組織学的所見にも特異性，あるいは確実な criteria はない．

血管変化の一つとして amyloid angiopathy の役割が指摘されているが，一部にすぎないものである[107)108]．

Alzheimer 型老年痴呆と脳血管性障害の合併をどのように取り扱うかは今後の課題である．

〔ノート10〕 **Alzheimer 病の原因についての最近の進歩**

A. Alzheimer 病とアポリポ蛋白 E

リポ蛋白は，脂質と蛋白（アポリポ蛋白）との複合体であり，ヒトの血漿リポ蛋白には比重の違いから，カイロミクロン，超低比重リポ蛋白（LLDL），低比重リポ蛋白（LDL），高比重リポ蛋白（HDL）などがある．アポリポ蛋白には10種類以上が同定されており，いろいろなリポ蛋白のなかでアポリポ蛋白は一定の構成比で存在している．

現在，Alzheimer 病との関連で汎用されているアポリポ蛋白 E(apolipoprotein E：Apo E）はカイロミクロン，LLDL などの主な構成成分の一つである．Apo E は299個のアミノ酸から形成され，分子量は 34 KD の血管リポ蛋白で，その遺伝子は第19染色体に存在するとされている．そして，E2，E3，E4の3個の対立遺伝子(allele)からE2，E3，E4のアイソフォームが作られる．

Apo E は主として肝臓で産生され，約2/3ほどで，その他は中枢神経系のアストロサイトなどで作られる．血中で脂質と結合してリポ蛋白を形成するのである．

前述のE2，E3，E4の対立遺伝子がE2，E3，E4のアイソフォームを作る．これらの間には1つのアミノ酸置換があり，表現型はその組み合わせで2/2, 3/3, 4/4のホモ接合体と2/3, 3/4, 2/4の3つのヘテロ接合体を示す．

それぞれの対立遺伝子には人種差がある．日本人ではE3が最も多く，表現型ではApo E 3/3から3/4を占めるとされている．一方，欧米人ではE4の頻度が大である[109]．

Alzheimer 病と Apo E との関連が問題となったのは，Pericak-Vance らが常染色体優位遺伝で発症する晩期発症の家族性 Alzheimer 病（familial Alzhemer's disease, FAD）に第19染色体長腕が関連していることを報告[110]，また Namba ら[111]が Alzheimer 病例の脳の老人斑，神経原線維変化，血管のアミロイドに Apo E を認めたことなどがきっかけである．また，Strittmatter ら[112]が晩期発症型 FAD の第19染色体長腕（19q13.2）に位置する Apo E が関連深いことを報告した．すなわち，晩期発症型 FAD 家系で発症者には Apo E の ε4 を持つ頻度が高いこと，ついで晩期発症の孤発の Alzheimer 病に Eε4 の頻度の高いこと[113]，また井桁らも Alzheimer 病で ε4 の頻度の高いことを認めている[109]．

さらに Corder ら[114]は，ε4 の数が多ければ多いほど晩期発症型 FAD の発症率が高くなり，発症年齢が早くなることを報告し，Alzheimer 病発症と Apo Eε4 との関連が深いことが知られるようになったのである．

最近，Apo Eε4 と痴呆との関連を検討した Framingham Study の成績が報告されている[115]．従来の Alzheimer 病と Apo E ε4 との関連は主として Alzheimer 病の臨床の施設における調査であるが，この報告は，人口構成を基盤とした調査という点で注目されるのである．

内容は Framingham Study に組み入れられた症例のうち，Apo E の因子型調査を行った無選択的な1,078症例から，痴呆の診断が明確にされていない症例を除外した1,030例で，年齢は71～100歳．これら症例について感度（Alzheimer 病全例に対する

Apo E ε3/ε4 または ε4/ε4 を有する Alzheimer 病例の割合），特異性（非 Alzheimer 病全例に対する Apo E ε3/ε4 または ε4/ε4 を有しない非痴呆例の割合），陽性の予測値（Apo E ε3/ε4 または ε4/ε4 を有する Alzheimer 病例の割合），その予測値（Apo E ε3/ε4 または ε4/ε4 を有しない全症例に対する Apo E ε3/ε4 または ε4/ε4 でない非 Alzheimer 症例の割合）を計算したものである．

因子型検査例は，非検査例に比し，有意に若かったが，平均生存期間には有意差はなかった．因子型検査の行われた群における Alzheimer 病の累積頻度は，因子型検査の行われなかった群と有意差はなく，年齢別の累積 Alzheimer 病の出現頻度は多少とも前者に多かったが有意差はなかった．

10症例中の Apo E ε4 の出現頻度は 11.8％で，より若年で報告されている Apo E ε4 への頻度を少し下回るものであった．

分析の結果は，Apo E ε4/ε4 ホモ接合体例は80歳までに55％が Alzheimer 病に罹患するが，Apo E ε3/ε4 ヘテロ例は，85歳までに27％，ε4 のない例は9％が Alzheimer 病に進展する．Alzheimer 病になる危険率は，ε4 のない例に比し，ε3/ε4 ヘテロ例で3.7（95％ CI＝1.9～7.5），ε4 ホモ例で 30.1（95％ CI＝10.7～84.4）である．Apo E ε2 は Alzheimer 病に予防的に働くこと，Apo E ε4 は Alzheimer 病の大きい危険因子であるが他の型の痴呆とも関連すること，Apo E ε4 carrier の多くは痴呆に発展せず，Alzheimer 病の約半数は Apo E ε4 と関連がないことが結論されている．

以上から，Apo E ε4 が低い陽性の予測値から（0.10），Apo E の因子型検査で Alzheimer 病のスクリーニングは有用とは言えないとされている．

この疫学的調査は多数例であるが，Alzheimer 病の診断は臨床診断である点，また最近は，病理学的にも臨床的にも Alzheimer 病にいろいろな subtype の存在することが分かりつつあり，臨床的診断のみでは問題がある．

なお，浴風会病院の剖検例における調査では，Alzheimer 病と Apo E との関連は必ずしも明らかではない[116]．

このように Apo E と Alzheimer 病との関連の深さが話題になると，当然，老人斑と関連の深いアミロイド β 蛋白（Aβ）との関連が気になるところである．この問題について Schmechel ら[117]は，Apo E ε4/4 を有する Alzheimer 病例では，他の遺伝子を有する症例に比較して多量の Aβ 沈着が存在することを報告し，ε4 が Aβ の沈着を促進する可能性が示唆されたからである．その後，Alzheimer 病例の脳から Apo E と重合した Aβ が結合して難溶性物質の抽出[114]や老人斑の Aβ アミロイドから生化学的に Apo E の一部が検出されたり[119]したことなどから，Apo E は可溶性 Aβ 線維の形成に促進的に作用するとの考えなどが提示されているが，生体内での Apo E と Aβ 沈着との関連は不明である．

最近，トランスジェニックマウスにおける実験を重ねて免疫組織学的，生化学的研究の結果から，生体内では神経組織の内外で，Apo E が Aβ 沈着とアミロイド細線維形成に関与している可能性，Alzheimer 病症例の脳でも，局在性の Apo E 代謝の障

害，Apo E 取り込みの増加が Aβ 沈着およびアミロイド細線維形成を促進している可能性を示唆する成績を報告している[120]~[122]．

B．アミロイド β 蛋白 Amyloid β protein

Alzheimer 病の脳には，老人斑，Alzheimer 原線維変化が病理学的に最も特徴的であることが知られていたが，老人斑を形成するアミロイドが注目され，本症原因追求の中心の一つとなっている．

老人斑アミロイドは Alzheimer 病に特異的に出現するのみではなく，早期老化のモデルともいわれるダウン症候群では早くから出現することが観察されている[123]．β 蛋白は8,840個のアミノ酸より構成されており，β アミロイド蛋白前駆体蛋白 β amyloid precursor protein（βAPP）から形成されることが分かり，βAPP が注目されている．βAPP の正常のプロセシングから Aβ が生成されることが分かり[124]，Aβ は正常な脳ではアミロイド形成をしないのに，Alzheimer 病脳ではアミロイド形成をする理由が，本症の病因と関係深いことから，新たに研究されている．

Aβ の産生経路については，いろいろな研究成績があり統一されてはいない．しかし，Aβ の過剰の産生は，Alzheimer 病の病変の進行の結果で起こるものではなく原因であることが示唆されている．

家族性 Alzheimer 病について，遺伝子変異が βAPP の代謝に影響を与えることにより，Aβ の質量を変化させ，これの結果としてアミロイドの形成が促進されるという研究報告がなされている[125]．

Aβ には，Aβ39，40，42，43 などの性質の異なるものの存在することが知られており，老人斑のアミロイドには Aβ42 が主という報告が多い[126]．免疫組織学的検討によれば，老人斑の大部分は Aβ42/43 陽性であり[127][128]，老人斑の初期像であるびまん性老人斑では Aβ40 が陰性であること[127]，また神経原線維変化の多くは Aβ 陽性であることなどが観察されている[129]．

髄液に可溶性 Aβ の存在することから，Nakamura ら[130]は，髄液中の Aβ の測定を行った．その結果，早期発症 Alzheimer 病群では，対照老年者群に比較して Aβ が有意に増加していること，また晩期発症 Alzheimer 病群においても Aβ が軽度上昇していることを認め，髄液中の Aβ の測定は，早期発症 Alzheimer 病の診断マーカーとなりえることを報告している．

7. 痴呆のテスト

老年期痴呆の診断は臨床症候でなされるべきであり，万人の認めるテストはないといってよい．

すなわち，まず記銘力，記憶力のある程度以上の低下，見当識障害，ある程度以上の計算力障害などが中心となる．とくに時，場所に対する見当識障害が重要である．これらに加えて，感情鈍麻，判断力低下，行動異常，妄想，幻覚などの存在を参考とする（表30）．

しかし，これらには一定の標準がないため，症状の軽い場合はかなり主観的な因子も入りやすい面がある．そこである一定のテストが役立ち得る．

表30　老年期痴呆の診断
記銘力，記憶力障害
見当識障害
計算力障害
情緒障害
行動異常
思考力障害

1）長谷川の簡易知的機能診査改訂スケール

現在よく使用されているのは長谷川の簡易知的機能診査スケールであり[131)132)]，看護婦でも容易に行い得ることから内科，神経内科領域に応用されている（表31）．

このようなテストは数値として答が出ることから，薬効評価などにも使用されることが多い．

これは表31のごとく9の質問よりなり，満点が32点である．彼らが行った成績[132)]によれば，痴呆のない老年者の機能性精神疾患で平均26.4点，脳血管性痴呆14.9点，Alzheimer型老年痴呆10.0点，分類不能な痴呆13.0点であり，Alzheimer型老年痴呆ではとくに低値を示している．

これらの成績から，この簡易知的機能診査スケールの10点以下が痴呆，20点以下がpredementiaと評価される．すなわち，10点以下は確実な痴呆，20点以下の場合は疑ってよいとされる（図28）．

なお，長谷川ら[27)]は痴呆の臨床程度として次の3段階を挙げている．

　軽　度：①興味の減退
　　　　　②計算障害
　　　　　③置き忘れがひどい
　　　　　④考えがまとまらない
　　　　　⑤注意力減退

7. 痴呆のテスト

表31 改訂長谷川式簡易知的機能診査スケール（HDS-R）

	質問内容		点
1	お歳はおいくつですか？（2年までの誤差は正解）		0　1
2	今日は何年の何月何日ですか？ 何曜日ですか？ （年月日，曜日が正解でそれぞれ1点ずつ）	年 月 日 曜日	0　1 0　1 0　1 0　1
3	私たちがいまいるところはどこですか？（自発的にでれば2点，5秒おいて家ですか？病院ですか？　施設ですか？　のなかから正しい選択をすれば1点）		0　1　2
4	これから言う3つの言葉を言ってみてください．あとでまた聞きますのでよく覚えておいてください． （以下の系列のいずれか1つで，採用した系列に○をつけておく） 　　1：a) 桜　　b) 猫　　c) 電車 　　2：a) 梅　　b) 犬　　c) 自動車		0　1 0　1 0　1
5	100から7を順番に引いてください．(100-7は？　それからまた7を引くと？　と質問する．最初の答えが不正解の場合，打ち切る）	（93） （86）	0　1 0　1
6	私がこれから言う数字を逆から言ってください． （6-8-2，3-5-2-9を逆に言ってもらう，3桁逆唱に失敗したら打ち切る）	2-8-6 9-2-5-3	0　1 0　1
7	先ほど覚えてもらった言葉をもう一度言ってみてください． （自発的に回答があれば各2点，もし回答がない場合以下のヒントを与え正解であれば1点） 　　a) 植物　　b) 動物　　c) 乗り物		a：0　1　2 b：0　1　2 c：0　1　2
8	これから5つの品物を見せます．それを隠しますのでなにがあったか言ってください． （時計，鍵，タバコ，ペン，硬貨など必ず相互に無関係なもの）		0　1　2 3　4　5
9	知っている野菜の名前をできるだけ多く言ってください． （答えた野菜の名前を右欄に記入する．途中で詰まり，） （約10秒間待っても答えない場合にはそこで打ち切る．） 0～5＝0点，6＝1点，7＝2点，8＝3点，9＝4点，10＝5点		0　1　2 3　4　5
	合　計　得　点		

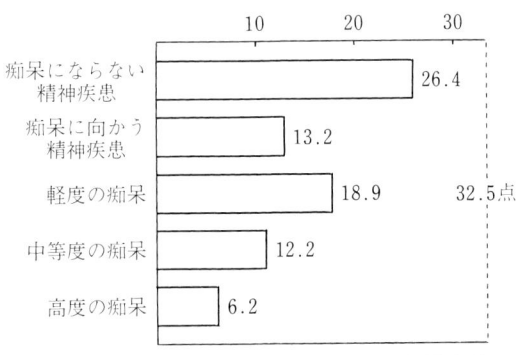

痴呆にならない精神疾患　26.4
痴呆に向かう精神疾患　13.2
軽度の痴呆　18.9　　32.5点
中等度の痴呆　12.2
高度の痴呆　6.2

図28　老年期痴呆の長谷川式スケールの平均得点
（長谷川和夫ら，1979[132]）

中等度：①最近の記憶障害
　　　　②軽度失見当
　　　　③知的労働不能
高　度：①高度の失見当（道に迷う）
　　　　②日常生活支障
　　　　③年齢，生年月日を忘れる
　　　　④多く無為，好褥，失禁

　長谷川の簡易知的機能診査スケールは前述のごとく簡単に行い得る長所があるが，自発性低下，発語減少などのため，患者が十分答えない場合は実際以上に悪い点数となる．逆に，投薬その他により意欲減退が改善して質問に答えられるようになった場合は，改善した形となる点に注意する必要があり，実際以上に薬効を高く評価しかねない．

　また，軽度の意識障害の存在する場合，また失語症の存在する場合は実施が困難なことが多く，また慎重さが必要である．

　なお，このテストは言語性の異常の評価であり行動上の異常の評価はされない点にも留意する．

2）Mini-Mental State Examination（MMSE）

　Folsteinら[133]が1975年に開発した知的機能テストであり，長谷川式簡易知的機能診査スケールに似ているが，一部動作性の設問がある．

　各国でよく汎用されるが，最近はわが国でも薬効評価などに際して使用されることが多くなりつつある．

　11項目からなり，前述のように口答のみではなく，行動面のテストも含まれている点から，より広い範囲をチェックし得る形となっている（表32）．

　項目8，9，10では動作，項目11では図形模写があり，動作性のテストも組み込まれているのが特徴である．

　本テストの得点が20点以下の場合は痴呆，せん妄，感情障害などの可能性が高いとされており，20点が境界点である．正常者はもちろん，性格異常などでは20点以下の場合は稀であるとされている．

　本テストは言語性，動作性の両者を有しており，かつ比較的簡易であることから，わが国でも長谷川式簡易知的機能診査スケールとともに応用されることが多い．

表32 Mini-Mental State Examination

	質問内容	回答	得点
1.5点	今年は平成何年ですか.	年	
	今の季節は何ですか.		
	今日は何曜日ですか.	曜日	
	今日は何月何日ですか.	月	
		日	
2.5点	ここは，なに県ですか.	県	
	ここは，なに市ですか.	市	
	ここは，なに病院ですか.	病院	
	ここは，なん階ですか.	階	
	ここは，なに地方ですか.	（例：関東地方）	
3.3点	物品名3個（相互に無関係）. 検査は物の名前を1秒間に1個ずつい. その後，被検者にくり返させる. 正答1個につき1点を与える．3個すべていうまでくり返す（6回まで）. 何回くり返したかを記せ＿＿回.		
4.5点	100から順に7を引く（5回まで）あるいは「フジノヤマ」を逆唱させる.		
5.3点	3で提示した物品名を再度復唱させる.		
6.2点	（時計をみせながら）これはなんですか. （鉛筆をみせながら）これはなんですか.		
7.1点	次の文章を繰り返す. 「みんなで　力を合わせて　綱を　引きます」		
8.3点	（3段の命令） 「右手にこの紙を持ってください」 「それを半分に折りたたんでください」 「机の上に置いてください」		
9.1点	（次の文章を読んで，その指示に従ってください） 「目を閉じなさい」		
10.1点	（なにか文章を書いてください）		
11.1点	（次の図形を書いてください）		

得点合計＿＿＿＿

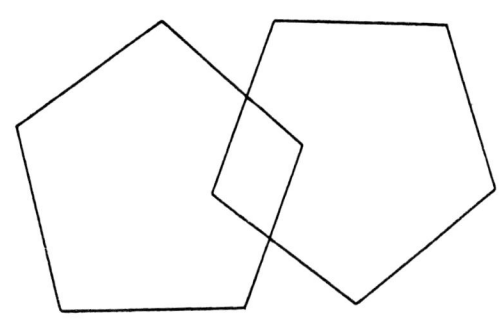

3）GBS スケール

Sweden の Gottfries, Brane, Steen ら[134]が1982年に作成したもので，膨大なテストで，わが国では Alzheimer 型老年痴呆に対する薬剤の評価に際して使用されている．通常臨床では量が多く，時間がかかることに問題がある．知的機能についての項目は11，感情機能について3項目，運動機能など日常生活動作についての6項目，痴呆に共通なその他の症状については6項目，計26項目となっている．

このスケールは，動作性の機能テストはできない欠点がある．しかし，特徴としては各段階で評価する形で，中間の値を取ることが挙げられる．具体的な状態を述べており，痴呆のプロフィールを評価し得ることから，ある程度量的な評価が可能である．また詳しく具体的な表現となっており，専門用語が少ないことから，パラメディカルのスタッフも容易に行い得る点が指摘される．質問事項が比較的少ないことから，項目の多い割には被検者の負担は少ない．また，客観的な観察で評価することから，通常の臨床観察からかなり評価が可能であること，複数の観察者が同時に評価し得ることから，観察者の評価の一致率を検討し得る（表33）．

表33　GBS スケール

使用法：以下の質問表を用いて最近の患者の状態を評価せよ．おのおのの質問について，0, 2, 4, 6 の得点に評価せよ．患者の状態に対応していると思える選択項目に○印をつけよ．もし患者の状態が限定された項目のいずれにも対応せず，それらの中間的なところに対応するなら，1, 3, 5 に印をつけよ．3つの設問では9（評価不能）に印をつけてよい．繰り返し評価する場合，毎日同じ時刻に施行せよ．

A．運動機能

以下の設問は患者の運動能力に関するものであって，患者のやる気のあるなしには関係ない．

1．着脱衣の障害
  0　介助なしでできる．
  1
  2　ボタン・ジッパーなどに介助を要する．
  3
  4　着脱衣にスタッフの介助を要するが，積極的に協力する．
  5
  6　まったくスタッフに着せてもらわねばならない．

2．摂食行動の障害
  0　自分自身で介助なくできる．
  1
  2　自分自身で摂食するが，指導と介助が必要．
  3
  4　常に指導を要し，ときには介助が必要．
  5
  6　まったくスタッフに食べさせてもらわねばならない．

3．身体活動の障害
  0　介助なく歩ける．あるいは杖を使うことはありうる．

7. 痴呆のテスト

　　1
　　2　支持具（歩行枠，転輪つきの枠など）を要する．
　　3
　　4　他人の介助を要する．
　　5
　　6　椅子に座りっきりか寝たきり．
4．自発活動の欠如
　　0　運動機能は正常で自発的活動もある：公衆電話をかけることや売店で買い物をすることができる．
　　1
　　2　正常人より不活発で座っていることはしばしばだが，ちょっとした刺激で自発的に活動する．
　　3
　　4　例えば身内の訪問のような強い刺激によってのみ動く．
　　5
　　6　自発的活動をみせない；直接の指示，例えば食堂やベッドへ行くように指示されて，あるいは生理的欲求（例えばトイレへ行く）によってのみ動く．
5．個人的衛生管理の障害
　　0　介助なく洗面・髪をとかす・髪にブラシをかける・歯を磨くなど清潔にすることができる．
　　1
　　2　シャワーや入浴に介助を要するが，それ以外の洗面所の動作は一人でできる．
　　3
　　4　介助を要するが，自発的にする部分もある．
　　5
　　6　すべてにおいて介助を要する．
6．用便の管理不能
　　0　用便を完全にコントロールできる．
　　1
　　2　ときどき失禁はあるが，それ以外は注意，または患者がすぐにトイレに行けるような介助，あるいは差し込み便器の使用で管理できる．
　　3
　　4　頻繁に－週に数回－尿失禁する．そして（または）ときどき大便失禁する．
　　5
　　6　常に小便そして（または）大便を失禁する．
B．知的機能
1．場所の見当織障害
　　0　地理的にどこにいるか，どの病院・病棟・病室にいるか知っている．すなわち場所の見当織は完全．
　　1
　　2　場所の見当織にある程度欠陥があるが，病棟あるいは自宅における見当織はある．
　　3
　　4　見当織障害がある．すなわち，病棟あるいは自宅に関して見当織を欠く．
　　5
　　6　完全に場所の見当織が障害されている．
2．時間の見当織障害
　　0　年月日，曜日を知っている．
　　1
　　2　年月は知っている（が曜日と日を知らない）．
　　3
　　4　季節を知っている．

5
　　6　時間の見当織が完全に障害されている．
　　9　評価不能
 3．自己に関する見当織障害
　　0　自分の姓名，職業，年齢と誕生日を正確に知っている．
　　1
　　2　自分の姓名は知っているが，その他の自己の詳しい知識を欠く．
　　3
　　4　介助を要して姓名のみ思い出せる．
　　5
　　6　自己に関する見当織が完全に障害されている．
 4．最近の記憶の障害
　　0　障害なし．すなわち最近24時間のうちに起きたことをすべて知っている．
　　1
　　2　最近の記憶にある程度の障害があるが，それはより詳しく会話をしたときや検査をしたときはじめて明らかになる．
　　3
　　4　表面的な会話で明らかになる程度の最近の記憶の障害．
　　5
　　6　最近の記憶は完全に失われている；今あったことを思いだすことができない．
 5．昔の記憶の障害
　　0　昔の記憶の障害はない－詳細な会話において幼年期と青年期に患者にとって重要な人物の名，重要な政治的なあるいは他の出来事を思い出す．
　　1
　　2　上述のような質問に答えれない；若いころの重要な人物，重要な政治的な出来事を思い出すことが困難．
　　3
　　4　昔の記憶に関して多くの障害がある．それは表面的な会話で明らかになる；例えば家族の名前，人数，住所などを思い出せない．
　　5
　　6　昔の記憶は完全に失われている．
 6．覚醒度の障害
　　0　完全に覚醒している．
　　1
　　2　ときどき軽く眠そうにみえる．
　　3
　　4　眠気があるようにみえるが，軽い励ましのみで患者を覚醒させておくことができる．
　　5
　　6　傾眠，すなわち眠そうである；患者を覚醒させておくことはできるが，すぐにふたたび眠ってしまう．
 7．集中力の障害
　　0　集中力に困難はない．すなわち面接状況下でも，ＴＶ番組の筋を理解するときも，文章を読むときも，考えを集中することができる．
　　1
　　2　ときに集中力を失う．すなわち，ときどき話題からわき道へそれる．そして読書やＴＶ番組についていくことに困難を伴う．
　　3
　　4　明らかに集中困難があり，そのために会話の筋を保つことやＴＶ番組や新聞記事などの筋を理解することが困難である．
　　5

6 重い集中欠如があるので意味のある会話ができない．
8．速い動作の困難
   0 必要なときは急ぐことができる．
   1
   2 無理に急がされたときは動作が明らかに劣ってくるが，求められていることはできる．
   3
   4 無理に急がされたときは動作がひどく障害されてしまうので，単純な仕事さえできない．そして患者はイライラして落ちつきがなくなり，そして（または）混乱してくる．
   5
   6 反応はたいへん鈍く，急がなければならない仕事にはまったく反応しない．
9．放心状態
   0 正常に落ち着いている．
   1
   2 ときどき放心状態である．
   3
   4 軽度ではあるが，常に放心状態である．
   5
   6 常に放心状態であり，目的ある意味のある仕事をすることができない．
10．冗漫さ
   0 自分自身を正常に表現する．
   1
   2 ときどき冗漫になり，細部の描写ばかりになる．しかし話題を保つことに困難はまったくない．
   3
   4 常にお喋りで，飽くことなく細部の話をし，「要点にふれること」が困難であり，話題から脱線することが多い．
   5
   6 自分が言いたいと思っていることを表現することが不可能であり，くどくどした細部のなかで自分自身を見失ってしまう．
   9 評価不能
11．注意力散漫
   0 刺激に対して正常に注意を保っている．
   1
   2 ときどき，関係のない刺激に注意を払う．
   3
   4 注意は目立って，常に散漫．
   5
   6 注意力はひどく散漫であり，意味ある活動は不可能である．
C．感情機能
1．感情鈍麻
   0 感情機能の障害はない；異なった状況で適切に反応しうる．すなわち，悲しみ，喜び，憎悪，恐れ，怒りなどを感じることができる．
   1
   2 ときどき障害がみられる；感情機能を示すが，以前患者に特徴的にあった「微妙な」ニュアンスが失われている．
   3
   4 喜び，悲しみなどを示すが，それは粗野で表面的なかたちで表される．
   5
   6 感情機能はまったく消失している．すなわち，悲しみ，喜び，憎悪，恐れ，怒りを示すことができない．

2．感情不安定
　　0　正常に感情反応をコントロールできる．
　　1
　　2　強い感情的な刺激に対して，抑制のないあるいは大袈裟なかたちで泣いたり笑ったりする．
　　3
　　4　それほど強くない感情的刺激に対してさえ抑制のない反応をする．
　　5
　　6　感情反応をコントロールする能力は完全に消失している．
　　9　評価不能
3．動機づけの低減
　　0　自分のおかれている状況で，活動と仕事に対し正常にやる気を起こす．
　　1
　　2　仕事を始めるのにかなりの励ましを必要とする．そして常に消極的な関心しか示さない．
　　3
　　4　明らかにやる気がなく，いかなる仕事を始めても仕上げるのにも絶えざる励ましを必要とする．
　　5
　　6　まったくやる気がなく，自発的に仕事を始めることは決してない；非常に強い刺激によっても患者を参加させることはできない．

D．痴呆に共通なその他の症状
1．錯乱
　　0　明確な思考が可能で，周囲に対してゆがみのない接触を保てる．
　　1
　　2　時間・場所・自己の見当識が保たれているにもかかわらず，狼狽し，疑惑的にみえる．
　　3
　　4　明らかに錯乱し，ある状況で予想されるような振る舞いができない．
　　5
　　6　完全に錯乱し，意味ある交流と活動は不可能である；人格は完全に破壊されている．
2．焦燥
　　0　焦燥を示さない．平静である．
　　1
　　2　ときどき，とくに連続した質問を受けたときに焦燥を示す．
　　3
　　4　誘発するはずもないような接触によって，しばしば抑制できないような焦燥を呈す．
　　5
　　6　あらゆる接触によって抑制できない著しい焦燥を呈す．
3．不安
　　0　著しい不安を呈することはまったくない．
　　1
　　2　物事に対して不必要に悩むが，感情をコントロールすることはできる．
　　3
　　4　常に際立って不安であり，些事に悩む．しかし気分を紛らすことはできる．
　　5
　　6　非常に著しく不安であり，目的のある行為を遂行することができない；些事に悩む．気分を紛らすことはできない．
4．苦悩
　　0　精神的にも身体的にも苦悩を示していない．
　　1
　　2　一時的に漠然とした精神的な不快を示すが，その状態はコントロールされている．
　　3

    4　すぐに恐慌発作のレベルに達しうるような，びまん的な精神的不快感を常に示す；その状態は身体硬直と発汗と動悸のような自律神経症状が特徴である；患者は気分を紛らすことができない．
    5
    6　遷延化した恐慌発作を伴う著しいびまん性の精神的不快感を示す；戦慄の感情そして（または）死の苦悩が生じ，圧倒されてしまう．
5．感情の抑うつ
    0　感情水準は正常．
    1
    2　ときどき意気消沈して，自責の念が強いようにみえるが，陽気な感情の時期が優位である．
    3
    4　明らかに抑うつ的であり，それは言葉のみでなく，顔の表情と姿勢で明らかである(例えば家族と友人に見捨てられたと感じたり，疼痛・痛み・疲労・早期覚醒・睡眠障害を訴える)．
    5
    6　極度に抑うつ的であり，そのために大多数の状況に対応することができない．
6．落ち着きなさ
    0　運動面での落ち着きなさを示さない；そして積極さは正常．
    1
    2　ある種の落ち着きのなさを示す；すなわち，会話の間に何度か姿勢を変え，手足をじっとさせておくことが困難で，そしてしばしばさまざまなものをいじくりまわす．
    3
    4　明らかに落ち着きなく，じっと座っていることができず，会話の間も例えば手を揉んだり，すぐ立ち上がったり近くにあるものに手を触れたりする．
    5
    6　ほとんど止まることなく，あちこち徘徊する．そして短時間でさえじっと座っていることができない．

　最近は，本間がこのスケールを簡潔にし，必要な項目をピックアップした形のものが薬効評価などに使用されている（表34）．

　すなわち，若干の項目を削除し，いくつかの評価項目を追加したもので，基本的には痴呆期老年者の行動の変化を評価し得ると考えられる項目を中心として構成されている．

　見当織および知的機能に関するいくつかの質問項目は必ずしも行動のみでは評価が困難である場合もある項目が含まれているが，可能な限り評価することとする．

　症候あるいは行動変化の状態が，参考とする評価基準が明記されていない部分に相当する場合は，それらの中間に対応する1，3，5に印をつけることは原法と同じである．また，繰り返し評価する場合は，明らかな意識障害が認められる状態での評価は避け，例えば毎日同時刻に評価するというような方法をとる．

80　II．老年期痴呆の診断

表34　GBSスケール変法（老年期痴呆行動評価尺度）

1. 本評価尺度は Gottfries CG ら（Arch. Gerontol, Geriatr., 1: 311-330, 1982）を基に若干の項目を削除し，幾つかの評価項目を追加して作成した．
   基本的には痴呆には痴呆老人の行動の変化を評価しうると考えられる項目を中心として構成されている．
   見当識および知的機能に関する幾つかの質問項目には必ずしも行動のみでは評価が困難である場合もある項目が含まれているが可能な限り評価することとする．
2. それぞれの評価項目は 0〜6 までの 7 段階で法評価する．
   症状あるいは行動変化の状態が，参考とする評価基準が明記されていない部分に相当する場合には，それらの中間に対応する 1, 3, 5 に印をつける．
3. 繰り返し評価する場合には，明らかな意識障害を認められる状態での評価は避け，例えば毎日同時刻に評価するというような方法をとる．

投与前：　　月　　日

A. 知的機能

	0	1	2	3	4	5	6
1. 空間見当識	自分のいる場所，病院・病棟がわかる．		空間見当識の障害はあるが，病棟内や自宅での障害はない．		病棟や自宅でも失見当がある．		空間見当識の完全な障害．
2. 時間見当識	年月日と曜日がわかる．		年と月はわかる．曜日と日はわからない．		季節はわかる．		完全な時間失見当障害．
3. 自己に関する見当識	自分の名前，職業，年齢，生年月日を正確にいえる．		名前はいえるが，それ以外の詳しいことは知らない．		何かの手掛かりや切っ掛けがあれば名前を思いだす．		名前すらいえない．
4. 最近の記憶	最近の記憶の障害はない．24時間以内の出来事がわかる．		一見して記憶の障害はわからないが，詳しく話をするとわかる．		ちょっとした会話でも記憶の障害がわかる．		今あったことすら忘れてしまう．
5. 昔の記憶	昔の記憶の障害はない．詳しく話をしても本人にとって重要な人の名前や社会的な出来事を思いだせる．		左記のような質問に答えられない．		ちょっとした会話でもわかる．家族の名前，人数，住所などがわからない．		昔の記憶は完全に失われている．
6. 覚醒度	完全に覚醒している．		時に多少眠そうにみえる．		眠気はあるが，少しの刺激で覚醒している．		傾眠状態．覚醒させられるが，またすぐに傾眠状態になる．
7. 集中力	障害はない．TVの筋を追ったり，面接場面で考えをまとめられる．		時に集中力を失う．話の筋がずれたり，TVの筋についてゆきにくい．		明らかな障害．話の筋を保つことが出来ない．		意味のある会話は出来ない．
8. 動作や行動のテンポ	必要な時は急ぐことが出来る．		急がされると動作がぎこちなくなるが，求められていることは出来る．		急がされると単純な仕事さえ出来ずイライラして落ち着きがなくなる．		急がせても全く反応しない．

		0	1	2	3	4	5	6
9.	迂 遠	普通に話が出来る.		時に話が迂遠になることがあるが話題は保てる.		細部の話が多くなり,話の要点からそれることが多い.		細部の描写ばかりとなり言いたいことがいえない.
10.	理解（こちらの言うことを理解するか）	よく理解する.		半分程度しか理解しない.		ごく簡単なことしか理解しない.		全く理解出来ない.
11.	会話（患者の言うことを理解出来るか）	よくわかる.		何を言いたいか大体わかる.		つじつまの合わないことが多い.		支離滅裂.
12.	知識（例：信号の色,一年は何日？総理大臣の名前など）	正確に知っている.		大体わかる.		とんちんかんな答えが返ってくる.		全く答えられない.
13.	抽象的思考（諺の解釈など）	正確にわかっている.		大体わかっている.		なんとなくわかっている.		全くわからない.
14.	判断力（自分の持物が紛失した時などの対処の仕方）	自分で探せる.		看護婦や家人に探してもらう.		人のものを取って代用する.		紛失しても気がつかない.

B. 自 発 性

		0	1	2	3	4	5	6
1.	自発的な活動性の低下	運動機能は正常. 正常な自発活動.		やや不活発. 多少誘導すれば行動する.		かなり強い誘導でのみ動く.		強引に誘導しても動かない.
2.	欲求と意志の表現	要求の表現は正常に出来る.		自分の要求を表現することは大体出来る.		食事などの基本的要求のみ表現する.		要求を表現することは全くない.
3.	周囲の人や娯楽への関心	人によく話しかけたり,ＴＶをよくみる.		必要なことを話す程度.		気がむけば話しかける. 時々ＴＶをみる.		全く周囲に関心を示さない.
4.	働きかけに対する反応	挨拶がすぐに返ってくる.		挨拶に対する反応が一応態度でわかる.		気がむいた時のみ反応を示す.		何の反応もない.
5.	気 力	何にでも積極的で気力十分.		関心のあることには多少積極的になる.		生気がない.		無気力で何もしようとしない.

C. 感情機能

		0	1	2	3	4	5	6
1.	表 情	表情は豊か.		表情はやや乏しいが状況によっては表情の変化がみられる.		表情は乏しい.		無表情.

	0	1	2	3	4	5	6
2. 感情の平板化	感情表現に問題はない.		微妙なニュアンスが失われている.		表面的な粗野な喜怒哀楽の表現.		喜怒哀楽がなく，全く平板化している.
3. 感情の不安定さ	普通に感情をコントロール出来る.		強い情緒的な刺激ですぐに泣いたり笑ったりする.		あまり強くない刺激でも大げさに泣いたり笑ったりする.		全く感情をコントロール出来ない.
4. 抑うつ気分	なし.		時に気がふさいでいる様子がある.		明らかに抑うつ的であり，表情にも示されている.		抑うつ状態が強いために日常生活に支障を来す.
5. イライラ感	落ち着いている.		ときに続けて質問されるとイライラする.		何でもない刺激でもイライラしてコントロール出来ない時がある.		全ての刺激でイライラし，コントロール出来ない.
6. 不安	明らかな不安はみられない.		物事に対して必要以上にくよくよするが気分はコントロール出来る.		著明な不安状態がみられ，些細なことに悩むが気分を紛らすことは出来る.		著明な不安状態のために目的のある行動がとれない.
7. 機嫌	機嫌はいい.		怒りっぽい.		いつも機嫌が悪くよく怒る.		怒りっぽく暴力的になることもある.

D. その他の精神症状

	0	1	2	3	4	5	6
1. 睡眠障害	睡眠障害はない.		時に不眠があるが眠剤は不要.		不眠があり定期的な眠剤の服用が必要.		眠剤を服用しても不眠.
2. 錯乱	明確な思考．周囲の状況を的確に把握出来る.		失見当はないが困惑態度.		明らかに錯乱し，的確に行動出来ない.		完全な錯乱状態．コミュニケーションは不能.
3. 落ち着きなさ	落ち着いている.		会話中にも体や手足を動かす.		明らかに落ち着きがなく，じっと座っていられない.		落ち着きがなく絶え間なく徘徊する.
4. 幻覚・妄想	なし.		被害的な内容の訴え.		説明しても納得しない.		拒絶的．攻撃的.
5. 譫妄	なし.		夜間のみ出没，精神興奮はほとんどない.		夜間の精神興奮が目立つ.		日中まで蔓延.
6. 作話	作話なし.		明らかな作話が時にみられる.		表面的な会話ですぐ分かる程度の作話.		話す内容がほとんど作話で占められている.

	0	1	2	3	4	5	6
7. 会話量の増加	多弁傾向はない.		きっかけがあればよく喋りだす.		多弁傾向がかなりある.		終日喋っている.

E. 運動機能

	0	1	2	3	4	5	6
1. 着脱衣	全て自分で出来る.		ボタンはめなどに介助を要する.		着脱衣に介助を要するが自分で出来る部分もある.		全面介助.
2. 食事の摂取	自分で普通に出来る.		目の前に膳があれば箸でなんとか食べられる.		スプーンで食べられるが，よくこぼす.		全面介助.
3. 歩行	介助なしで歩行可能.		歩行器で可能.		車椅子には自分で乗れる.		寝たきり.
4. 個人的衛生管理	洗面や歯磨き，入浴が自分で出来る.		洗面や入浴は出来るが体は洗えない.		洗面や歯磨きや入浴に介助を要すが自分で出来る部分もある.		全面介助.
5. 排泄	自分できちんと出来る.		間に合わないことがある.		週に数回失禁.		両便失禁.

4) MENFIS (Mental Function Impairment State：精神機能障害評価スケール)

本間ら[135]が1991年に開発した臨床的にみた痴呆の重症度の評価尺度である．

このテストは，GBS スケールの信頼性および妥当性を十分検討した後に開発されたものである．このスケールは，老年期痴呆の中核となる精神機能を認知機能，動機づけ機能および感情機能の三つの障害からなると考え，それぞれに計13の評価項目を作った形である．それぞれの下位にある評価項目には GBS と同じような共通といえるものもあるが，「判断の障害」「会話理解の障害」「興味・関心の障害」「気力の障害」などが加わっている（表35）．

本スケールは，ADL（日常生活動作），痴呆の周辺症候に関係する項目を除き，評価の妥当性を高めることが試みられている．

痴呆の重症度を数量的に表現し，継続的な変化を観察しやすいようになっており，薬剤の治療効果判定に用いられることが多い．

三つの分類に属する下位尺度の評価表間における信頼性は0.93～0.99，各評価項目のそれは0.50～0.99とされている．

表35 MENFIS (Mental Function Impairment Scale)

説明を参考にして障害の程度を7段階に評価し，0～6のどれかの数字に○をつけてください．

A. 認知機能障害

項目	0	1	2	3	4	5	6
1．場所の見当識障害	全く障害なし 自分の居る場所を正しく認識している		少し障害あり 慣れない場所でのみある程度の障害がある		かなり障害あり 慣れている場所でもある程度の障害がある		完全な障害 自分の居る場所を全く認識していない
2．時間の見当識障害	全く障害なし 季節，年，月を正しく認識している		少し障害あり 季節，年，月しか正しく認識していない		かなり障害あり 季節しか正しく認識していない		完全な障害 時間を全く認識していない
3．最近の記憶の障害	全く障害なし 最近24時間以内の出来事を正確に思い出す		少し障害あり 詳しく話をするとわかる程度の障害がある		かなり障害あり 表面的な会話で明らかになる程度の障害がある		完全な障害 直前のことでさえ全く思い出すことが出来ない
4．昔の記憶の障害	全く障害なし 本人にとって重要な出来事や人物を正確に思い出す		少し障害あり 詳しく話をするとわかる程度の障害がある		かなり障害あり 表面的な会話で明らかになる程度家族の名前や人数が不確か		完全な障害 昔の記憶も全く失われている
5．会話理解の障害	全く障害なし 他者の話を正しく理解する		少し障害あり 他者の話の半分位しか理解しない		かなり障害あり 他者の話のごく簡単なことしか理解しない		完全な障害 他者の話を全く理解しない
6．意思表示の障害	全く障害なし 自分の意志を細部にわたって伝えることができる		少し障害あり 自分の意志を細部まで伝えることができない		かなり障害あり 自分の意志の大筋しか伝えることができない		完全な障害 自分の意志を全く伝えることができない
7．判断の障害	全く障害なし 自分だけで適切に判断することができる		少し障害あり 自分だけではあまり適切な判断はできない		かなり障害あり 助言があってもほとんど適切な判断ができない		完全な障害 適切な判断は全くできない

B. 動機づけの機能障害

8. 自発性の障害	0―――1―――2―――3―――4―――5―――6
	全く障害なし / 自発的に行動する ・ 少し障害あり / 自発的にはあまり行動しない ・ かなり障害あり / 自発的にはほとんど行動しない ・ 完全な障害 / 自発的には全く行動しない

9. 興味・関心の障害	0―――1―――2―――3―――4―――5―――6
	全く障害なし / 物事への興味や周囲への関心を十分に示す ・ 少し障害あり / 物事への興味や周囲への関心をあまり示さない ・ かなり障害あり / 物事への興味や周囲への関心をほとんど示さない ・ 完全な障害 / 物事への興味や周囲への関心を全く示さない

10. 気力の障害	0―――1―――2―――3―――4―――5―――6
	全く障害なし / 十分な気力や生気がある ・ 少し障害あり / やや気力や生気がない ・ かなり障害あり / かなり気力や生気がない ・ 完全な障害 / 無気力で生気がない

C. 感情機能障害

11. 感情表現の多様性の障害	0―――1―――2―――3―――4―――5―――6
	全く障害なし / 表情や感情表現が豊かである ・ 少し障害あり / 微妙な表情や感情表現を示さない ・ かなり障害あり / 表情が乏しく感情表現をあまり示さない ・ 完全な障害 / 無表情で、感情表現を全く示さない

12. 感情表現の安定性の障害	0―――1―――2―――3―――4―――5―――6
	全く障害なし / 感情を適切にコントロールできる ・ 少し障害あり / 時に感情を適切にコントロールできない ・ かなり障害あり / しばしば感情を適切にコントロールできない ・ 完全な障害 / 感情を全くコントロールできない

13. 感情表現の適切性の障害	0―――1―――2―――3―――4―――5―――6
	全く障害なし / 状況にふさわしい感情表現ができる ・ 少し障害あり / 時に状況にふさわしい感情表現ができない ・ かなり障害あり / しばしば状況にふさわしい感情表現ができない ・ 完全な障害 / 状況にふさわしい感情表現が全くできない

また，本スケールの総得点とFASTおよび長谷川式簡易知的機能診査スケールの得点を基準として検討した成績では，この二つのスケールとの相関が有意であり，このスケールが妥当であることが証明されている[136]。

5）ADAS（Alzheimer's Disease Assessment Scale）

記憶障害の検討を中心とする認知機能検査で1984，Rosen W[137]らが作成したものであ

る．

　膨大なもので，日常臨床より薬剤の有用性調査に応用される．アルツハイマー病へのコリン作動性薬剤の薬効評価が主な目的となっている．膨大なため，本間ら[138]が日本版を作成している．

　ここで本間[139]の解説により要点のみを簡潔に述べる．

　認知機能障害と非認知機能障害の二つに分けられ，前者は記憶，言語，行動の三つの機能に障害があるとの考えに従い，表36に示すような11項の課題からなる．また非認知機能障害は，各種精神症候（抑うつ気分，妄想幻覚，徘徊など）10項目から成っている．

　認知機能障害の点数は，単語再生および単語再認，見当識以外は5段階評価となっており，障害の程度の大なるほど，点数は大となる．

　非認知機能障害の評価はすべて5段階となっている．

　これらの尺度は認知機能障害の重症度を判定するものではなく，経時的な変化を評価して認知機能の程度をみるものである．認知機能障害の得点は0～70点，非認知機能障害の得点は0～50点である（表36，37）．

　本テストを行う場合，患者が協力的でなかったり，疲れて注意が十分行われているか否かをチェックする必要がある．必要に応じ，一時的なことも考える．得点では5点は高度の障害，1点はごく軽度に認められる，2,3,4点はそれぞれ，軽度，中等度，やや高度に相応する形になっている．

　本間らが日本版作成時，痴呆群では本テストの得点とは年齢，または報告年数と関連はないとしており，再検査による一致率も良好で信頼性が確かめられている．また，FAST, MMSE, 長谷川式簡易知的機能診査スケールとの間にも有意の高い相関が認められている．

表36 Alzheimer's Disease Assessment Scale (ADAS) 認知機能下位尺度

1．単語再生

カードに書かれた単語10個を1個ずつおのおの2秒ずつ被検者に提示し読ませたあとに，以下の教示を与える．
この手続きを3回繰り返し，各回の正解数を記録する．単語は3回とも同一のものを同一の順序で用いる．
得点としては3回の平均不正解を用いる．
教示：『これから10個の言葉を見せますから，声を出して読んで覚えてください』
　　　（10個提示したあとに）
　　　『いま読んだ言葉で覚えているものを言ってください』
　　（正解の場合は○を，不正解の場合は×を記入）

	1	2	3		1	2	3		1	2	3		1	2	3		1	2	3
犬				包丁				電車				野球				猫			
鍋				飛行機				馬				水泳				自転車			

2．口頭言語能力（自由会話を通して評価する）

言葉の明瞭さ，自分のいうことを他人にわからせるなど，発話の質的側面を全般的に評価し，量は評価しない．
（注：被検者の発話のみによって評価する．）
☐ 0．支障なし：
☐ 1．ごく軽度：面接時の内容について不明瞭あるいは意味不明な箇所が1つあった
☐ 2．軽　　度：面接時の25％以下の内容について発話が不明瞭あるいは意味不明
☐ 3．中 等 度：面接時の25〜50％の内容について発話が不明瞭あるいは意味不明
☐ 4．やや高度：面接時の50％以上の内容について発話が不明瞭あるいは意味不明
☐ 5．高　　度：発話は1〜2回，または流暢だが意味不明あるいは無言

3．言語の聴覚的理解（自由会話を通して評価する）

話された言葉を理解する能力を評価する．ただし，口頭命令に対する反応はここでは評価の対象としない．
☐ 0．支障なし：十分に理解できる
☐ 1．ごく軽度：了解障害が1〜2回
☐ 2．軽　　度：了解障害が3〜5回
☐ 3．中 等 度：数回の繰り返しや言い換えが必要
☐ 4．やや高度：時に正しく応答（「はい」「いいえ」で答えられる質問などに対して）
☐ 5．高　　度：口頭言語機能の低下が原因ではないが，質問に対して，稀にしか適切な反応を示さない

4．自発話における喚語困難（自由会話を通して評価する）

手指および物品呼称課題における反応はここでは評価の対象としない．
☐ 0．支障なし：
☐ 1．ごく軽度：1〜2度あるが，臨床的にみて問題がない
☐ 2．軽　　度：迂遠な表現や同義語での置き換えが顕著である
☐ 3．中 等 度：時に喚語困難が起こるが，その語を他の語で置き換えない
☐ 4．やや高度：頻繁に喚語困難が起こるが，その語を他の語で置き換えない
☐ 5．高　　度：ほとんど意味内容のある発話がない，または話の内容が空虚である，あるいは1〜2語文による発語

5．口頭命令に従う（注意事項参照）

下記の5つの段階の動作を順に口頭で指示し，それを実行する能力を通して口頭言語の聴覚的理解力を評価する．下線が引かれた項目は単一の段階を表している．
　各段階の指示に完全に従えた場合のみに正解とし，できた段階の数で評価する．第3段階までは必ず実施すること．命令は各段階ごとに1回だけ繰り返してよい．第3段階の動作は片手あるいは両手のどちらで行ってもよい．
（注：ここでみているのは，あくまでも言語の聴覚的理解であり，動作ではない．）
教示：『これから，私が言ったとおりの動作をしてもらいます．たとえば，「手を上げてください」と言ったら（動作を促す），このように手を上げてください．私が最後まで言ってから，動作を始めてください．』
　　第1段階　『こぶしを握ってください．』
　　第2段階　『天井を指差し，次に床を指差してください．』
　　第3段階　『目を閉じたまま2本の指で両方の肩を2度ずつたたいてください．』
　　　　　　　（鉛筆，時計，白い紙をその順に被検者の前の机の上に並べる．）
　　第4段階　『鉛筆を白い紙の上に置き，次にもとに戻してください．』
　　第5段階　『時計を鉛筆の反対側に置き，白い紙を裏返してください．』
　　　　　　　（使用した物品を片づける．）

- □ 0．5つの命令すべてに従える
- □ 1．4つの命令に従える
- □ 2．3つの命令に従える
- □ 3．2つの命令に従える
- □ 4．1つの命令のみに従える
- □ 5．どの命令にも従えない

6．手指および物品呼称

被検者の利き手の5指の名前およびランダムに掲示される12個の物品の名前をたずねる．物品については，まず被検者に見せるだけで触れさせないで名前を言わせる．被検者が「わからない」と言えば，次に触れさせて名前を言わせる．
　正解の場合は〇，誤反応の場合は内容をそのまま下表に記録しておく．
出現頻度別の物品：高頻度物品：イス　自動車　はさみ　カナヅチ
　　　　　　　　　中頻度物品：つめきり　くし　そろばん　筆
　　　　　　　　　低頻度物品：タオル　手帳　指輪　扇子
教示：（被検者の利き手の5指に1本ずつ触れながら）
　　　『これはなに指ですか？』
　　　（出現頻度の異なる12個の物品を1つずつランダムに提示し，触れさせないで）
　　　『これは何ですか？』
　　　（見せるだけでは被検者がわからない場合には触れさせながら）
　　　『これは何ですか？』

手　指	高頻度物品	中頻度物品	低頻度物品
親　　指（　）	イ　ス（　）	つめきり（　）	タオル（　）
人差し指（　）	自動車（　）	く　し（　）	手　帳（　）
中　　指（　）	はさみ（　）	そろばん（　）	指　輪（　）
薬　　指（　）	カナヅチ（　）	筆　　（　）	扇　子（　）
小　　指（　）			

- □ 0．手指または物品のうち0～2個の不正解
- □ 1．手指または物品のうち3～5個の不正解
- □ 2．手指または物品のうち6～8個の不正解
- □ 3．手指または物品のうち9～11個の不正解
- □ 4．手指または物品のうち12～14個の不正解
- □ 5．手指または物品のうち15～17個の不正解

7．構成行為（採点基準参照）
図形を模写する能力を評価する． 図の書かれた紙を以下の順番に従って1枚ずつ提示し，下記の教示を与える．被検者が右利きの場合には見本を左側に，左利きの場合には見本を右側に提示する．各図形とも2回まで書き直し可とする．被検者が自発的に3回目を書き始めた場合は，最初の2つがどれかを記録しておく．被検者ができなくとも，最低5分間はテストを続ける． 　1．円 　2．2つの重なった長方形 　3．ひし形 　4．立方体 教示：『この図形が見えますか？　この紙のどこでもよいですから同じ図形を書いてください．』 □0．4つの図形とも正確 □1．1つの図形だけ不正確 □2．2つの図形が不正確 □3．3つの図形が不正確 □4．なぞり書き，囲い込み（手本の上または周りを囲んだり手本の一部を模写に組み込む） □5．どの図形にも書かれていない，またはなぐり書き，図の一部あるいは図のかわりに単語が書かれている．
8．観念運動
被検者に便箋，封筒および切手を与え，手紙を出すことを想定して以下の動作を順番に行うように教示する．教示は一度にまとめて行う． 被検者が教示の一部を忘れた場合には，一度にまとめたかたちで再度教示する．再教示後も被検者が途中の段階で動作を誤ったり，忘れたりした場合は，各段階ごとに教示する．評価は一度にまとめて教示を与えたときの被検者の反応に基づいて行う．各段階ごとに教示を与えた場合には，そのときの被検者の反応についても記録する．第4段階と第5段階の動作は入れ替わってもよい．課題の前に「これから手紙を出す練習をします」などと説明すると導入しやすい． 　　　第1段階　便箋を折りたたむ 　　　第2段階　便箋を封筒に入れる 　　　第3段階　封筒に封をする 　　　第4段階　封筒にあて名を書く 　　　第5段階　封筒に切手を貼る 一度にまとめたかたちでの教示：『ここに封筒と手紙があります．これを使って，この手紙を（すでに内容が書かれた便箋を示す），この人あてに（住所と名前が書かれた紙を示す）出してもらいます．そのままポストに出せるようにして，私に渡してください．』 各段階ごとの教示：『便箋を折りたたんでください．』 　　　　　　　　　『便箋を封筒に入れてください．』 　　　　　　　　　『封筒に封をしてください．』 　　　　　　　　　『封筒にあて名を書いてください．』 　　　　　　　　　『封筒に切手を貼ってください．』 □0．すべての動作ができる □1．1つの動作のみ困難またはできない □2．2つの動作が困難またはできない，あるいはその両方 □3．3つの動作が困難またはできない，あるいはその両方 □4．4つの動作とも困難またはできない，あるいはその両方 □5．5つの動作とも困難またはできない，あるいはその両方

9. 見当識

以下の8項目について評価し，不正解の項目数を得点として記録する．質問する順序はランダムでも可とする．
(注：被検者が間違った場合でも正解は言わないこととする．)
- □ 年
- □ 月
- □ 日 （1日以内の違いは正解）
- □ 曜日
- □ 時間 （1時間以内の違いは正解）
- □ 季節
- □ 場所 （場所の部分名は正解）
- □ 人物

10. 単語再認（テスト教示の再生能力も評価する）

はじめに，具体的な単語が1語ずつ書かれた12枚のカードを1枚ずつ被検者に提示し声を出して読ませる．次に，被検者が見ていない新たな単語の書かれたカード12枚を混ぜた計24枚のカードを1枚ずつランダムに提示し，最初に提示した単語か否かを識別させる．最初に提示した12個の単語についてその正解数を記録する．以上の手続きを3回繰り返し，得点としては3回の平均不正解数を用いる．
新しい単語12個は各回とも異なったものを用いる．このとき，テスト教示の再生能力についても評価する．

教示：『これから12個の言葉を見せますから，声を出して読んでください．そして，その12個の言葉を覚えてください．』
（新しい12枚を加えてから，第1番目および第2番目の単語に対して）
『この言葉はいま読んだ言葉のなかにありましたか？』
（第3番目から第24番目の単語に対して）
『これはどうですか？』
（正解の場合は○を，不正解の場合は×を記入）

第1試行	松（ ） 冷蔵庫（ ） さ る（ ） 汽車（ ） 牛（ ） ライオン（ ） ベッド（ ） う め（ ） テーブル（ ） オートバイ（ ） つくえ（ ） 本 箱（ ）
第2試行	ライオン（ ） テーブル（ ） 松（ ） 本 箱（ ） う め（ ） ベッド（ ） 牛（ ） 汽車（ ） つくえ（ ） さ る（ ） 冷蔵庫（ ） オートバイ（ ）
第3試行	オートバイ（ ） つくえ（ ） 本 箱（ ） さ る（ ） ベッド（ ） 汽 車（ ） 冷蔵庫（ ） ライオン（ ） う め（ ） 牛（ ） テーブル（ ） 松（ ）

11. テスト教示の再生能力（単語再認課題施行時に評価する）

単語再認課題において被検者が教示内容を覚えているかどうかを評価する．
答が正解であるか不正解であるかは，ここでは問題としない．被検者が『はい』または『いいえ』と答えれば反応は適切である．被検者が反応できなければ教示を忘れたことを意味する．その場合は教示を繰り返す（教示は単語再認課題を参照）．
評価は単語再認課題の第1試行時の結果を中心にして行う．
- □ 0. 支障なし：
- □ 1. ごく軽度：1度だけ忘れてしまった
- □ 2. 軽　度：2度思い出させる必要がある
- □ 3. 中等度：3〜4度思い出させる必要がある
- □ 4. やや高度：5〜6度思い出させる必要がある
- □ 5. 高　度：7度以上思い出させる必要がある

7. 痴呆のテスト

●ADAS-J cog. 採点表

被検者 No.: _____   被検者名: _____
施　設　名: _____   被検者区分: 患者・健常人　評価時期: 初回評価・2回目評価
評　価　者: _____   評価日: 19　年　月　日　所要時間: ____分
教育年数: _____

項　目	評価基準	得点
1. 単語再生	正解数〔①___ ②___ ③___ 平均___〕 10-(平均正解数) →	
2. 口頭言語能力	0: 支障なし 1: ごく軽度 2: 軽度 3: 中等度 4: やや高度 5: 高度	
3. 言語の聴覚的理解	0: 支障なし 1: ごく軽度 2: 軽度 3: 中等度 4: やや高度 5: 高度	
4. 自発話における喚語困難	0: 支障なし 1: ごく軽度 2: 軽度 3: 中等度 4: やや高度 5: 高度	
5. 口頭命令に従う	従えた命令の数〔　　　　〕　　　　5-(従えた命令の数) →	
6. 手指および物品呼称 (不正解の数)	0: 0〜2　　1: 3〜5　　2: 6〜8 3: 9〜11　4: 12〜14　5: 15〜17	
7. 構成行為 (描画) (不正確な図形の数)	図形の正確性: □円　□2つの長方形　□ひし形　□立方体 なぞり描き: □なし　□あり 0: 0(すべて正確)　1: 1図形のみ　2: 2図形 3: 3図形　4: なぞり書き、囲い込み　5: 書かれていない	
8. 観念運動	各段階の正確性: □1段階 □2段階 □3段階 □4段階 □5段階 各段階ごとの教示: □なし　□あり(1　2　3　4　5) できた動作の数〔　　　　〕　　　　5-(できた動作の数) →	
9. 見当識	正解数〔　　　　〕　　　　8-(正解数) →	
10. 単語再認	〔①___ ②___ ③___ 平均___〕 12-(平均正解数) →	
11. テスト教示の再生能力	0: 支障なし 1: ごく軽度 2: 軽度 3: 中等度 4: やや高度 5: 高度	
合計得点	(得点範囲: 0-70)	

表37　ADASの検査・評価項目と得点

認知行動	得点範囲	非認知行動	得点範囲
1. 単語再生	0〜10	1. 涙もろさ	0〜5
2. 口頭言語能力	0〜5	2. 抑うつ気分	0〜5
3. 言語の聴覚的理解	0〜5	3. 集中力の欠如	0〜5
4. 自発話における喚語困難	0〜5	4. 検査に対する協力度	0〜5
5. 口頭命令に従う	0〜5	5. 妄想	0〜5
6. 手指および物品呼称	0〜5	6. 幻覚	0〜5
7. 構成行為	0〜5	7. 徘徊	0〜5
8. 観念運動	0〜5	8. 多動	0〜5
9. 見当識	0〜8	9. 振戦	0〜5
10. 単語再認	0〜12	10. 食欲の亢進・減少	0〜5
11. テスト教示の再生能力	0〜5		
合　計	70	合　計	50

6）痴呆の程度の評価
（1）老人ボケ（異常な知能衰退）の臨床的判定基準（表38）

痴呆の程度の評価については柄沢[140]はさらに細かい臨床評価基準を作っている．
彼は老人のぼけ senility の程度の臨床的判定基準として以下の6段階を作成している．

（－）：活発な精神活動（知的活動）のあることが認め得た場合
（±）：日常生活における通常の会話が可能
　　○ぼけの徴候，たとえば失見当，粗大な記憶障害，関心の低下，不潔などは認められていない．
　　○手助けを必要とするほどの知的衰退がない．
（＋1）：軽度のぼけ
　　○日常会話や理解は大体可能であるが内容に乏しく，あるいは不完全

表38 老人ボケ（異常な知能衰退）の臨床的判定基準

- 判定結果（該当するところに○印）
　＋　±　＋1　＋2　＋3　＋4
- 判定基準（原則として程度は重いほうを重視する）

	判定	日常生活能力	日常会話・意思疎通	具体的表示
ボケなし	（＋）	社会的・家庭的に自立．	普通．	活発な知的活動持続（優秀老人）．
	（±）	同上．	同上．	通常の社会活動と家庭内活動可能．
ボケ（異常な乏退）あり	軽度知能衰退（＋1）	・通常の家庭内での行動はほぼ自立． ・日常生活上，助言や介助は必要ないか，あっても軽度． ・助は必要ないか，あっても軽度．	・ほぼ普通．	・社会的な出来事への興味や関心がない． ・話題が乏しく，限られている． ・同じことを繰り返し話す，尋ねる． ・同じことを繰り返し話す，尋ねる．
	中等度（＋2）	・知能低下のため，日常生活がひとりではちょっとおぼつかない． ・助言や介助が必要．	・簡単な日常会話はどうやら可能 ・意思疎通は可能だが不十分，時間がかかる．	・慣れない状況で場所を間違えたり道に迷う． ・同じ物を何回も買い込む． ・金銭管理や適正な服薬に他人の援助が必要．
	高度（＋3）	・日常生活がひとりではとても無理 ・日常生活の多くに助言や介助が必要，あるいは困難逸脱行為が多く目が離せない．	・簡単な日常会話すらおぼつかない． ・意思疎通が乏しい．	・慣れた状況でも場所を間違えたり道に迷う． ・さっき食事をしたこと，さっきいったことすら忘れる．
	最高度（＋4）	同上．	同上	・自分の名前や出生地すら忘れる． ・身近な家族と他人の区別もつかない．

（柄沢昭秀，1983[140]）

○社会的な出来事への興味や関心の低下
○生活指導，ときに介助を必要とする程度の知的衰退

（＋2）：中等度のぼけ
○簡単な日常会話がどうやら可能
○なれない環境での一時的失見当
○しばしば介助が必要，金銭の管理，投薬の管理が必要なことが多い

（＋3）：高度のぼけ
○簡単な日常会話すら困難
○施設内での失見当，さっき食事したことすら忘れる
○常時手助けが必要

（＋4）：非常に高度のぼけ
○自分の名前すら忘れる
○寸前のことも忘れる
○自分の部屋が解らない
○身近な家族のこともわからない

以上の各テストは施行について留意すべき点は初診に際し，早速テストを行うことは避け，日常会話である程度の見当をつけ，必要に応じて行うなり，または質問に対する答が不十分または誤りの多い時など，それでは〝一寸きいてみましょうか〟などとさらりと行うようにする．

患者によっては，失礼な質問をすると非協力であったり怒ったりすることがあり，十分留意することは前述した．

なお老年者では明らかな意識障害のカテゴリーに入らない意識障害があり，発語減少，食欲低下などで表現されることがあり，テストを行う場合は常に意識状態の如何に留意することが望まれる．

（2） DSM-III-R による痴呆重症度基準[141]

DSM-III-R[141]による痴呆重症度の基準は表39に示すとおりである．

この分類は抽象的なところが多いが，簡潔であるといえる．ただ，中等度の内容が具体性に少し欠いており，もう少し説明があった方がよい．

（3） 長谷川の痴呆程度分類[27]

長谷川は痴呆の程度を表40のように分類している．

この段階規定は，簡潔で分かりやすいが，中等度の内容が少し軽いような印象がないわけではない．換言すれば，中等度と高度の間にもうひとつの段階があってもよいようにも

表39 DSM-III-R における痴呆の重症度の基準
軽　症：仕事や社会的活動は明らかに障害されているが，独立して生活する能力は残っており，十分に身の回りの始末をし，判断も比較的損われていない．
中等度：独立して生活することは危険で，かなりの程度，監督が必要である．
重　症：日常生活の活動性は非常に障害されており，絶えず監督が必要である．例えば最低の身の回りの始末もできない，ひどい滅裂または緘黙．

表40　長谷川の痴呆程度分類
軽　度：①興味の減退 ②計算障害 ③置き忘れがひどい ④考えがまとまらない ⑤注意力減退
中等度：①最近の記憶障害 ②軽度失見当 ③知的労働不能
高　度：①高度の失見当（道に迷う） ②日常生活支障 ③年齢，生年月日を忘れる ④多く無為，好褥，失禁

(長谷川和夫ら，1978[27])

思われる．

（4）Alzheimer 病の各時期の分類（松下）[142]

松下は，Alzheimer 病（Alzheimer 病と Alzheimer 型老年痴呆を指す）を表41におけるように3期に分けている．

（5）臨床的痴呆評価尺度 Clinical Dementia Rating（CDR）

Hughes ら[143]が1982年に作成したものである．記憶，見当識，判断力と問題解決能力，社会的活動，家庭での日常生活動作などの6項目を総合的に判断して，痴呆の重症度を3段階に，正常と痴呆の疑いを入れて5段階となる（表42）．

すなわち，正常 CDR 0，痴呆の疑い CDR 0.5，軽度痴呆 CDR 1，中等度痴呆 CDR 2，重

表41　Alzheimer 病の各時期における臨床症状の特徴

Stage	松下の分類		
第1期	健忘（記銘障害，学習障害），Korsakoff 症候群 失見当識 意欲障害，無欲 抑うつ	第3期	失外套症候群 言語崩壊，無欲，無動 ねたきり，四肢固縮
第2期	記憶，記銘の著明な障害 喚語障害，失名詞，理解力障害，会話が成立しない 構成失行，着衣失行，観念運動失行，観念失行 視空間失認，地誌的見当識障害，人物誤認，失計算 無関心，無欲，無頓着，多幸症 落ちつきのなさ，徘徊 人格の形骸化，"もっともらしさ" 鏡現象，姿勢異常 Klüver-Bucy 症候群，痙攣		

表42 臨床的痴呆評価尺度 Clinical Dementia Rating (CDR)

	健康 CDR 0	痴呆の疑い CDR 0.5	軽度痴呆 CDR 1	中等度痴呆 CDR 2	重度痴呆 CDR 3
記憶	記憶障害なし，ときに若干の物忘れ	一貫した軽い物忘れ，出来事を部分的に思い出す良性健忘	中等度記憶障害，特に最近の出来事に対するもの日常活動に支障	重度記憶障害高度に学習した記憶は保持新しいものはすぐに忘れる	重度記憶障害断片的記憶のみ残存
見当識	見当識障害なし	見当識障害なし	時間に対しての障害あり，検査では場所，人物の失見当なし，しかしときに地理的失見当あり	常時時間の失見当ときに場所の失見当	人物への見当識のみ
判断力と問題解決	適切な判断力，問題解決	問題解決能力の障害が疑われる	複雑な問題解決に関する中等度の障害社会的判断力は保持	重度の問題解決能力の障害社会的判断力の障害	判断不能問題解決不能
社会適応	仕事，買い物，ビジネス，金銭の取扱い，ボランティアや社会的グループで，普通の自立した機能	左記の活動の軽度の障害もしくはその疑い機能が果たせない	左記の活動のいくつかにかかわっていても，自立した機能が果せない	家庭外（一般社会）では独立した機能は果たせない	家庭外（一般社会）では独立した機能は果たせない
家庭状況および趣味	家での生活・趣味・知的関心が保持されている	同左，もしくは若干の障害	軽度の家庭生活の障害，複雑な家事は障害，高度の趣味関心の喪失	単純な家事のみ，限定された関心	家庭内不適応
介護状況	セルフケアは完全	ときどき介助が必要	着衣，衛生管理など身の回りのことに介助が必要	日常生活に十分な介護を要するしばしば失禁	

(長谷川和夫らによる訳を引用)

症痴呆 CDR 3 となっている．この評価尺度の特徴は，老年者に直接面接して，質問を行ったり観察することができない場合においても，同居人あるいは密接な関係を有する人からの情報で痴呆の判定が可能であることである．

また，評価項目ごとに痴呆の程度を評価し得る．したがって，痴呆のプロフィールの判定に役立つ．

判定は 6 項目の評価を総合して決めるが，もし各項目の評価のレベルの異なる場合は，記憶の項目の評価によって判定する．

(6) Alzheimer 病の機能評価段階（FAST staging, Functional Assessment Staging of Alzheimer's Disease, FAST staging）

Reisberg[141]らが作成した Alzheimer 病の重症度の判定基準である．7 つの段階づけか

表43 FAST staging

Stage	重症度	特徴	
1	正　常	主観的にも客観的にも機能低下を認めない．	・過去5〜10年の出来事を覚えている．
2	正　常	発語の主観的機能低下．社会的に活動性，実行力の低下を認めない．	・物の名，地名，目的を忘れる． ・社会的には適応している．
3	痴呆の疑い	社会的場面における客観的高度の機能低下．	・重要な約束を忘れる． ・日常生活（ex．買い物・支払い）では障害がない．
4	軽　度	日常生活の複雑な場面での実行の欠如．	・メニューに適した材料の買い物が困難である． ・経済面で混乱やミスを生じることがある． ・家庭内での生活（ex．着替え・入浴）には障害はない． ・精神的に不安定な状態が認められる．
5	中等度	日常生活における基礎的な場面での不適切な行動．	・着替えが適切に行えない（援助が必要）． ・入浴を忘れる． ・車の運転が不正確となる． ・感情障害が出現する．
6	高　度	着替え・入浴・排便排尿の自立機能の低下	・歩行が次第に不安定となる（小刻み，ゆっくり）． ・不安・焦燥感が強い． ・幻覚・妄想が出現することもあり．
		服を正しく着れない	・パジャマの上に服を重ねて着る． ・くつひもが結べない．
		入浴を自立して行いない．	・入浴の手順が混乱． ・入浴を忘れる．
		排便排尿の自立の低下．	・トイレで水を流さない． ・ズボンを自分で上げない．
		尿失禁． 便失禁．	
7	きわめて高度	失語・歩行障害・意識障害．	・意味のない単語の羅列は可能． ・「ハイ」「イイエ」「わかりました」のみ発語する．
		意味のある単語は1語のみとなる．	・次第に発語はなくなり，ブツブツと口の中でひとり言をつぶやくのみとなる．
		外来通院能力の欠如（歩行不能）．	・歩行不能となる．
		座位姿勢不能．	・歩行不能後，約1年位で座位姿勢を保てない． ・泣いたり，笑ったりする表情は存在．
		笑顔の消失．	・表情は失われる． ・眼球運動は可能． ・嚥下・咀嚼は可能．
		頭部をもたげる能力の低下．	・嚥下・咀嚼能力の欠如，経鼻栄養が必要． ・外部よりの刺激に対し発声する．

らなっており，各段階ごとに具体的ないろいろな事柄を記述している（表43）．

8．老年期痴呆の鑑別診断

1）痴呆を示す疾患

痴呆症状は単に神経疾患のみではなく身体各部のいろいろな疾患および病的状態時に出現する．これらの疾患では痴呆症状が短期間であったり，他に症状があることから，本書で問題としている老年期痴呆との鑑別は困難ではない．しかし，一部の神経疾患では痴呆との鑑別診断が重要なものがある．

いずれにせよ，老年者の診療に際して痴呆様症状を呈した症例については広く medical に検討する必要がある．

以下痴呆を示す疾患を挙げてみる[145]．

(1)中枢神経系のびまん性実質性疾患（Wells，池田）

いわゆる初老期痴呆

○ Alzheimer 病

○ Pick 病

○ Creutzfeldt-Jakob 病（現在感染性疾患に分類されている）

Kraepelin 病

Parkinson 痴呆症候群（グアム島）

Huntington 舞踏病

○ Alzheimer 型老年痴呆（Alzheimer 型…筆者挿入）（レビー小体型痴呆を含む）

その他の変性疾患

Hallervorden-Spatz 病

○脊髄小脳変性症

進行性ミオクロヌスてんかん

進行性核上麻痺

○ Parkinson 病

(2)代謝性疾患

○粘液水腫

副甲状腺の疾患

Wilson 病

　　　　肝疾患
　　　○低血糖症
　　　　癌の遠隔症候
　　　　Cushing 症候群
　　　○尿毒症
　(3)血管障害
　　　○動脈硬化症　※脳動脈硬化症（現，慢性脳循環不全症）
　　　○※脳出血，脳梗塞，くも膜下出血，慢性硬膜下出血，仮性球麻痺
　　　　大動脈弓症候群
　　　　Binswanger 病
　　　　動静脈奇形―閉塞性血栓性動脈炎
　(4)低酸素症および無酸素症
○(5)正常圧水頭症
　(6)欠乏性疾患
　　　Wernicke-Korsakoff 症候群
　　　ペラグラ
　　　Marchiafava-Bignami 病
　　　ビタミン B_{12} 欠乏症
　(7)毒物および薬物
　　　金属
　　　有機化合物
　　　一酸化炭素
　　　薬物
○(8)脳腫瘍
　(9)外傷
　　　開放性および閉鎖性頭部外傷
　　　バンチー症候群
　　　熱発作
　(10)感染症
　　　脳膿瘍　細菌性髄膜炎
　　○真菌性髄膜炎
　　○脳炎

進行性多巣性白質脳症
Behçet 症候群
Kuru
梅毒
(11) その他
多発性硬化症
筋ジストロフィー症
Whipple 病
収容所症候群
播種性紅斑性狼瘡

以上は Wells, C. E.（池田久男訳）によるものであるが，血管障害に脳出血，脳梗塞，くも膜下出血が抜けており，動脈硬化症も慢性脳循環不全症（脳動脈硬化症）とすべきである．

※：著者挿入
○：とくに重要なもの（著者指定）

2）鑑別を要する主な疾患

老年者の脳疾患の多くは知的機能低下，意欲減退，自発性低下，幻覚，妄想などを示すことがあり，鑑別すべきものが多い（表44）．

(1) う つ 病

うつ状態が痴呆の初期に出現しやすいことから pseudodementia[146]と呼ばれたことは前述した．

すなわち，痴呆の初期症候であることが少なくなく，痴呆に先行するものと考えられたのである．

うつ病は老年者に少なからず認められるものである．

表44 痴呆と鑑別すべきもの

うつ病	慢性脳循環不全症
せん妄	精神分裂症
脳梗塞	失語症
慢性硬膜下出血	神経症
脳腫瘍	慢性髄膜炎
正常圧水頭症	粘液水腫
	その他

うつ病においても明らかな recent memory の障害，見当識障害を示すことがある．

うつ病では自発性低下，対人接触の障害などがあり，まず基本的に抑うつ状態が認められるが軽度の場合は単に自発性減退，意欲低下のみを示すに過ぎないことがある．

うつ病では既往歴や発症の時期がより明らかであり，また協力が不良であっても質問を繰り返せば，見当識障害，記憶力障害などの認められないのが常である．

痴呆例で最も早期に，かつ比較的普遍的に出現する症状は記銘力・記憶力障害であるが，明らかな痴呆を有する例が自らこれを訴えることは少ない．

老年者で記銘力・記憶力障害を強く訴える場合は，痴呆よりまずうつ病を考えてみることが望ましい．うつ病では発語などが少なく知的機能検査などに協力が得られないことも加って痴呆と誤まれやすい．

感情面では，痴呆例では感情的反応は一応状況に適合しているものであるが，過剰に過ぎることが多く，感情の起伏が烈しいが，うつ病では感情面の障害は痴呆より広範であり，かつ動揺性に乏しいことも参考となる．

頑固な不眠は老年者のうつ病の症状の一つであり，不眠が不安感を増強させることになる．

したがって老年者で頑固な不眠，薬物に抵抗性の不眠のある場合はうつ病を考えてみる．この不眠は抗うつ剤に反応することが多く，うつ病の改善とともに改善を示す．

うつ病でも妄想があり，とくに難聴，視力障害などから被害妄想，罪業妄想などが出現しやすい傾向があるが，若年者におけるごとく離人感は少ない．

食欲不振，便秘，体重減少などの身体的な訴え，あるいは身体的症候は痴呆よりはるかに多く観察される．

またうつ病は停年退職，近親者，友人の死などある程度のきっかけが見出される場合もある．

老年者において降圧薬として使用される reserpine 製剤の副作用として抑うつ状態の出現することが指摘されているが，0.5 mg 程度ではほとんどこのようなことは認められない．しかし 1 mg/日以上は投与すべきではない．

老年者では躁病は少なく，また躁うつ病でも躁病の時期は短かいとされており，印象に残らない程度といえる．

検査面では，うつ病では脳波異常は少ないが痴呆では正常脳波を示すことはまずない．CT ではうつ病の場合，年齢相応の脳萎縮所見を示すのみである．Alzheimer 型老年痴呆では同年代の場合，一般に脳萎縮の程度はより大のことが多い．また脳血管性痴呆では低吸収域の描出されない場合，PVL の明確であることが多い点がうつ病と異なるといえる．

うつ病は抗うつ薬に反応することから，疑わしい場合は抗うつ薬を投与して反応，経過をみる．

（2） 慢性脳循環不全症（脳動脈硬化症）

慢性脳循環不全症は自覚症状を主とするもので痴呆はないものである．すなわち，頭重，頭痛，立ちくらみ，めまい，手足のしびれなどの自覚症状，また軽度の記銘力・記憶力障害を示すものであるが，局在性神経症候はなく，CTでも異常を認めないものである．

精神症候として上述の記銘力・記憶力障害はあっても軽度であり，日常生活に支障を来す程のものではない．とくに見当識障害はないものであり，もしこれがある場合は脳血管性痴呆として検査，経過をみることが必要である．最近，厚生省班会議でその存在が認められ，この病名にすることになった．

（3） 脳 梗 塞

脳梗塞で皮質枝が閉鎖し高次機能 higher function の障害された場合，見当識障害，左右障害，記憶力障害，言語障害などを示す場合があり痴呆と誤まられやすい．しかし，繰り返し質問し，また経過を観察した場合は痴呆とはいい得ない所見が得られる．また，症状は改善しやすい傾向がある．多くの場合，CTで低吸収域を認めやすい．

またその他の神経症候の存在することが多い．

後大脳動脈領域の梗塞で海馬が傷害された時，著明な記憶力障害が出現することがある．これは優位大脳半球の梗塞時に出現しやすく（82%），劣位大脳半球の梗塞時は少ない（19%）[147]．

脳梗塞の場合，明らかな脳卒中発作があり，あるいは不全片麻痺，片麻痺，感覚障害などの神経症候があり，痴呆化のある場合の病名は脳梗塞＋脳血管性痴呆とするが，もし明らかな脳卒中発作がなく，また片麻痺などの神経症候がなく上述のごとき higher function のみ障害された症候を呈する場合の診断は必ずしも容易ではない．

CTで明らかな低吸収域があれば，その病巣が臨床症候を説明するに十分でなくとも脳梗塞とするが，低吸収域など局在性の所見のない場合は痴呆との鑑別は必ずしも容易ではない．しかし，経過を追って検査をすると単に高次機能が障害されただけであるか，あるいは痴呆化が存在するかが明らかとなることが常である．

（4） 初老期痴呆

(i) アルツハイマー病 Alzheimer disease

初老期痴呆の代表であり，発病年齢は50歳台が半数以上であり，平均52歳といわれるが65歳で発病した例もある．現在，Alzheimer 型老年痴呆と Alzheimer 病を同一のものとしてまとめて検索の対象としている研究論文が欧米に多い．

しかし，40〜50歳台に発症するものと70〜80歳台に発症するものが果して同一の疾患としてよいかには些か疑問もないわけではない．40〜50歳台に発症する従来の Alzheimer 病では知的機能障害がより高度でかつその進行も早い印象がある．最近は65歳未満発症を早期発症 Alzheimer 病，65歳以後発症を晩期発症 Alzheimer 病と分けることが多い．

したがって一応鑑別の対象としてとりあげた．

記銘力・記憶力障害はまず出現しある程度の病識を有する例が少なくない．人格崩壊は知的機能の低下して行くわりには比較的よく保たれており，応対などにも異常が少なく，異常な態度は少ない．羞恥心などもあり，情動失禁も著明ではない．見当識障害は早期から出現し，とくに空間見当識障害が目立つ．また失行症候も出現する．さらに健忘言語，錯話，失認なども出現し，その他言語間代，語漏，反響言語，持続症なども認められ得る．言語間代は本症にしばしば観察されるもので，ある言葉の終りまたは中間の音節を反覆するもので，吃音のようにも聴取される．したがって Alzheimer 型老年痴呆より明確であり，また大脳皮質の症候としてけいれんが出現したり，筋固縮などを認めることがあり，神経症候の出現頻度は Alzheimer 型老年痴呆に比し大である．

その他の神経症候として，不全片麻痺，筋萎縮，深部反射異常などを伴うことがある．

以上を総括すると Alzheimer 型老年痴呆に比較して知的機能低下がより明らかであり，各種の言語障害の出現しやすいこと，またけいれんなどの神経症候をより示しやすい傾向がある．

したがって Alzheimer 型老年痴呆と Alzheimer 病をまったく同一視してよいか，単なる発症年齢の相違およびこの老化の程度の差に基づく臨床症候に過ぎないかは，なお検討の余地があるともいえる．

検査面では，脳波所見は初期は比較的異常度が少ないが，経過とともに悪化を示しやすく徐波化が著明な場合が多い．しかし，初期からある時期まで速波の出現が多い例もある．

CT ではとくに Alzheimer 型老年痴呆と異なるところはないが年齢の割に脳萎縮所見が明らかである．PVL の出現は脳血管性痴呆に比し少ない．

経過は4〜8年，平均6.8年であり，アルツハイマー型老年期痴呆より短いといえる．

頻度については剖検された全精神障害患者の2〜4%ともされ，罹病率は Pick 病を合せて0.1%とされている．文献では女子に多い．遺伝の推定された症例も存在する．

(ii) Pick 病

Alzheimer 病より少なく Alzheimer 病が精神障害者の4%に存在するのに対し Pick 病は1.6%とされ半分以下である．40〜50歳台にピークがある．平均発症年齢は49歳であり，老年期痴呆とは年齢により鑑別可能といい得るが，一応記載する．

Alzheimer 病では知的機能低下，記銘力・記憶力低下が初発症候であるのに対し，Pick 病では人格変化，情動障害などが初発症候である．

感情鈍麻，自制力低下，異常行動など以前の人格が変化する．高度の感情の荒廃があり，病識はなく，対人的にも人を無視した態度，診察に不協力，不真目な態度を示し，ひねくれた態度，人を馬鹿にした態度など異様かつ特有といえる．

会話中に同じ内容の言葉を繰返す滞続言語が特有である．これは多くの場合，他動的に誘発される．

神経症候として錐体路症候，錐体外路症候なども出現する．

以上 Pick 病は Alzheimer 型老年痴呆に比し，人格崩壊，感情の荒廃などが早くかつ強い点が指摘される．また，人を喰ったような，人を無視した態度が特有である．これは，Alzheimer 型痴呆例にも時に認められるが，遥かに少なくかつ軽度である．

Pick 病では CT 上脳の局在性の萎縮が認められる．前頭葉，側頭葉に多い．脳波は異常を示すが必ずしも局在性異常を示すわけではなくアルツハイマー型老年痴呆との鑑別はできない．

経過は 2〜8 年で老年期痴呆より短い傾向がある．

(iii) Creutzfeldt-Jakob 病

初老期痴呆の一つとされていたが slow virus による感染症ということが分ったもので，50歳台の発症が多いが60歳を超えた老年者にも観察される．

初発症候は精神症状で抑うつ，興奮，不安，易怒などで始まり痴呆が中核症候である．その他妄想，幻覚，昏迷などの意識障害もあり多彩である．とくに痴呆が目立つ．精神症候のほかに歩行障害，病的反射陽性，四肢痙性麻痺，言語障害などや振戦，不随意運動，固縮などの錐体外路症候，また小脳症候など多様な神経症候の出現があり，老年期痴呆，とくに脳血管性痴呆との鑑別は容易である．末期にはミオクロヌスが約60%の症例に出現する．

初発は精神症候のことや，神経症候のみ，または両者同時に出現などさまざまであるが，精神症候のみで初発した場合は老年期痴呆との鑑別が必要である．

しかし，知的機能低下が著明かつ進行も早いこと，多彩な神経症候の出現をみれば鑑別は容易である．

検査所見では脳波で特有の周期性同期性発作波 periodic synchronous discharge (PSD) が出現することから容易に診断可能である．

CT では脳萎縮所見が老年期痴呆に比しより著明であり，かつその進行も速かである．

また痴呆を中心とする精神症候の出現が比較的急激である点も指摘される．予後はとく

(5) 慢性硬膜下出血

に不良で経過は数カ月から1年が大部分である．

老年者に多くみられ，かつ痴呆を示すことから，また手術により完全な治療も得られることから鑑別はとくに重要で時期を失しないようにすることがきわめて大切である．

比較的急激に出現した痴呆の場合はひとまず本症を考えてみる必要がある．

老年者における頻度は大であり，浴風会病院の一般連続剖検例で症候を示さなかったものを入れると約10％に達する年もあるほどである．頭部外傷の既往歴が明らかでないこともある点に留意する．

老年者で頭蓋内の free space が拡大していることから，髄圧亢進症候は若年者に比し，はるかに小である[148]．したがって space-occupying lesion を想定しないことにつながる（図29）．逆に神経症候，とくに精神症候，意識障害の出現頻度が大である（図30）．神経症候は軽度の不全片麻痺が多いが構音障害のないことが脳梗塞，脳出血と異なるところといってよい．また意識障害は自発性低下，意欲減退，発語減少，食欲不振などの形で出現することもあり注意が必要である．

精神症候は痴呆化が多いことからひとまず本症を考える必要があるわけである．

慢性硬膜下出血の症候は動揺に富むことが一つの特徴である．

なお，一過性脳虚血発作様症候，脳梗塞様症候を示すこともある[149]．また失神のみを呈した症例も経験されている[150]．

(i) CT

慢性硬膜下出血の診断の first choice の検査である．ただ硬膜下血腫の吸収の時期により，脳組織のX線吸収度との間の差はまちまちとなり，低吸収域，等吸収域，高吸収域などいろいろの所見を示すことがある（図31）．

新しい場合は高吸収域を示す場合もある．

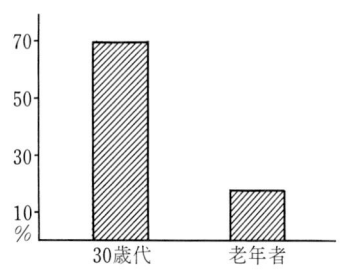

図29 慢性硬膜下出血の症候（頭蓋内圧亢進症候）
老年者では髄圧亢進症状が出現しにくい．

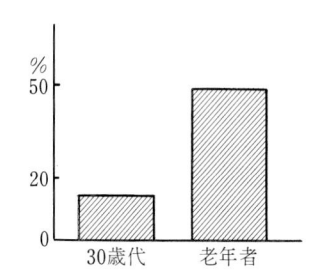

図30 慢性硬膜下出血の症候（精神症候・意識障害）
老年者では若年者に比し，精神症候，意識障害が出現しやすい．

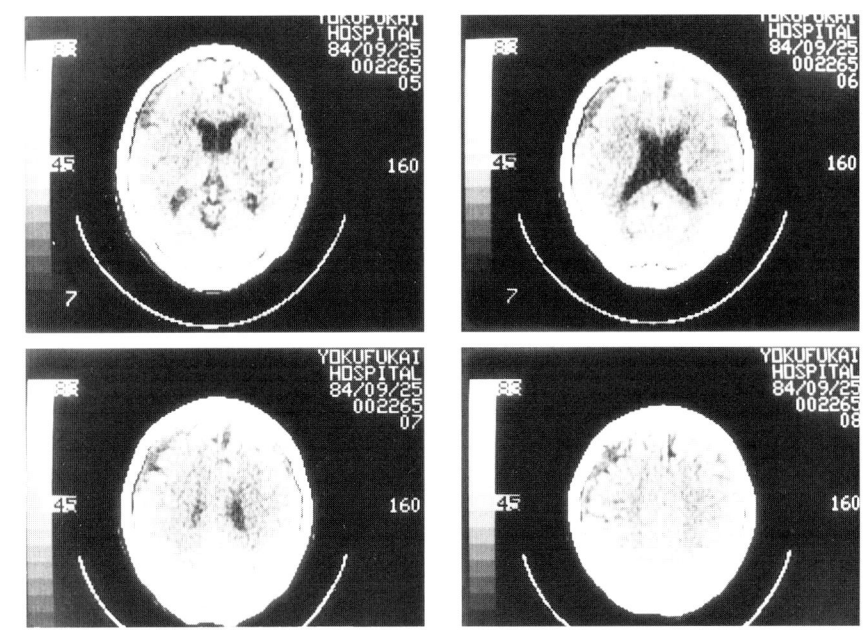

図31 慢性硬膜下出血のCT（左前頭，側頭部）

　側脳室が血腫で圧迫された像は重要な所見であるが，両側性の場合は脳室偏位が認められないことに留意する．
　老年期痴呆では偏位はない．
　高年者の場合，前頭葉，後頭葉の萎縮が著明で頭蓋骨と脳表面との間に隙間が大きく，低吸収域として描出され，慢性硬膜下出血と誤診されやすい（図32，33）．この場合，脳表面が線状ではなく，脳回のためでこぼこの感じを与えることに留意する．換言すれば血腫の場合は直線上のことが多い．確診のためには経過を追うてCT検査を実施すると慢性硬膜下出血の場合は経過とともに低吸収域が減少，消失してくる．

　(ii)　脳血管撮影

　CT検査可能の場合は省略し得る．
　前後像で無血管野 avascular area を認め得るが，この型は凸レンズ型，平凸レンズ型，または凹凸レンズ型などで血管のまったく認められない部位が脳表面に観察される．
　また前大脳動脈の健側への偏位も認められる．ただ，老年者に多い両側性出血の場合は前大脳動脈の偏位が明確ではないことが多い．したがって一側の頸動脈撮影で無血管野を認めるにもかかわらず，前大脳動脈の偏位のない場合は両側の血腫を考えて脳血管撮影を両側で行うことが必要であるが最近はMRAに代わりつつある．

106   II. 老年期痴呆の診断

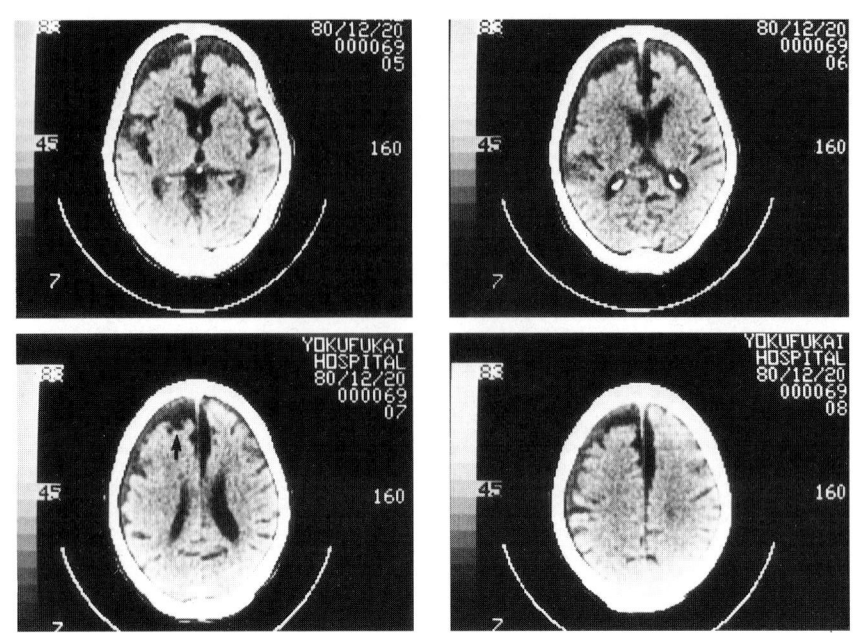

図32 加齢による脳の著明な萎縮

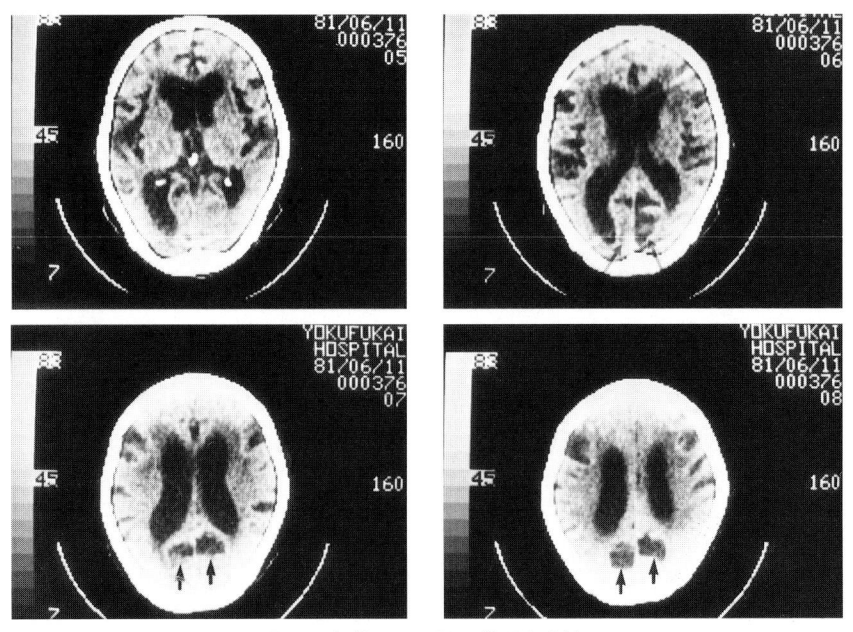

図33 加齢による脳の著明な萎縮

(iii) 髄液検査

老年者では本検査の有用性は小である．これは頭蓋内 free space の拡大から髄圧亢進症候が出現し難いためである．髄圧亢進は一般年齢の50～60％に比し約20％と少ない．

髄液蛋白の軽度増量が約30％にみられ，キサントクロミア（約20％），細胞の軽度増加などがあるが，老年期痴呆例ではこれらはみられない．

(iv) 脳　　波

特異的な脳波はないが，徐波化である．血腫の存在部に δ 波あるいは θ 波の局在性出現をみることが少なくなく，また血腫存在側に lazy activity を認める場合もある．

（6）正常圧水頭症

痴呆，歩行障害，失禁を三徴とするものであり，発症が50～60歳台であり，脳血管性痴呆の発症とその年齢に差が少ないことから老年期痴呆との鑑別のうえで問題となるものである（図34）．

本症は必ずしも考えられているほど多いとはいい得ない．図35は正常圧水頭症の厚生省班会議で1979年度に治療された症例を全国の脳神経外科医にアンケート調査した結果である．

回収された224例中正常圧水頭症と考えられたのは約半数の53.5％であった．

本症の過半数は脳血管障害の後遺の形で出現する．大部分がくも膜下出血であるが，脳

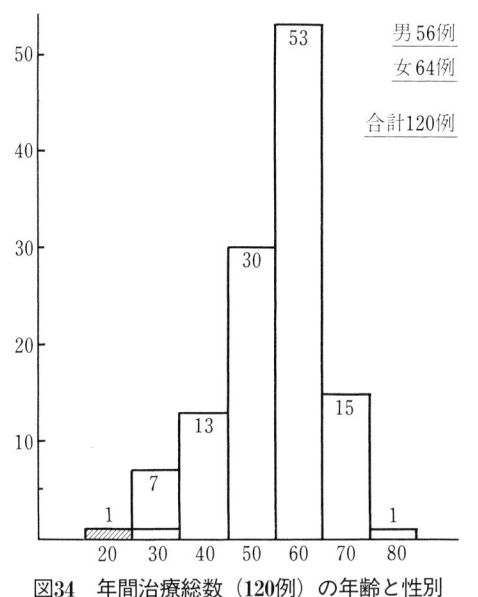

図34　年間治療総数（120例）の年齢と性別
（森安信雄，1956[151]）

a) 脳室拡大
b) 正常頭蓋内圧
c) 成人症例
d) 脳動脈瘤破裂より1カ月以上経過しているもの
e) 1979年に治療されたもの

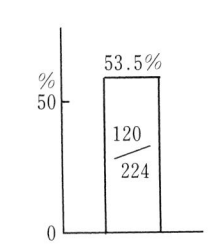

図35　特発性脳室拡大症の頻度
（森安信雄，1956[151]）

出血後に発症する場合もある(図36).すなわち,脳動脈瘤破綻によるものが45.0%,外傷12.5%,脳出血6.7%,その他の脳血管障害4.1%であり,原因不明も11.7%に達する[151].

上述の3徴候が必ずしも全例に揃って出現するわけではない.

痴呆を中心とする精神症候は60〜65%にみられるが,幻覚,妄想などが少ない点が老年期痴呆と異なるところである.意識障害を伴うことが少なくない.また精神症候も出現するが,とくに病状の進展した時期では譫妄状態,錯乱などまた無関心,無為などである.

歩行障害も漠然としたもので痙性,失調性などと明確に分類不可能なものである(図37).

尿失禁は知らぬ間に失禁するという形のものである.その他けいれん,失神発作などをみることもある.

以上,いずれも老年期痴呆と共通の症候であり鑑別の意義が大である.

くも膜下出血の既往歴に留意する.また痴呆症候があるが知的機能の低下は高度ではない点,また幻覚,妄想などが少ない点などを参考とする.本症はshunt形成術で痴呆症候が改善,消失することがあるため注目されたものである.このshunt手術例の年齢は60歳台が最も多く,80歳台は稀である[151].換言すれば,発症年齢がAlzheimer型老年痴呆よりは若い点が指摘される.

なお,shunt手術で改善される症状は知的機能よりは,副次的,あるいは周辺の症候というべき自発性低下,意欲減退などが多い[152].

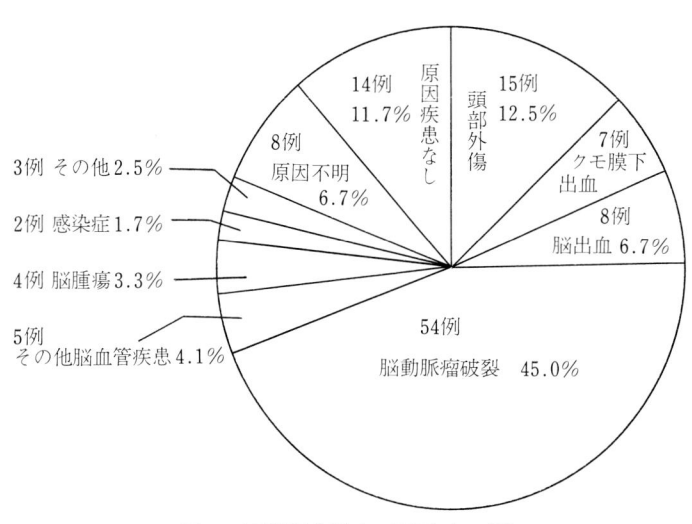

図36 正常圧水頭症の原因(120例)
(森安信雄,1956[160])

- 15例 頭部外傷 12.5%
- 7例 クモ膜下出血
- 8例 脳出血 6.7%
- 54例 脳動脈瘤破裂 45.0%
- 5例 その他脳血管疾患 4.1%
- 4例 脳腫瘍 3.3%
- 2例 感染症 1.7%
- 3例 その他 2.5%
- 8例 原因不明 6.7%
- 14例 原因疾患なし 11.7%

三徴候の出現頻度をまとめると痴呆 60～65%, 歩行障害約 90%, 排尿障害 55% でこれが常に存在するのは 27% である[152]. これらを参考とする.

臨床検査では以下のものが重要である.

(i) CT

脳室の拡大が恒常的に存在する. 脳室拡大は側脳室のみではなく, 第3脳室, 第4脳室にも認められる. その程度は中等度以上が約 90% を占める. したがって, 脳室拡大の頻度, 程度は老年期痴呆より大である.

(ii) RI 脳槽撮影（RI cisternography）

Radioisotope を腰椎穿刺で脊髄くも膜下腔に入れると正常時には約30分で大脳槽に達し, 2時間後は脳底槽に至り, 6時間後では大脳表面に到達する. 24時間で傍矢状洞, 48時間で頭蓋内から消失するのが常であるが, 正常圧水頭症では, isotope が側脳室に逆行して溜っていること, 大脳表層の isotope の動きが遅くなっていること, 場合によっては isotope が大脳表層に到達しないことなどが認められる.

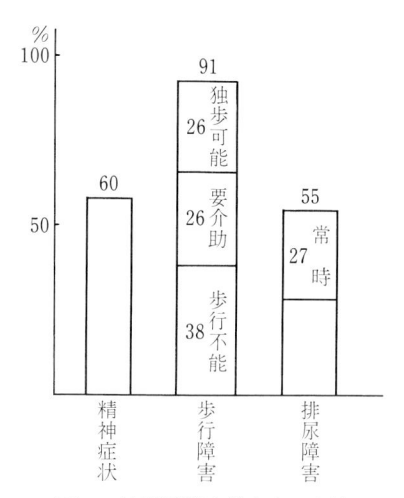

図37 特発性脳室拡大症の症状
（森安信雄, 1956[151]）

(iii) 髄液検査

本症では髄液圧は 200 mmH$_2$O 以下で 160 mmHg 以下が約 80% を占め, 蛋白, 細胞にとくに異常はない. 髄液検査では老年期痴呆と異なるところはとくにないが, 後述する脳腫瘍との鑑別上重要である.

(iv) 脳 波

特有なものはないが異常を示すことが多い. そのパターンは老年期痴呆ととくに差はないが老年期痴呆ではほとんどが異常を示す.

（7）脳 腫 瘍

老年者の脳腫瘍では髄圧亢進症候（頭痛, 嘔吐など）が少なく約半数が痴呆化を中心とした精神症候を示すことから, 痴呆との鑑別上重要なものである（図38）.

髄圧亢進症候の少ないことは慢性硬膜下出血の項で述べたごとく頭蓋内 free space が拡大しているためである.

最もみられる症候は一過性脳虚血発作様, あるいは脳梗塞様の症候であり, 約半数に認められる[162]. これは浴風会病院の症例においてもまた欧米の文献でもほぼ同じである.

脳腫瘍による圧迫症候によるものであり, 具体的には不全片麻痺, 片麻痺, 感覚障害な

110　II. 老年期痴呆の診断

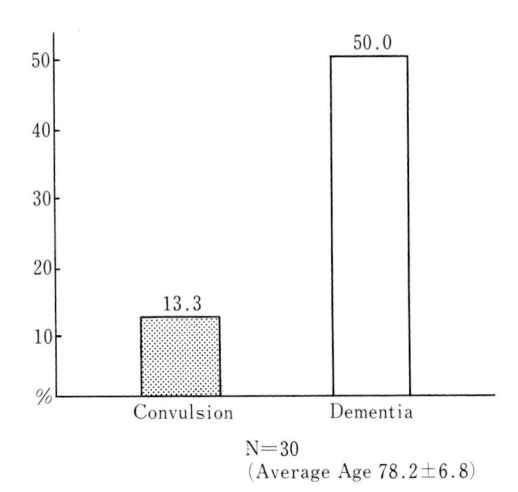

図38　脳腫瘍における痴呆化，けいれんの出現頻度

どである．また病的反射陽性，深部反射亢進なども出現する．これらは動揺に富む（圧迫症候のため）ことも指摘される．しかし，言語障害，とくに構音障害は脳血管性障害に比較して少ない点が脳腫瘍の特徴ともいい得る．

　壮年期の脳腫瘍に多いてんかん発作は老年者では約10％に過ぎない点が注目される[153]．

　なお，老年者における脳腫瘍は決して稀なものではなく浴風会病院の剖検症例で約2％にみられ約半分（1％強）は原発性，半分は転移性である[154]．

　したがって50人に1人の割合ということになり一応念頭におく必要がある．

　以上述べた事項より比較的急速に出現した痴呆化の場合，前述の慢性硬膜下出血と脳腫瘍を考慮して検索を進める必要がある．

　脳に最も転移しやすいのは肺癌であるが，浴風会病院例では他の臓器に転移の存在する肺癌の約1/3は脳に転移している[154]．

　なお，痴呆化のほかに幻覚，妄想また性的異常行動などもみられ，とくに後者は脳腫瘍の際にみられやすいようである．

　(i) CT

　脳腫瘍を疑った場合の first choice でこれによりかなり容易に脳腫瘍を発見し得る．髄膜腫は高吸収域を示すことが多く，神経膠腫の多くは高吸収域を示し，いずれも造影剤使用後に明確となる．一方，悪性腫瘍の場合は低吸収域を示す．造影剤使用により輪状の高吸収帯を示しやすい．MRIもこれに準ずる．

(ii) 脳　　波

　脳腫瘍では局在性異常（局在性 δ 波出現など）を示すことが多い．ただ他の年齢層に比較すれば老年者では広範な徐波化を示す傾向が強いことから，局在性徐波出現の頻度はより小である．しかし，繰り返して脳波検査を行った場合，局在性異常，一側性異常などを見出し得ることが多い．一方，老年期痴呆では局在性異常出現は少なく，広範性のことが常である．

(iii)　脳動脈撮影

　CT の応用される以前より最も確実な脳腫瘍の検査法であり，現在も同じである．しかし，老年者においては必要最小限にとどめるべきである．

(iv)　髄　液　検　査

　老年者では髄圧亢進は少ない．しかし，蛋白の増量をみるのが常であり，100 mg/dl 以上の蛋白増量の存在する場合は脳腫瘍を疑う．老年期痴呆では髄液は正常である．

（8）失　語　症

　失語症，とくに感覚性失語症あるいは全失語症 (global aphasia) の場合，意志の疎通が不十分なことから痴呆が存在すると誤まりやすい．

　感覚性失語症，全失語症では外部から刺激が遮断された形となることから，経過をみているとやはり痴呆化が出現かつ進展しやすいと考えられる．

　脳卒中をきっかけとして急速に痴呆の出現する例は稀ではないが，診断には慎重を要する．

（9）精神分裂病

　老年者の精神分裂症は若い時期に発症したものとされている．多いものではない．

　本症には見当識障害，記銘力・記憶力障害はなく，知的能力は保持されている．また精神分裂症では思考過程，その結論には論理的に承服し難いところがある．しかし，痴呆では経過はまわりくどくても結果は理解し得ることが多い．

　また，感情面では分裂症では動揺性に乏しく固定した印象を与える．

　CT または MRI では脳萎縮所見は少なく，また痴呆では脳波は異常を示すのに対し，本症では異常は少なく，また一般に基本波の周波数は大であり，速波の出現が少なくないことから，ある程度の見当をつけ得る．

（10）仮性球麻痺

　仮性球麻痺の大部分は脳血管障害に起因するもので多発性，広汎な小梗塞に基づく小軟化などが最も多く認められる病変である．約 43% に痴呆が合併しており，本症は脳の広範な病変によることを示唆している．

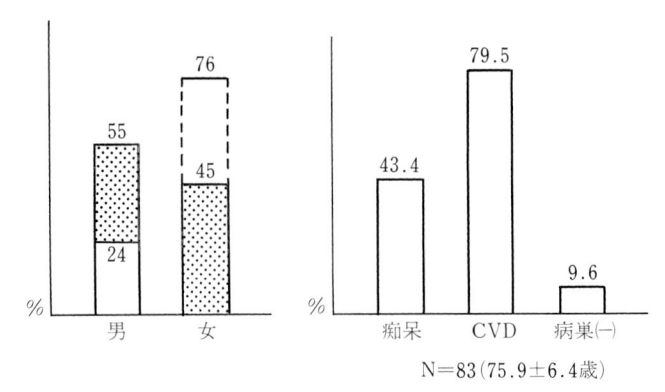

図39 仮性球麻痺の臨床と病理
仮性球麻痺は男性に多い．対象の数の相違から男24，女76の割合でよいのであるが，実際は男55，女45であり，男性に多い．

浴風会病院の成績では仮性球麻痺は男性一般剖検例の7.8%，女性一般剖検例の3.1%に存在し，男性に有意に多く，女性の2倍以上である[3]（図39）．

(11) 意識障害，譫妄状態

意識障害，とくに譫妄状態は痴呆と誤認されたり，また痴呆を確かめ得ない場合があり，十分鑑別を要するものである．

すでに述べたが，老年者では意識障害が傾眠→昏睡の line からはずれた形で表現されることがしばしばであり，発語減少，食欲減退，意欲低下などとして反映されることから意識障害ということが見落され勝ちである．

このような状態では患者の精神活動は低下，Niveausenkung の存在などから対応が不十分であり，また質問などに対する答も不適切であったり，不十分であり，知的機能の低下があると誤認されやすい．しかし，良く観察することにより意識障害であることが解り得る．

したがって，老年患者に対する対応時には常に意識障害の有無を念頭に置くことが，とくに痴呆の診断に際し必要である．意識障害の場合は経過とともに症候が動揺するのが常であり，難しい場合は経過を観察することが大切である．

譫妄 delirium は意識障害の一種で意識の内容が変化したもの，意識変容と理解されている．

定義的には中等度までの意識混濁があり，精神運動興奮が明確で，不安，幻覚，錯覚などが無秩序に交錯している状態であり，外部よりの刺激に対してはある程度反応することができる．

またこの状態における幻覚などについては完全に健忘ではなく,一部分は記憶している状態である.

DSM-IV における譫妄の定義[155]は以下のごとくである.

A. 注意を集中し,維持し,転導する能力の低下を伴う意識の障害（すなわち,環境認識における清明度の低下）.
B. 認知の変化(記憶欠損,失見当識,言語の障害など),またはすでに先行し,確定され,または進行中の痴呆ではうまく説明されない感覚障害の出現.
C. その障害は短期間のうちに出現し(通常数時間から数日), 1 日のうちで変動する傾向がある.
D. 病歴,身体診察,臨床検査所見から,その障害が一般身体疾患の直接的な生理学的結果により引き起こされたという証拠がある.

以上が一般身体疾患を示すことによる障害としており,その他物質中毒譫妄,複数の常用薬による譫妄などと記載されているが,他は省略する.

譫妄の原因はさまざまであり,脳出血,脳梗塞などにも起こる.また稀には慢性脳循環不全症にも出現し得る.

譫妄の主な原因について飯島ら[156]は表45に示すようなものを挙げている（著者改変）.

表 45

原因の分類	譫妄の原因
イ) 治療薬による中毒	利尿薬,鎮静薬,鎮痛薬,抗ヒスタミン薬,抗パーキンソン薬,抗うつ薬,Cimetidine,ジギタリス薬など
ロ) 酒精中毒	急性中毒,慢性中毒からの離脱
ハ) 心血管系の障害	うっ血性心不全,心筋梗塞,高血圧性脳症
ニ) 感染症	肺炎,尿路感染症,敗血症,髄膜炎,急性伝染病など
ホ) 代謝性脳障害	水分・電解質の不均衡,肝不全,腎不全,糖尿病,栄養障害,ビタミンB欠乏など
ヘ) 脳血管障害	一過性脳虚血発作,脳出血,脳梗塞,慢性硬膜下出血など
ト) 脳内および脳外の新生物,外傷	頭部外傷,手術,火傷,大腿骨骨折など

これらのうちで老年期痴呆との鑑別でとくに問題となるのは(イ)(ホ)(ヘ)である.とくに他の症候に乏しい(イ)に注目する.(ハ)(ホ)では他の症候が明確であったり,既往歴などから問題は少ない.

また(ヘ)の脳血管障害は頻度からみて最も多いものであり,(ト)の大腿骨骨折も老年者では譫妄状態の原因として少なくないものである.

痴呆と譫妄の鑑別診断を Lipowski[157] に従い一部修正して述べる.

譫妄状態の出現は一般に夜間が多くかつ急速であるが，痴呆は緩徐に発症し，夜間にとくに異常を示すわけではない．

譫妄状態の継続は短かく数時間から数日，時に数週間続くが，痴呆は年単位である．

譫妄状態では見当識障害が障害されており，記憶力も最近のもの，直前の出来事などが障害されている．一方痴呆では見当識障害は程度の差はあるが障害されている．

譫妄では注意力は散漫あるいは障害されており思考も夢幻様で思考の緩徐化があるが，痴呆では注意力は通常正常であり，思考は貧弱である．

睡眠，覚醒のサイクルは常に障害されている譫妄に対し，痴呆は一応保たれている．

譫妄には身体的な疾患や病的状態あるいは薬物中毒などが存在するのが常であるが，痴呆では身体的異常は少ない（Alzheimer型老年痴呆の場合はとくにそうである）．

経過については動揺があり，夜間に悪化し，永続的ではない．一方痴呆では安定した状態が比較的多い．譫妄は可逆的であり，鑑別には経過を観察することが大切である．

(12) 神経症

痴呆の初期は神経症と紛らわしい．記銘力障害などを訴えても繰り返して質問をすると障害のないのが常である．知的機能の低下，見当識障害も認められない．判断力，感情反応に異常が存在しても神経症では感情的な内的葛藤が原因であり，痴呆ではいろいろな事象の重要性のランクづけが不十分となっているため判断が障害されている．

神経症ではCT所見は年相応の脳萎縮像のみであり，痴呆に比し脳萎縮の程度は軽い．

(13) Parkinson病

Parkinson病では無動，ひっこみ思案，無口などから痴呆と誤まりやすい例がある．

従来，Parkinson病では知的機能の障害されることが少ないとされていたのであるが，最近，高齢者が多くなったせいもあると考えられるが本症に痴呆の合併する例が多くなりつつある．

例えば対照（配偶者）をおいた厳密な調査[168]でも平均70.4歳のParkinson病例の32%に痴呆が観察されており，抗パーキンソン剤（l-DOPA）投与との関連はない（図40）．

脳卒中後の経過中にParkinson病の合併してくる例が稀ならず認められる．

筆者の検討では一般にParkinson病例は正常血圧あるいは低血圧傾向を示し，脳動脈硬化も軽度で痴呆を示さない傾向があるが一方，少数例では高血圧があり脳動脈硬化も著明で，痴呆を示す例がある[3]．後者は脳動脈硬化性パーキンソニズムに相当するものである．この型のパーキンソニズムは固縮を主とするものが多く，振戦は少なくl-DOPA製剤に対する反応性は少ない．

Parkinson病の場合は固縮，振戦，運動過少などパーキンソン症状があることから痴呆

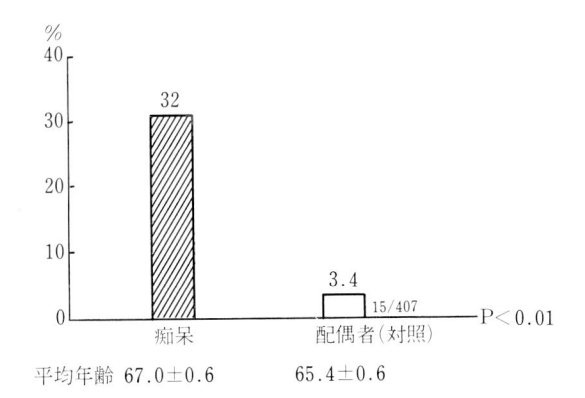

図40 Parkinson 病における痴呆
(Lieberman A ら，1979[168]より作成)

との鑑別は容易である．しかし痴呆例で寝た切りとなって屈曲性対麻痺が出現した場合，また痴呆例で末期に固縮の出現した場合などは Parkinson 病の診断は困難である．

メモB　Parkinson 病における脳動脈硬化と痴呆

a．Parkinson 病（Parkinsonism を含む）と血圧，脳動脈硬化，痴呆

浴風会病院における痴呆を伴わない Parkinson 病74例中血圧 160/90 mmHg 以下の正常血圧者は19例（25.7％），収縮期血圧 200 mmHg 以上あるいは拡張期血圧 110 mmHg 以上の高血圧は 16.2％である．Parkinson 病で痴呆を示す49例では正常血圧が 8 例（16.3％）高血圧例は11例（22.4％）で高血圧がより多い[3]（図41）．

すなわち Parkinson 病には高血圧があり，痴呆化を示す例が存在するが少数派である．

Parkinson 病123例中剖検により脳動脈硬化まったくなかった例，あるいはあってもごく軽度のものは39.8％であり，一方，非 Parkinson 病1,542例中，脳動脈硬化がないかあってもごく軽度のものは 11.0％であり，Parkinson 病では脳の動脈硬化の軽度あるいはない例が有意に多い（$p<0.05$）（図42）．

Parkinson 病を痴呆の有無により 2 群に分けると痴呆のない群では脳動脈硬化のない例は 57.7％，脳動脈硬化の著明な例は 10.8％で前者に有意に多い（$p<0.05$）．一方，痴呆を伴う群では脳動脈硬化のない例は 20.4％，脳動脈硬化著明例は 40.8％で脳動脈硬化の著明な例が多い[164]（図43）．

以上を総括すると，血圧が正常で脳の動脈硬化の軽度あるいはまったくない Parkinson 病は Parkinson 病の多数を占めている．そしてこの群では痴呆の出現することは少ない．

一方，少数ではあるが高血圧があり，脳の動脈硬化が著明で痴呆化を示しやすい Parkinson 病は確実に存在する．

b．Parkinson 病と痴呆

Parkinson 病では dopamine 作働系に比し acetylcholine 作働系の活動が亢進したためとする考えが支配的であり，この均衡を正常の状態に戻すべく抗 acetylcholine 製剤（Artane）を投与するか，あるいは dopamine 系の作働を増強させるために dopamine を増加すべく l-DOPA を投与している．

116　II．老年期痴呆の診断

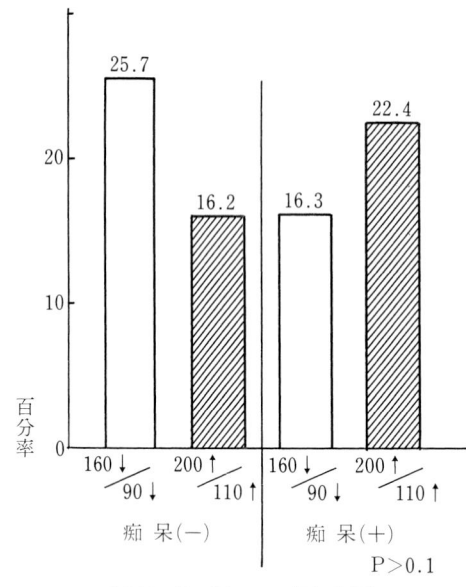

図41　Parkinson 病と血圧
Parkinson 病例では正常血圧例が多い．しかし，痴呆を示す少数例では高血圧を示す場合が多い．

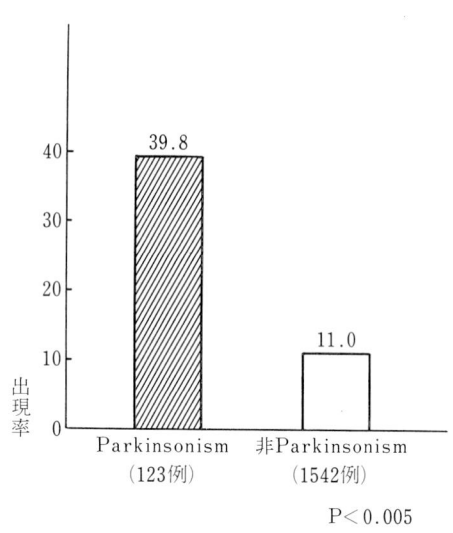

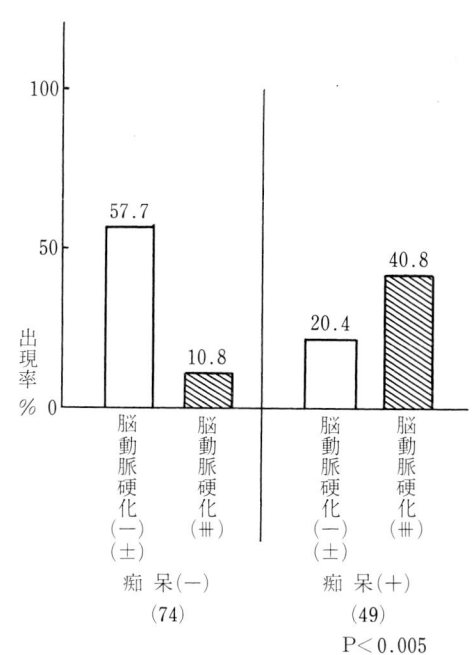

図42　Parkinson 病と脳動脈硬化（脳動脈硬化なし，またはごく軽度例）
Parkinson 病例では，脳動脈硬化のない例は有意に多い．

図43　Parkinson 病と脳動脈硬化
Parkinson 病では一般に脳動脈硬化のない，あるいはあっても軽度の例が多いが，痴呆を示す少数例では脳動脈硬化を示す例が有意に多い．

いずれにせよ acetylcholine 作働系の機能低下が存在する．一方，痴呆の生化的面で述べたごとく Alzheimer 型老年痴呆では大脳皮質などの acetylcholinesterase, choline acetyltransferase などの減少があり，choline 作働系の著明な障害の存在することが考えられている．

これら2つの事実を総合した場合，choline 作働系の機能亢進のある Parkinson 病に痴呆が出現しにくい可能性が推定できるのである．

最近は Parkinson 病における痴呆の出現頻度大となり，報告では 20〜80％[146)〜151)]に達している（表46）．

ここで一つの報告例[158)]の具体的成績を述べる．まず520例の Parkinson 病を8年以上経過をみた結果，168例(32％)に中等度から高度の痴呆を認めている．痴呆例は平均70.4±0.6歳，非痴呆例は65.5±0.5歳と前者が有意に大ではあった（$p<0.05$）（図44）．

Parkinson 病の発症年齢は痴呆例で62.8±0.8歳，非痴呆例で58.5±0.7歳とやはり痴呆併発例で有意に高年齢であった（$p<0.05$）．

しかし，同じ年齢の配偶者を対照とした場合，すなわち，Parkinson 病の年齢は67.0±0.6歳，配偶者の年齢は65.4±0.6歳で有意差はない状態で，痴呆の出現は Parkinson 病で32.0％，配偶者で3.4％と Parkinson 病例では痴呆の出現が約10倍の割で有意に多い（$p<0.01$）．また痴呆出現は l-DOPA 製剤とは関連はない（図45）．

したがって痴呆の出現は年齢よりも Parkinson 病そのものにより関連が深いものといえる．

痴呆例では Parkinson 病の発症が非痴呆例に比しより遅いだけではなく，短期間による重篤な症候を示す．また l-DOPA 製剤に対する反応はより不良である．

以上の成績から，痴呆を伴う Parkinson 病と痴呆を伴わない Parkinson 病は異なった疾患の可能性があることが示唆されている．Parkinson 病には高血圧があり，脳動脈硬化

表46 Parkinson 病における痴呆の出現頻度

研究者	症例数	痴呆の頻度(％)	対象の種別
Patrick & Levy(1922)	146	2	臨床例
Lewy(1923)	70	77	〃
Mjönes(1949)	238	72.0*	〃
Pollock & Hornabrook(1966)	131	20	限られた地域の対象
Hoehn & Yahr(1967)	672	14	臨床例
Lelesid & Wanamaker(1972)	153	40	〃
Loranger, et al(1972)	63	37	〃
Martin, et al(1973)	100	23**	〃
Martilla & Rinne(1976)	444	29	限られた地域の対象
Lieberman, et al(1979)	520	32	臨床例
Mindham, et al(1982)	40	20	〃

*40％は反応性あるいは器質型の症候を示したが後者がより著明であった．
**中等度〜高度の例の百分率　　　　　　　　　　（Mortimer, J. A, et al による）

II. 老年期痴呆の診断

が著明である少数派が存在することを示した筆者の成績[164)]に相通ずるものである．

以上，Parkinson 病の 20〜40％ほどに中等度以上の痴呆の出現することは確かである．痴呆の発現は Parkinson 病の発症の遅い例，また運動障害とくに運動減少の明確な例に出現しやすい傾向がある．

Parkinson 病に痴呆の出現しやすい理由は明らかではないが，一つは脳血管障害，とくに脳動脈硬化の役割が考えられ，筆者のこれを示唆する成績は前述したところである．

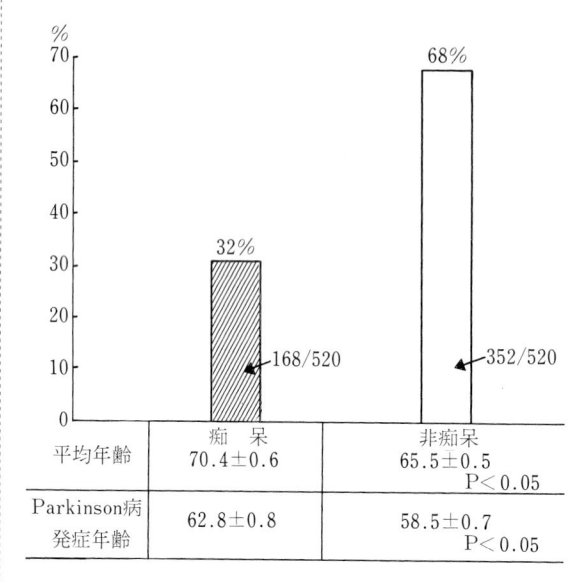

	痴呆	非痴呆
平均年齢	70.4±0.6	65.5±0.5 P<0.05
Parkinson病発症年齢	62.8±0.8	58.5±0.7 P<0.05

痴呆 32% (168/520), 非痴呆 68% (352/520)

図44 Parkinson 病における痴呆
(Lieberman A ら，1979[158)]より作成)

L-DOPA治療群 33%，L-DOPA治療(−)群 28%

(19%治療前 / 81%治療後)　効果（痴呆例＜非痴呆例）

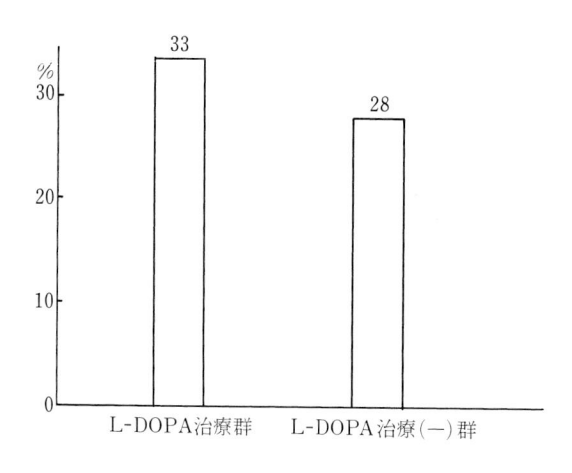

図45 L-DOPA 治療と痴呆
(Lieberman A ら，1979[158)]より作成)

その他，大脳皮質の原発性の障害を考えるものと皮質下の障害が知的機能低下の原因とする考えもある．

Parkinson 病に使用されるほとんどすべての薬物は精神症候を副作用として出現させるものであるが，これらの薬物が痴呆発現にどの程度の役割を果しているかは不明である．

いずれにせよ，Parkinson 病における痴呆出現機序の解明は両方の疾患の発現機序の解明につながる重要なものと思われる．

(14) 慢性髄膜炎

老年者の慢性髄膜炎では発熱などの炎症症候に乏しく，不定の精神症候，神経症候を示すことがあり，精神症候として痴呆化をみることがある．髄液所見が診断を確実にする．

(15) 粘液水腫

とくに老年女子に多く認められる．

甲状腺機能低下症では動作緩慢，精神活動の低下とともに痴呆化を示すことがある．

粘液水腫，甲状腺機能の低下，心電図異常（心筋障害，低電位），血清コレステロールの上昇などに留意する．この場合は甲状腺薬などの投与により痴呆化は改善する．

(16) そ の 他

Wernicke-Korsakoff 症候群，尿毒症，慢性アルコール中毒，脊髄小脳変性症，進行性ミオクロヌスてんかん，進行性核上麻痺，Huntington 舞踏病，ペラグラ，水銀中毒，一酸化炭素中毒，多発性硬化症，などがあるが実際の臨床上は少ないものであり，また各種症候で診断が容易であり省略する．

〔ノート11〕 老年期痴呆の疫学

わが国における老年期痴呆の頻度についての疫学的調査は60歳以上で3.5〜4.5%，65歳以上で4.1〜6.6%となっている．この中には地域の老年者と施設在住老年者をも合計した統計があり，6.6%と高いが，他は4.0〜4.8%である．

最近，長谷川ら[27]，柄沢ら[159]（1978年）は東京，および神奈川県で疫学的調査を行い有病率は4.5〜4.8としている．

したがって老年期痴呆の有病率はほぼ4.6%内外といえる．この計算からすると東京都で約5万，全国で約50万という計算になり，現在（1985年）は，これが約6万，および約60万といわれており，200人に一人の割合となる．

老年人口の増加とともにこの数値は増加するわけであり，きわめて頻度の高い疾患となるわけである．

欧米における老年期痴呆の有病率についても65歳以上をとった場合，わが国におけると大差はない．報告は地域老年者に対して疫学的調査を行ったものか，入院あるいは施設入所者を対象としたものかによって動揺が認められる（表47）．

II. 老年期痴呆の診断

表47 痴呆老人の出現率の比較(65歳以上)

調査地域 調査者 (調査時間) 老人のサンプル数	イングランド Sheidon (1948) 369	スコットランド Primrose (1962) 222	デンマーク Nielsen (1963) 978	イングランド Kay (1964) 297	東京都 長谷川ら (1974) 4716
老化性精神疾患 老年痴呆 および 脳動脈硬化性痴呆	3.9%	3.6%	3.1%	4.6%	4.5%

(柄沢昭秀, 1981[159])

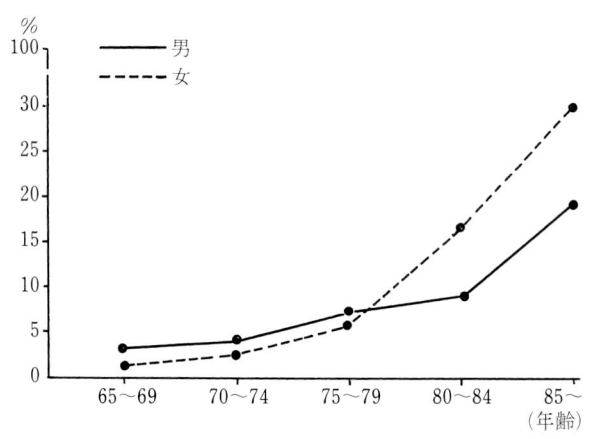

図46 年齢別, 男女の痴呆出現率 (東京都, 1974)
(柄沢昭秀, 1981[159])

　1970年以後で，500例以上の対象について調査成績は60歳以上で6.3%，65歳以上で3.8～6.2%であり，おおよそ4～5%と考えてよいものである．

　以上を総括すると老年期痴呆の出現頻度には人種差はほとんどないといい得る．

　年代別の老年期痴呆の有病率をみると長谷川ら，柄沢らによると，65～69歳，1.2～1.9%，70～74歳，2.6～3.8%，75～79歳，4.7～6.1%，80～84歳，10.8～13.7%，85歳以上20.8～26.7%である（図46）．

　すなわち，85歳以上では平均して約25%強ほどが痴呆を示すことになる．

　これらの調査における Alzheimer 型老年痴呆と脳血管性痴呆の割合は1：2～2.5であり，脳血管性痴呆の多いことが指摘される．

　大塚[160]は1988年以前と1988年以降のわが国の痴呆の疫学的調査をまとめている．これらに基づいて痴呆例の数を推定している．

　それによれば，平成2年の65歳以上の痴呆例は1,009,819人で65歳以上の人口の6.8%を占めている．そして平成12年には1,557,725人で65歳以上の人口に占める割合は6.9%，平成17年には，それぞれ1,887,597人 7.6%，27年にはそれぞれ2,621,647人 8.4

%，37年にはそれぞれ3,134,627人 9.7%，47年にはそれぞれ3,365,279人 10.5%なり平成47年頃がピークとなる．

　一般に痴呆例は女性には男性の約2.5～3.0倍多いという成績が得られている．

　75歳以下では脳血管性痴呆が男性により多く75歳を超えると女性に多くなっている．

　欧米の報告では Alzheimer 型老年痴呆は脳血管性痴呆より多いが，とくに75歳以上で明らかである．また男性では脳血管性痴呆が75歳以下で多いが，前述したごとく女性ホルモンの役割のためと考えられる．

　痴呆の性差について全体として女性に多いが，とくに80歳を超えると女性に多くみられるが，この理由は明らかではないが，筆者は一つの考えを有しており後述する．

　いずれにせよ，女性が男性に比し長命であり，容易に80歳に到達し得るのに対し，男性では80歳以上生き延びることは mental および physical に elite であることを意味するものと考えられる．このような見解は老年者脳波の性差で筆者の指摘したところである[8]．

　自然界のすべての動物は2～3の例外を除き雌が雄に比し長命であり，このことは種族保存のうえで必要な生物学的な原則と考えられる．

　人もこの例外ではないのであり，ほとんどすべての人種において女性が男性に比し長命であり，平均寿命が3～5歳男性より長いのは以上の原則によるものと考えられる．

III. 老年期痴呆の治療

　老年期痴呆は非可逆性の脳の老化が基本にあることから症候の改善は難しく，治癒は得られない．しかし，対応によっては一部の症候の改善が得られることがあり，とくに脳血管性痴呆では薬物に反応を示すことがある．

　老年期痴呆の中核となっている知的機能低下の改善を得ることは困難である．しかし，周辺の症候すなわち，自発性低下，うつ状態，意欲減退，情緒障害，幻覚，妄想，発語減少，行動異常などは，環境の調整，適切な患者への対応，また薬物療法，とくに薬物療法によりある程度反応を示すことが少なくない（図47）．

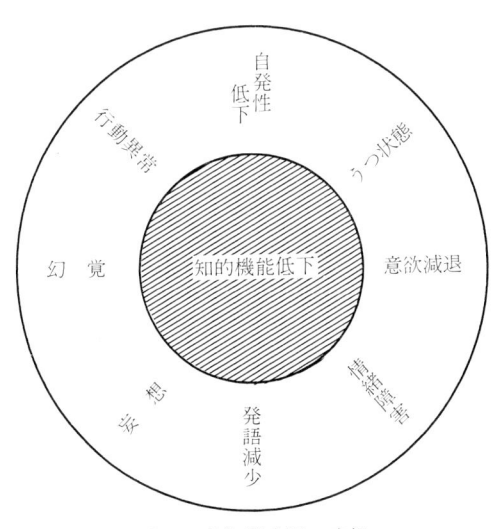

図47　老年期痴呆の症候
老年期痴呆の中核症候である知的機能低下の改善は困難，不可能であるが，周辺のいろいろな副次的症候は薬物療法その他により改善を示し得る．

したがって，綿密な配慮のもとに各種治療を試みるべきである．

治療は大別して，1）患者への対応，2）環境の調整，整備，3）薬物治療，4）適切な看護などに分けられる．

1．患者への対応

痴呆患者は予想外に神経が細かいものであり，ぼけた人などと軽べつした態度は絶対に許されないものである．心の触れあいは痴呆例でもきわめて大切なものであり，心暖く接することが対応，治療の第一歩である．

例えば，環境に対してきわめて敏感である．神経質な人が部屋やベッドが変ったため寝つかない，不眠傾向であると訴えやすいが，痴呆例でも同じことがしばしば経験される．すなわち環境の一寸とした変化で不穏状態を示したり，その他の異常行動を示すことがある．とくに，入院当日から2〜3日にかけて夜間興奮することがしばしばである．

このようにきわめて敏感な面があり，かつ人をみていることから，常に暖かい態度で接し知能の低下した人という見方は絶対にとるべきではない．

一個の人格の保たれた老年者という見方で常に接するべきであり，心の接触は好ましい影響を与える．不用意な言葉や発言が患者を傷つけることから，患者のヘマや異常な行動に際しても感情的にならず，冷静な対応が望まれる．

知的機能は低下しても感情面では正常に近いことがしばしばであり，十分留意する必要がある．

また接触の少ないことは不安感や阻外感を抱かせることから，家族ができる限り多く接触するように指導することが大切である．

老年者の特徴ともいえるが，痴呆例でも過去のことを繰り返し述べたり，同じことをくどくど話すことが多いが，できる限りこれに耳を傾け，合槌を打ち，また時に質問することは過去の記憶に対して影響を与えることになり好ましいものである．くどくどと同じことを述べる場合，これに耳を傾けることは過去における患者を評価する形でもあり患者に自信と自尊心を与える，あるいは高めるのに役立つものである．

次に老年者，あるいは痴呆例であるとして，あまりにも保護的な接触をすることは好ましくなく，安易な依存性を増強することになる．

したがって，保護的な態度を持ち，患者ではできるだけのことは自分でやらせるように試みる必要がある．また，適切に行った時はこれを賞賛するようにして自信をつけさせ，

可能な限りは自分で行うようにしむけることが望ましい．

家族の一員として接する態度がすべての面で良い影響を与える．

なお，失敗しても叱ったり，侮辱した態度は取らないこと，うまくできた場合は感謝の言葉や感謝の気持を表現する態度をとることなども大切である．

以上をまとめると，家族の一員として人格を尊重した心暖い態度で接すること，接触を多く計ること，自尊心を傷つけるような言葉，態度をとらず，自信を持てるようにし，自分で可能なことはできる限りさせるが，精神的には保護的であること，患者の話には耳を傾け，合槌を打ったり，質問したりして，無視するような態度は取らないことなどを家族や看護者に指導，実行させることが主治医として重要なことである．

メモC　コミュニケーション

痴呆例についてその患者の過去のこと，とくに過去の業績あるいは趣味などを話題にすることは治療のうえでも好ましいものと考えられる．例えば，脳血管性痴呆例で程度は中等度の場合，いろいろな質問に対して十分な応答は少ないのであるが，患者の職業のうえでの業績を話すとイキイキして答えることが経験される．また登山が趣味であった症例に山の写真集をみせた場合，発語が少なく，コミュニケーションが不十分であっても，これについてはかなりの発語を示すことも経験される．

とくに注目されるのは，ある企業の社長であり脳卒中後に徐々に痴呆化の進んだ症例で，他の領域の質問に対しては応答が不十分であるが計算についての答えは異様に良いことなどが認められる．

このようなことから患者の得意の面について質問をしてコミュニケーションを得ること，また自信をつけることなどは治療のうえでも好ましいものである．

2．環境の調整

前述したごとく老年者もそうであるが，痴呆例では新しい環境への適応，あるいは急激な環境の変化に対する適応がうまくできないこと，時間がかかることが指摘される．

したがって，できれば慣れた場所に住むことが最も好ましいことであり，同居する人も慣れた人であることが良い．

また住居も患者の住みよい場所を与えることが望ましく，新しく同居する人の場合も患者との従来の人間関係を考慮して欲しいものである．

同居する家族も患者に対して十分理解を持ち協力的であることが必要である．

居住する部屋，便所の位置，ベッドなどについても患者のADLの程度，痴呆の程度によ

り配慮する．

3．生活管理（病院，施設において）

　患者の対応の項においてほぼ述べたが，老年期痴呆は脳血管性であれ，Alzheimer 型であれ，多くは愛想は悪くなく，楽天的で，対話なども終始支離滅裂ということはなく，まったく理解し難い非合理的な面は比較的少ない．
　したがって生活管理としては，人格を認め，心暖い接触を計ることが必要であり，知能の低下した人，人並みでない人と馬鹿にした態度で接することは絶対避くべきであり，痴呆が高度であっても人格を尊重した態度で接することが大切である．
　症例によっては高度の痴呆であっても人格を無視した態度を敏感に受け止めたり，また人をみることが少なくない．
　心温かい接触とともに身体的状態についても留意する．すなわち，臨床例では失禁，褥瘡などに対する処置を行い，不潔のままにおかないこと，できれば規則正しい排便の習慣をつけることは失禁の予防に役立つ．
　また，屈曲性対麻痺を防ぐ意味において，下肢の運動を試みさせる．リハビリテーションのプログラムに乗り得る程度の運動障害例では，これが精神活動にも好影響を及ぼし得る．
　徘徊の多い場合のみではなく，一般に痴呆患者は個室などに幽閉した形におかず，一定の広さの廊下，病棟，あるいは中庭などある限られた範囲を自由に歩けるが，それ以外は鍵あるいは柵で他の場所に行けないようにし，開放的な生活を行わせることが大切である．
　例えば，病棟内では患者どうしがお茶を飲むとか歌をうたう，会話をするなど他の患者との接触を計ることも良い影響を与えるといえる．
　ただ徘徊に際し，転倒してとくに多い大腿骨頸部骨折を起こさないようにしなければならないが，これの予防はかなり困難である．
　具体的な一例として，記銘力・記憶力が著明に低下し，自分の病室に帰り得ない例をしばしば経験するが，このような場合，病室に大きな紙に名前を書いてはっておくとか，その他言ってもわからない場合は，紙に文字を書くとかえって理解することもある．
　老年期痴呆の生活管理は困難なものであるが，症例に応じてそれぞれ工夫をこらし，要は残っている脳の機能をできる限りひき出し活用し，大切にすることが原則である．
　なお，前述のごとく老年期痴呆患者は環境に対する順応が悪いのが常である．したがっ

て，痴呆例の入院の際，入院初期，とくに入院当夜などは譫妄状態の出現などに十分留意する．

4．薬物治療

高齢者では，痴呆以外にもいろいろな疾患あるいは病的状態を示している例が多く，痴呆以外の疾患に対する治療，管理も必要であるが，ここでは痴呆の薬物療法に限って述べることにする．

老年期痴呆の薬物療法については，1999年10月ドネペジル donepezil（アリセプト Aricept）がはじめて Alzheimer 型老年痴呆に対する抗痴呆薬として承認された．しかし，脳血管性痴呆に対しての抗痴呆薬というものはない．

表48 老年期痴呆の薬物療法

1)	抗痴呆薬
2)	抗精神病薬
3)	抗不安薬
4)	抗うつ薬
5)	脳代謝改善薬
6)	脳循環改善薬
7)	その他

この型の痴呆に対しては，抗血小板作用をする脳循環改善薬，脳代謝改善薬などを投与するが，厳密な方法で脳血管性痴呆に有用性の認められた薬剤はない．後述するように脳血管性痴呆の多くは多発性脳梗塞が多く，いわば脳卒中後遺症の一つの型ともいえることから，脳循環代謝改善薬を試みてみる価値があり，健康保険上も問題は少ない．

これらに加えて，症例の症候に応じてその他の薬剤を頓用として，あるいは短期，または比較的長期間にわたり投与するのが一般的なものといえる．

例えば症例がうつ状態を示しやすい場合は抗うつ薬，また幻覚，妄想などが明確な場合は向精神病薬の major tranquilizer などを投与する．

また，夜間譫妄など譫妄状態，興奮などの場合は向精神病薬，minor tranquilizer などを使い，また不眠などの場合は睡眠薬を使用するといった形である．

薬物療法は大別して，向精神薬(抗精神病薬，抗うつ薬，抗不安薬)，脳代謝改善薬，脳循環改善薬によるものである（表48）．

〔ノート12〕 **老年者薬物療法の注意点**

老年者の薬物療法に際しては他の年齢層と比較してとくに注意が必要である．

まず副作用の多いことである．これは薬物を代謝する肝臓，排泄に関与する腎臓の働きが老化とともに低下し，多少とも度を過ぎた投与量の場合，対応し切れないことが多いためである．

例えば薬物療法を受けた1160例中10.2%に副作用の発現があり，これを59歳以下，60歳以上に分けた場合，前者で15.0%，後者で63%と老年者では約4倍副作用の出現頻度が大である（図48）．

とくに中枢神経系に抑制的に作用する薬物の作用は予想以上に強く出現する反面，中枢神経系に対して賦活的に作用する薬物の作用はより弱く出現する傾向がある．

したがって，向精神薬の投与には十分の留意が必要であり，少量から始め，反応をみて増量する態度が必要である．

腑におちない意識障害，あるいは意識レベルの低下の場合はまず投与している薬物のチェックをすることが大切である．

老年者では薬物の過量投与，あるいは不適切な投与による医原性の病態が決して稀なものではないことを常に念頭におくことが必要である．

もう一つの留意点は minor tranquilizer による筋弛緩作用である．

Minor tranquilizer のあるものには筋弛緩作用がかなり強いものがある．この筋弛緩作用は老年者にとくに強く出現しやすい．例えば diazepam（Cercine）は老年者に強い筋弛緩作用を示し，立ちくらみ，めまい，歩行障害，小脳失調などを示すことがある．また頭重，頭痛などを訴えることもある．

例えば老年者に chlordiazepoxide を投与し筋弛緩作用の出現した場合，同じ筋弛緩作用を若年者に出現させるためには約10倍の投与量が必要であるとされており，投与量には慎重な配慮が必要である（表49）．

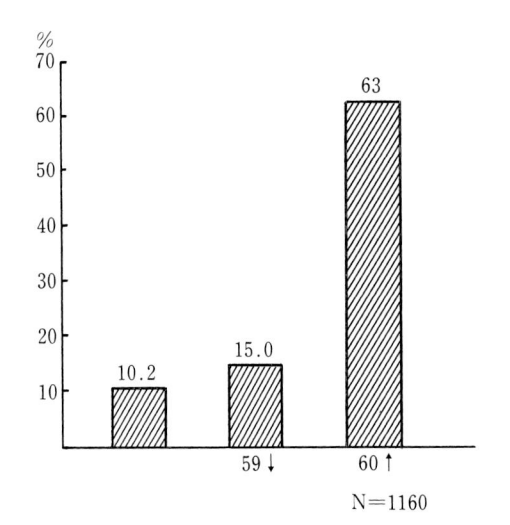

図48　老年者における薬物の副作用
老年者には薬の副作用が出現しやすい．副作用を示した1,160例の10.2%を59歳以下と60歳以上に分けると60歳以上が65%，59歳以下が15.0%である．

表49　老年者と精神安定薬
Chlordiazepoxide（Contol, Balance）の副作用…筋弛緩作用

	老年者		若年者
投与量	1	:	10

Chlordiazepoxide は副作用として筋弛緩作用を示しやすい．若年者で同じ症状が出現するためには約10倍の量が必要である．

1）抗痴呆薬

〔Alzheimer 型老年痴呆〕

(i) 塩酸ドネペジル Donepezil hydrochloride（アリセプト, Aricept）

わが国で開発された（エーザイ株式会社）最初の抗痴呆薬である．1999年に認可されたが世界で42番目であり，別項に述べるようにわが国の新薬認可の問題点をよく示している．

(a) 薬理作用

選択的アセチルコリンエステラーゼ Acetylcolinesterase（Ach E）阻害作用を有する．Alzheimer 型老年痴呆では，アセチルコリン作働系の低下が認められており，本剤はアセチルコリンを分解する Ach E の作用を阻害し，脳内のアセチルコリン作働系の活動を増加させるものである．米国では1996年 FDA により認可されたが，わが国では1999年に認可された．

(b) 開発経過

ここでは Homma A ら[1]が行った多施設共同二重盲検試験について要約して述べる．

対象は DSM-IV の診断基準で，Alzheimer 型老年痴呆と診断された外来患者で，痴呆の重症度が Clinical Dementia Rating（CDR）の 1（軽度）または 2（中等度），認知機能障害が MMSE で10～26点，ADAS-Jcog（日本版 Alzheimer's Disease Assessment Scale -cognitive subscale）で15点以上の例である．パーキンソニズム，明らかなうつ症状例，消化性潰瘍合併例などは除外されている．試験薬投与 4 週前と投与直前に，規定された種々検査を施行して適格性が確認された．

塩酸ドネペジル 5 mg/日またはプラセボ投与の二重盲検法によって24週間投与，本剤の薬効評価に影響を及ぼし得る向精神薬，コリン賦活薬，脳代謝改善薬，脳循環改善薬などの併用は禁止し，新しく始めるリハビリテーションは禁止した．

総数268例に投与され，脱落などを除いた解析対象は328例となり，平均年齢はドネペジル群（116例；70.1歳），プラセボ群（112例；69.4歳）であり，評価スケール得点に群間で不均衡があったが，調整解析の結果，成績に影響を与えないことが確かめられ，調査は適切に行われた．成績は主要評価項目である ADAS-Jcog でドネペジル群は統計学的に有意の改善効果($p=0.003$, U 検定)が認められ，またもう一つの主要評価項目の日本版 Clinical Global Impression of Change（CGIC）でもドネペジル群の改善率（軽度改善以上）52%，プラセボ群22%，悪化率はそれぞれ17%，43%でドネペジル群が有意に優れていて（$p=0.000$, U 検定），その他の判定評価項目でもドネペジル群が優れている成績が得られている．

安全性については，ドネペジル投与に起因すると考えられた有害事象の発現率は 10%

(14/136),プラセボ群8%(10/131)で,両群間に有意差はなかった.トネペジル群におけるおもな副作用は消化管障害(下剤3例,嘔吐3例,便秘2例など)であり,一般に軽度または中等度で,投薬継続または一時休薬ですべて消失している.また臨床検査においても,ドネペジル投与に起因する重要な異常所見は認められていない.

この調査は投与期間が24週であるが,より長期投与についてはオープンで52週投与した調査が行われている[2]).

対象はDSM-IVのcriteria, Hachinski虚血スコア4点以下の患者で,投与直前のClinical Dementia Rating (CDR) が(1)または(2)で,MMSEが10〜26点の外来患者で,全国68施設で行われた.除外基準は信頼できる介護者のいない例,神経疾患を合併している例などである.ドネペジルは3 mg/日を1週投与後5 mg/日を51週投与するオープン試験である.併用薬剤は前述の試験の場合とほぼ同じである.リハビリテーションについても前述の調査と同じである.認知機能などの評価は,4, 8, 12, 24, 36, 52週後あるいは中止時に実施された.全投与例数は265例,PC (protocol compatible;決められた調査規定に合致していること)解析対象症例は178例であった.

最終全般臨床症状評価での改善率は14.0%,悪化率は46.6%であり,ITT(intention-to-treat;対象外疾患などを除いた投与例全例)解析(253例)でそれぞれ10.7%,46.2%とほぼ同様な成績であった.以下PC解析についてのみ,やや詳しく述べる.

CDRの各カテゴリーの評価を行い,合計得点 (Sum of Boxes of CDR, CDR-SB) は投与4, 8, 12週後に投与直前と比し有意に得点が改善し,特に12週後で有意に得点の減少が大であった($p=0.001$).その後は36週以後投与直前に比し,得点の有意の増加(悪化)があり,最終時の得点は有意の悪化を示した($p<0.001$).

CDRは記憶力,社会適応など種々の項目からなっているが,各項目で8〜24週で投与直前に比し有意の得点の減少(改善)を示したのは見当識,判断力と問題解決,社会適応,家族状況および趣味,関心の項目であった.しかし,これらも36週または52週以後投与直前に比し有意の悪化を示している.

またMMSEの変化を経時的に示したのが図49である.SDR-SBとほぼ似た変化であり,有意の得点の増加(改善)は4, 8, 12, 24週後に認められたが,その後低下(悪化)し52週後には投与直前より悪化している.変化率の最も大であったのは投与8週後で直前に比し有意の変化であった($p<0.001$).

家族または介護者の印象についても12週が最も改善とした成程であり,その後MMSEに似た変化を示した.安全性については,260例について安全性が解析されたが,「安全性に問題なし」が72.7%,逆に「安全性にかなり問題あり」が4.2%であった.副作用の発現

4. 薬物治療　131

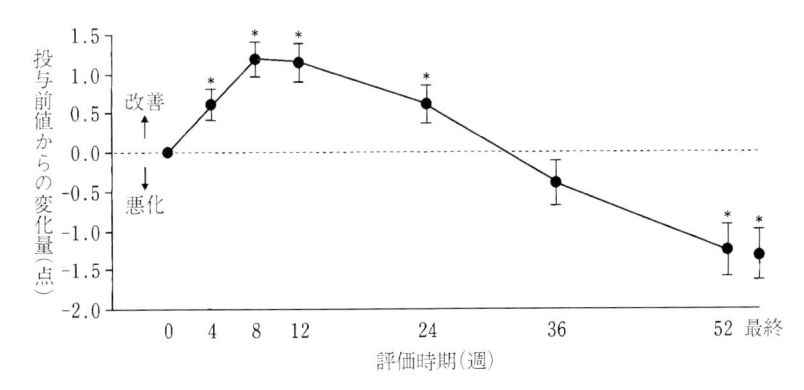

図49 Change from baseline in MMSE scores (PC population)
(東儀英夫ら, 2000[2])

率は27.3%で，おもなものは嘔気（7.3%），食欲不振（7.3%），嘔吐（4.2%），下痢（3.5%），腹痛（3.8%），胃潰瘍（1.5%）などであり，精神神経系の症状は不眠（1.2%），易怒性（1.2%），不穏（0.8%）などであった．これらの大部分は投薬継続または休薬などで消失あるいは軽減している．なお，重篤な副作用としてジストニア，胆道病，強直性間代性痙攣がそれぞれ1例に認められ，注意が指摘されている．発現機序としてコリン賦活作用が示唆されている．

臨床検査値異常については，薬剤との因果関係が「関係なし」の症例も含め48.6%に異常変動が認められたが，薬剤との因果関係が否定できないものは26.6%であった．このうち異常変動の10件以上認められた検査項目はCK，P・アミラーゼなどであったが，経過観察中ほぼ正常化している．また統計学上有意な上昇は総ビリルビン，CK，HDLコレステロール，アミラーゼ，P・アミラーゼ，トリプシンなどの項目であった．

以上からドネペジルを5mg/日 52週投与を軽度および中等度のAlzheimer型老年痴呆に投与した場合，少なくとも24週間は痴呆症状の進行が抑制されるとし，かつ慎重投与すれば安全性に問題はないと結論されている．

ドネペジルの投与期間については前述のように半年ほどは改善を示したが，その後悪化したという成績であるが，プラセボを対照したところ1年以上効果が続くという成績，1年投与で効果を認めなかった報告もある．したがって，コリンエステラーゼ抑制系の薬剤の長期的効果についてはよく知られていない．また，自然経過を変えることを示唆する研究報告も少数ながら存在する．ごく最近の報告[3]では，probable Alzheimer病で年齢，教育歴，罹病期間，認識能の程度をマッチさせ，他のコリンエステラーゼ抑制剤をドネペジルに切り換えて，また12.5ヵ月ほど投与し，平均約3年にわたり経過観察をしている．1

年後の認識能および生活機能は対照に比し良好であり，非投与例ではおもに MMSE の score が 3〜4 点低下するとされているが，投与例では2.5点と有意に低かったのである．しかし，最終的には認識能，生活機能，死亡は対照群と差はなかった．ただ 3 年の経過中，対照群では 40%以上の症例がナーシングホームに入所したのに対し，投与群ではわずか 6%に過ぎず，ドネペジルは最終的にはナーシングホーム入所を遅くすることが認められた[3]．

このようにドネペジルは Alzheimer 病の自然経過を変化させる（遅らせる）効果がある．

(c) 筆者の意見

ドネペジルの投与は早ければ早いほど望ましいものである点，初期の症候に留意，早く診断を下して投薬すべきである．投与期間については症状が改善するうちは投与する．認識能の改善はもちろん好ましいのであるが，日常生活動作，種々の行動のほう[4]が家族や介護者にとってより好ましいもので，患者本人にも当然それが望ましいものである．したがって，家族，介護者の印象で改善が感じられる間は投与をし続ける．症状悪化ですぐ止めるか否かは問題のあるところであり，悪化をある程度抑えている可能性も否定できないのであり，今後の検討が必要である．一般論としては症状が改善①→不変②→悪化の過程で②は多少の期間試みてもよいものと考えられる．

(d) 塩酸ドネペジル製剤アリセプトの使用要綱，その他について

①効能・効果：軽度および中等度の Alzheimer 型老年痴呆における痴呆症状の進行抑制．

〔効果に関連する使用上の注意〕

・軽度および中等度の Alzheimer 型痴呆と診断された患者のみに使用すること．

・本剤は Alzheimer 型老年痴呆の病態そのものの進行を抑制するという成績は得られていない．

・Alzheimer 型老年痴呆以外の痴呆性他疾患において，本剤の有効性は確認されていない．

②用法・用量：通常，成人には塩酸ドネペジルとして 1 日 1 回 3 mg から開始し，1〜2 週間後 5 mg に増量し，経口投与する．製剤には 3 mg，5 mg 錠と 0.5%の細粒がある．細粒の場合は 1 日 1 回 0.6 g から開始し，1〜2 週間後に 1.0 g に増量し，経口投与する．

〔用法・用量上の注意点〕

3 mg/日は有効用量ではなく，消化器系剤作用の発現を抑える目的であり，1〜2 週間を超えて使用しない．なお，医療従事者，家族などの管理のもとで投与する．

③使用上の注意：

◇慎重投与，以下の患者には慎重投与すること（本剤はアセチルコリンエステラーゼ阻害薬であり，コリン作働性作用により以下の患者では症状の誘発または増悪させる可能性があるため慎重に投与する）

・洞不全症候群，心房内および房室接合部伝導障害など，心疾患のある患者（迷走神経刺激作用により，徐脈あるいは不整脈を起こす可能性がある）

・消化性潰瘍の既往歴のある患者，非ステロイド性消炎鎮痛剤投与中の患者（胃酸分泌の促進および消化管運動の促進により，消化性潰瘍を悪化させる可能性がある）

・気管支喘息または閉塞性肺疾患の既往歴のある患者（気管支平滑筋の収縮および気管支粘液分泌の亢進により症状が悪化する可能性がある）

・錐体外路障害（パーキンソン病，パーキンソン症候群など）のある患者（線条体のコリン系神経を亢進させることにより，症状を誘発または増悪させる可能性がある）

◇重要な基本的注意として，他の痴呆性疾患との鑑別診断に留意することが指摘されている．

◇副作用：

承認時軽症例，457症例中48例（10.5％）に副作用が報告されている．また，臨床検査値異常変動は98例（21.4％）に観察されている．

(ii) テトラハイドロアミノアクリジン Tetrahydroaminoacridine（タクリン，Tacrine）

米国で開発された抗痴呆薬の第1号であり，わが国では認可されていない．中枢性のコリンエステラーゼ抑制物質である．17例の Alzheimer 型老年痴呆に投与し，かなり良い成績が報告された[5]．タクリンを漸増の形で1回200mgまで増量した結果，プラセボに比し各種の知的機能検査の改善，また非投与時期に比し有意の改善があり，日常生活動作障害に明確な改善が認められている[5]．なお，この際，10gを超えるレシチンが投与されている．これは1986年のことであり，その後前述のドネペジルが開発されるまで，本剤による種々の報告がなされている．本剤には，ただ副作用として，肝機能障害(20%以上が多い)が出現しやすい点が問題といえる．

筆者は試薬として手に入れ少数例に採用した経験があり[6]，次に簡単に述べる．65〜74歳の男性3例で罹病期間が3年以上，各種薬剤（脳代謝改善薬など）で周辺症状の改善もまったく認められなかった症例である．タクリンを単独で1日25mgから始め，副作用のないことを確かめ，3週から50mg/日に増量，2週ほどで2例に自己主張，易怒性などの傾向が出現し，家族の要請により中止した．1例は口内炎が副作用として認められた．

以上，わが国では開発されないと考えられるのであるが，抗痴呆薬の第1号といえるも

のであるため記載した．

(iii) その他・卵黄ホスファチジルコリン，ビタミン B$_{12}$

栄養食品の一つであるが，Alzheimer 型老年痴呆に対する効果が報告されており，筆者もその経験があることから述べることにする．

Alzheimer 型老年痴呆例の脳のアセチルコリンが減少し，この作働系活性の低下が病態上大きな役割を果たしていることが認められている．

このコリンの原料となるホスファチジルコリンとアセチルコリン合成に関与する（メチル基の転移）とされるビタミン B$_{12}$ を併用してアセチルコリン系の活性低下を是正しようとする試みである．ビタミン B$_{12}$ (mecobalamin) を Alzheimer 病例に筋注して狭義の知的機能障害の改善，一部の行動などに効果が頻発されており，ホスファチジルコリンとの併用は理屈の上からも好ましいものと考えられる[7]．

真田ら[8]，NINCDS-ADRDA により軽度からやや高度の Alzheimer 型痴呆例に卵黄ホスファチジルコリン 5g とビタミン B$_{12}$ 50 μg を含む固形物を毎日 2 回 12 週経口投与し，4 週ごとに長谷川式簡易知的機能診査改訂スケール（HDS-R），MMSE，ADAS-Cog，MENFIS などによる評価を行った．また血中コリン濃度および B$_{12}$ 濃度測定も行っている．MENFIS で 8，12 週後に投与前に比し有意の改善を認めたが，他の評価法では有意な改善はなかった．動機づけ機能と感情機能が改善し，最終全般改善度は軽度改善以上で 65％ であったことを報告している．なお血中コリンとビタミン B$_{12}$ 濃度は 4 週以降約 2 倍の濃度を保持していたことを認めている．

筆者[9]も同じものを Alzheimer 型老年痴呆 9 例，脳血管性痴呆 1 例に 1 日朝夕 2 回，12 週間投与した．家族または介護者の印象，HDS-R，MMSE，MENFIS で 4，8，12 週に評価を行ったが，全般改善度は改善 1 例，やや改善 6 例，不変 3 例の成績で，MENFIS は 12 週後に改善を示したが，HDS-R，MMSE には特に変化を認めなかった．副作用に問題となるものはなく，臨床検査にも問題はなかった．したがって，軽度～中等度の Alzheimer 型老年痴呆に試みて良いものと考えられる．

2）向精神薬

向精神薬(psychotropic drug)，狭義では抗精神病薬(antipsychotics)，抗うつ薬(antidepressants)，抗躁薬（antimanic drug），抗不安薬（antianxiety drug）および精神刺激薬（psychostimulants）を指す[10]．

これらのうちで老年期痴呆に応用されるのは抗精神病薬，抗うつ薬，抗不安薬が主である．

この他に睡眠薬，鎮静薬も少なからず使用される．

向精神薬の老年期痴呆に対する使用は脳代謝改善薬，脳循環改善薬と異なり，各症候についてその適応がある．すなわち，臨床症状によりその使用をきめ細かく考慮する必要がある．

いいかえれば，脳代謝改善薬，脳循環改善薬は症候をあまり考慮せずに投与可能であるのに対し，向精神薬はただ漠然と投与するわけには行かない．

また，その投与量によっては不測の事件も起こり得ることから，投与量にも十分留意する必要がある．

向精神薬は，痴呆の中核症候である知的機能の低下に対し脳の代謝を高め，あるいは脳血流量を増加して脳の老化に対して恐らくは抑制的に作用すると思われる脳代謝改善薬，脳循環改善薬とは異なり，主として痴呆の周辺の症候，例えば，幻覚，妄想，うつ状態，不眠，興奮，あるいは異常行動に対してその的がしぼられる．

老年期痴呆に対する向精神薬と脳代謝改善薬・脳循環改善薬の効果の相違は明確ではないが，前者では幻覚，妄想，興奮など中枢神経系のむしろ異常興奮に抑制的に作用するものが主である．もちろんうつ状態に対する抗うつ薬は多少ニュアンスが異なる．

一方，脳代謝改善薬，脳循環改善薬は自発性低下，意欲減退，言語減少などに対してより効果が大であり，いわば，中枢神経系に対して賦活的に作用して症候改善に導くといった形といい得る．

もちろん，両群の薬物で共通の点も少なくないが大凡には上述のごとき相違を指摘できよう．

3） 向精神薬による老年期痴呆の治療

向精神薬はそれぞれの症候によって異なることから各症候別にその投与法を述べる．

（i） 譫妄，夜間譫妄

老年期痴呆のいずれの型にもしばしば出現する重要な症候である．

痴呆患者で入院当夜か数日にわたり，夜間に興奮，譫妄状態を示すことが少なからず経験される．夜間譫妄は Alzheimer 型老年痴呆に比し脳血管性痴呆により多い．

数値的には，例えば老年者外来受診の老年期痴呆患者の譫妄の頻度について小阪は脳血管性痴呆で 53.1％，老年痴呆で 38.5％ と述べている[11]．

また，大腿骨骨折や，手術後にも譫妄状態の出現することが稀ではない．

その他，barbiturate 系薬物，例えば不眠のために phenobal 投与後にかえって興奮，譫妄状態を示すこともあり，さらに老年期痴呆ではないが Parkinson 病患者への l-DOPA,

塩酸 amantadine 投与により出現したり，副腎皮質 steroid 薬投与によっても出現することがある．

譫妄状態，夜間譫妄は全身的な条件でも出現することから，脱水，電解質バランス，心機能，発熱の有無，服薬などをチェックする．

老年者の譫妄の特徴として原田[12]は発症，消退がゆるやかで持続が長いことを挙げている．

しかし，老年期痴呆例では夜間は譫妄状態であっても昼間はもとに戻る場合が少なからず経験され，とくに脳血管性痴呆でこの傾向が強い．

薬物療法の実際については，まず軽症の夜間譫妄の場合は催眠薬あるいは minor tranquilizer により改善し得る．すなわち，nitrazepam 製剤の Benzalin 1 錠（5 mg），あるいは amobarbital 製剤の Isomytal（0.1 g），あるいは diazepam 製剤の Cercine の 3〜5 mg 投与でよい．

ただし diazepam 製剤は老年者では筋弛緩作用が強く出現し，歩行障害，立ちくらみ，失調などを起こすことがあり，留意する必要がある．

このような場合，筋弛緩作用の少ない clotiazepam 製剤の Rize 1〜2 錠（5〜10 mg）がよい[13]．効果の認められない場合は tiapride 製剤の Gramalil（25 または 50 mg）を 1〜2 錠投与する．これで効果のない場合は，haloperidol 製剤の Serenace 1〜2 錠（0.75〜1.5 mg）などを試みる．または chlorpromazine 製剤の Contomin 1〜2 錠（5〜10 mg，12.5〜25 mg）もよい．

夜間譫妄の場合，また譫妄状態の烈しい場合は経口投与のできない場合もある．この際は chlorpromazine 25〜50 mg の筋注，Cercine 5〜10 mg の筋注あるいは 5 mg の静注などを試みる．

なお，chlorpromazine 製剤では降圧作用がある点に留意する．

痴呆例は入院当夜から譫妄や不眠などを示す例が少なくないことから，levomepromazine 製剤の Hirnamin など鎮静，催眠作用の強いものを 10〜25 mg 投与することも考える．

その他，不眠に対しては estazolam 製剤の Eurodin 2 mg は入眠作用が強く，試みてよい．また睡眠持続に対しては perlapine 製剤の Hypnodin 2.5 mg がよい．その他，Lendormin（0.25 mg）がある．

一般に中枢神経系に対して抑制性に作用す上述の薬物の投与量は少なめとし，反応をみて増量するようにすることが原則である．

夜間譫妄に対して，意識障害改善薬 citicoline 製剤の Nicholin, meclofenoxate 製剤

の Lucidril の点滴静注もあるが，老年期痴呆では試みることが少ない．

その他，夜間譫妄に対しては部屋を明るくするなどの試みもある．

老年期痴呆で本項以後に述べる各症候のある場合の治療としては，原則として脳代謝改善薬，脳循環改善薬を投与して脳代謝改善，脳循環障害の改善をめざし，必要に応じて本項で述べた向精神薬を頓用あるいは断片的に投与する．ただしアルツハイマー型老年痴呆には健康保険上の適応はなく，抗痴呆薬でもない．

(ii) 幻覚，妄想

幻覚，妄想は老年期痴呆の初期症候として出現しやすく，その後も持続することが多い症状である．被害妄想，嫉妬妄想が多い．

幻覚としては動物などの出現することは少なく，多くの場合人間であり，幻視が多い．死亡した人が居るといったりする．一方幻聴はより少ない．

幻覚，妄想に対しては haloperidol 製剤の Serenace 1〜3 錠(0.75〜2.25 mg)を1日1〜3回症状に応じて適宜投与するが，1日1錠から始め経過をみて増量する．

また chlorpromazine 製剤の Contomin (10〜25 mg)，thioridazine 製剤の Melleril (10〜60 mg) などもよい．

最近は sulpiride 製剤の Dogmatyl (150〜300 mg) も使用されるが，作用は mild であることから，時にはむしろ症候を増強することもあり得る点に留意する．

(iii) うつ状態

老年期痴呆の初期にうつ状態となることがしばしばであり，Alzheimer 型老年痴呆でより多く認められる．老年期痴呆の初期におけるうつ状態はうつ病と誤診されることもある．

うつ状態に対しては各種の抗うつ薬が有効である．場合によっては仮面うつ病の形で，出現することもある．

いずれにせよ，老年期痴呆と診断する前にひとまずうつ病を除外することが必要である．

うつ状態に対しては三環系抗うつ薬の imipramine 製剤の Tofranil (30〜90 mg/日)，または amitriptyline 製剤の Tryptanol (30〜90 mg/日) を試みる．

imipramine よりは amitriptylin の方が鎮静作用が強い．

その他 clomipramine 製剤の Anafranil (50〜90 mg) があるが，本剤は imipramine に比して速効的な傾向がある．

imipramine，amitriptylin とも抗コリン作用があり後者の方がより強い．老年者男子では前立腺肥大あるいはその傾向があることから排尿困難を訴える例には慎重に投与するか，あるいは他のもの（四環系その他）に変える．

老年者にみられる三環系抗うつ薬の副作用としては，排尿障害，尿閉，悪心，嘔吐，食

欲減退などの抗コリン症候に留意する．

また循環器系の副作用としては，頻脈，起立性低血圧などの出現することがある．その他，眠気，ふらつき，頭重などがみられることがある．

その他，心電図変化を示すこともあり得る．その内容はSTの延長，T波の平低化などあり脚ブロックの出現することもある．

四環系抗うつ薬は最近使用されつつあるもので maprotiline 製剤の Ludiomil と mianserin 製剤の Tetramide がある．

(a) maprotiline hydrochloride (Ludiomil)

Ludiomil は1日量 30〜75 mg を分3，あるいは分2とするが，必要な場合は1日1回夕食後あるいは就寝前に 30〜75 mg を投与することもある．

imipramine に比較して不安，罪業感，あるいは睡眠障害の改善においてよりすぐれている．

錠剤は 10 mg，25 mg がある．

禁忌としては緑内障例，心筋梗塞の回復初期の患者などがある．

また，三環系抗うつ薬と同じく抗 choline 作用があり，排尿困難例，心不全，心筋梗塞，狭心症，不整脈など心疾患を有する例では慎重を要する．

副作用として心悸亢進，血圧降下，眠気，口渇，便秘，視調節障害，感覚異常，Parkinson 病様症候（振戦），運動失調などの出現することがあり得る．

その他，幻覚，錯乱状態，てんかん発作の報告もあり，けいれんを示す症例に対しては慎重な投与が必要である．

(b) mianserin hydrochloride (Tetramide)

最も新しい四環系抗うつ薬であり，抗 choline 性の副作用が少ない点が指摘される．

抑うつ気分，不安・焦燥のほかに，意欲減退，食欲不振などにも有効であり，また睡眠障害の改善，自殺念慮の改善などに役立つ．

副作用としては他の抗うつ薬ほどではないが多少とも抗 choline 作用を有することから，緑内障例では十分の注意が必要である．

その他，心疾患例，コントロール不良な糖尿病例では耐糖能低下を示し得ることから慎重な態度が必要である．

副作用として頻脈，血圧低下，眠気，脱力，幻覚，時には運動失調，頭痛，不眠，不安，食欲不振，嘔吐，視調節障害の出現する場合がある．

投与量は1日 30 mg を初回投与量とし1日 60 mg まで増量し得る．2〜3回に分割投与する．

まとめ 抗うつ薬の first choice は三環系抗うつ薬といえるが，これらの治療効果は速効性ではなく 1～2 週あるいは 3 週ほどで明らかとなることから，2～3 週は同じ薬剤で反応をみる．

一方，2 カ月投与でも効果のない場合は他剤に切り換えるが，この時期は脳代謝改善薬，脳循環改善薬とほとんど同じである．一般に少量から始めて反応を観察し，必要に応じて漸増する．

副作用としていろいろ存在するが，抗 choline 作用に基づく副作用に留意する．すなわち，老年者では排尿障害，心臓に対する副作用を念頭におく．

(iv) 不安，焦燥

老年期痴呆例はいずれの型においても鈍感であると考えられ勝ちであるが，異常に sensitive なところがあることはすでに述べたところである．

例えば外来受診が気になり前夜から良く眠れなかったり，ネクタイをつけないで受診したことにいつまでも拘泥してビクビクする場合なども経験される．

不安に対しては脳代謝改善薬，とくに aniracetam 製剤の Draganon 300～600 mg（分 3），diazepam 製剤の Cercine 2～5 mg（分 3），clotiazepam 製剤の Rize 15 mg（分 3），oxazolam 製剤の Serenal 15 mg（分 3），あるいは lorazepam 製剤の Wypax 1.5 mg（分 3）などがあるが，筋弛緩作用など副作用の少ないのは Rize である[13)14)]．

また不安，焦燥に対しては前述の抗うつ薬の投与もよい．

(v) 異常行動，徘徊

老年期痴呆，とくに身体症状に乏しい Alzheimer 型老年痴呆では徘徊が大きな問題の症状である．徘徊を始めいろいろな異常行動に対して選択的に有効なものはないが，前述の haloperidol, sulpiride 製剤, chlorpromazine, を試みる．

(vi) 不　　眠

不眠は老年期痴呆の夜間興奮，夜間譫妄の原因ともなり得るので夜間の適切な睡眠が重要である．早めに睡眠薬投与で就寝させることも大切である．

速効性の Isomytal, Benzalin, Eurodin また持続性の Hypnodin, その他 Lendormin, Amoban などを適宜投与する．

臥床している老年期痴呆で全身衰弱の傾向ある場合は少量の催眠薬, minor tranquilizer（例えば Cercine の 2～3 mg）でも意識障害などの効き過ぎの症状を示すことがあり，投与量には慎重を要する．Bromvalerylurea(Brovalin)の 0.2～0.4 g, Cercine 2～4 mg, Rize 5～10 mg, Wypax 0.5～1.0 mg など．

140   III. 老年期痴呆の治療

(vii) 易怒,不機嫌,易刺激性

老年期痴呆では一般には狂暴性になったり,易怒性は必ずしも多いとはいえないが,これが存在することは看護のうえでも困ることである.Cercine(2〜4 mg),Wypax 0.5〜1.0 mg,Rize 5〜10 mg などの頓用あるいは Cercine 6 mg,Wypax 1.5 mg,Rize 15 mg の分3 など投与を行う.また,以下の tiapride 製剤の Gramalil がよい.

4) Tiapride (Gramalil)

本剤は向精神薬と脳代謝改善薬の中間に位置するといえるものである.

Tiapride は,化学名 N-[2-(diethylamino) ethylo-]-5-(methylsulfonyl)-amisamide である.

Tiapride は,中枢神経系のドーパミン受容体,とくに D_1-I 受容体を遮断する作用がある[15][16].しかし,D_2-受容体には影響を与えない[17].antidopaminergic な作用を有する Haloperidol とは異なり,Parkinson 病様症候を惹起させない[18].

本剤が老年期および器質性精神病に伴う攻撃性,興奮,譫妄などに有効なことが報告され[19]〜[21],老年期および初老期の器質性精神病例において sulpiride や chlorpromazine を対照とした二重盲検法で有用性が確かめられている[22].

脳血管障害〔脳卒中後遺症,脳動脈硬化症(現:慢性脳循環不全症)〕の精神症候に対する有用性を確かめたうえで[23],プラセボを対照とした二重盲検法[24]で調査されているので紹介する.

Tiapride は 25 mg 錠 1 回 1 錠,1 日 3 回から始め,2 週以後は症候により増量する方法で投与した.全般改善度はプラセボ薬に比し有意に大であり($p<0.01$),悪化率も有意に低かった($p<0.05$).

プラセボに比し,問題行動,睡眠障害,情緒障害で有意に優れる成績であった($p<0.01$〜0.05).とくに攻撃的行為および精神興奮に速効的に有効であることが指摘される.

本剤は,グラマリールという商品名で 25 mg,50 mg 錠がある.

脳血管障害例の攻撃的態度や興奮などに対し,向精神薬使用に先立って試みてよいものである.副作用が少なく,老年者に適切な薬剤である.なお,老年期痴呆(Alzheimer 型老年痴呆には健康保険上の適応はない),なかでも脳血管性痴呆の各精神症候,とくに興奮や攻撃的態度に試み,効果のない場合に向精神薬を使用するようにする.

なお,睡眠障害にも応用してよい.

頓用で試みてもよいが,25 mg 錠 1 日 3 回投与でも,多くの場合,問題となすべき副作用は少なく,使いやすい薬剤である.

4. 薬物治療　141

　脳血管性痴呆の精神症候に対し，まず脳代謝改善薬を投与し，効果のない場合，本剤を使用し，無効の場合にハロペリドールなどの向精神薬を使用するようにする．

　副作用として，嘔気，不安，口渇，頭痛，錐体外路症候，悪性症候群などが報告されているが頻度は小である．

　重篤な循環障害，腎障害，褐色細胞腫の疑いのある例では注意が必要である．

　メトクロプラミド（プリンペラン），スルピリド（ドグマチール）との併用で内分泌機能調節異常，錐体外路症候が出現やすい．

(i) 脳血管性痴呆

　脳血管性痴呆に対し，厳密な方法でその有用性の確かめられた抗痴呆薬といえるものはない．しかし，脳血管性痴呆の多くは脳卒中発作を示した，あるいは示さない多発性脳梗塞であり，一部は脳出血後遺症である．したがって，脳卒中後遺症の薬剤は使用を試みる価値があり，健康保険上も問題はないといえる．特に脳代謝改善薬は脳卒中後遺症の主として精神症状（意欲低下，自発性減退，うつ状態など）に有用性の認められたものであり，脳血管性痴呆の周辺症状の一部に有効である．さらに開発時の調査では，脳卒中後遺症の知的機能低下に対しても後述するようにある程度効果が認められており，中等度改善で一桁，軽度改善以上で二桁の有効率が示されていることから，この面からも使用して良いものである．しかるに，大蔵省の指示，厚生省（現 厚生労働省）の命令での再評価の結果，1998年5月，わが国で開発されたおもな脳代謝改善薬の多くは，認可取消となった．このいきさつはきわめて不当なところがあり，筆者の承服できないことであり，わが国の新薬開発に大きな影響を与えていることから，これについて述べる．また，認可取消となった薬剤の記載もそのままにしておくことにする．

(ii) 脳循環代謝改善薬再評価の問題点[25)~27)]

(a) 誰が再評価を命じたか？　大蔵省である！

　脳循環代謝改善薬のうち脳代謝改善薬は，前述のように脳卒中後遺症（脳梗塞後遺症がより多い）の主として精神症状に有用性が認められて認可されたものである．しかるに，一部の医師（薬の正しい使い方を主張している医師までも），およびマスコミが抗痴呆薬として喧伝した．一部の医師とは，症状の有無にかかわらず，脳卒中後遺症であれば処方した（点数稼ぎ？），そして無効とした（何を標的として有効無効を評価したのか!?）．これら薬剤は必ずしも痴呆例に効くわけではないし，痴呆に対して厳密な方法でも評価はされていない．いわば適用がはっきりした薬剤ではないのであり，無効例が大部分なのは当然である．この適用を十分考慮しない上での投与→当然無効→脳代謝改善薬無効というストーリーとなった．年間1,000億も売れている脳代謝改善薬が無効の声を耳にした大蔵省は，

怪しからんこととして厚生省に圧力をかけた。情報によれば、厚生省当局もなぜこの種の薬剤にこれほど圧力をかけるか異様に思った由である。筆者に言わせれば、第二次世界大戦の戦費20兆を上回る日本の財産を失わせ、何年も続く不況で倒産が続き、世界から注文をつけられているのは、大蔵省の政策の失敗のためである！本業をおろそかにして、国民の健康に役立つ1,000億ほどの金に目くじらを立てるなど本末転倒。大蔵省はお家断絶、切腹ものである！

(b) 脳代謝改善薬の再評価の成績

今回の再評価の成績についてまず述べる。

イデベノン idebenone（アバン，Avan），塩酸インデロキサジン inderoxazine（エレン，Elen），塩酸ビフェメラン befemelane hydrochloride（セレポート，Celeport），プロペントフィリン propentofyline（ヘキストール，Hexitol）の4剤は、それぞれの適応の症状のおもなものを評価項目とし、プラセボを対照とした二重盲検法により調査された。その成績は表50に示す通りであり、中等度改善以上の改善率はプラセボ群のそれと有意差を示さなかったのである。

このため、有用性に問題があるとされ認可が取り消されたのである。参考のため、これら薬剤の開発時の全般改善度は表51に示してある。

開発時は全般改善度であり、再評価時はおもな適応症例が対象となっているが、再評価の改善率は開発時より悪くはなく、むしろ数％増加を示している。つまり、開発時に比し改善率は低下していないのであり、むしろ数％高いのである。したがって、今回の再評価でプラセボとの有意差の認められなかったのは、プラセボ効果が異様に高かったためである。

表50　今回再評価の臨床試験における試験薬およびプラセボの改善度比較

成分名 （販売名）	評価項目	有意差	(参考)改善率 試験薬 投与群	プラセボ 投与群
イデベノン （アバン）	精神症候全般改善度：改善以上	なし	32.4%	32.8%
塩酸インデロキサジン （エレン）	自発性全般：改善以上	なし	14.9%	20.9%
	情緒改善度：改善以上	なし	21.6%	24.9%
塩酸ビフェメラン ［セレポート 　アルナート］	意欲および情緒全般改善度：改善以上	なし	37.5%	30.8%
プロペントフィリン （ヘキストールなど）	精神症候全般改善度：改善以上	なし	25.6%	30.0%

表51 脳代謝改善薬開発時の全般改善度

	改善以上	軽度改善以上
ホパテ	32%	69%
アバン	22%	67%
エレン	18%	68%
セレポート	23%	69%
ヘキストール	17%	62%
ニセルゴリン	24%	74%

　現在（1999）までにわが国で開発された脳代謝改善薬で第3相試験においてプラセボを対照としたのは，カルシウムホパンテネイト Ca hopantenate（ホパテ，Hopate），塩酸アマンタジン amantadine hydrochloride（シンメトレル，Symmetrel），アニラセタム Aniracetame（ドラガノン，Draganon）であり，これらの対照薬となったプラセボの全般改善度（中等度改善以上）は16.7〜19%であり，いずれも10%台である．もう一つ向精神薬と脳代謝改善薬の中間に位置していると考えられ，現在痴呆例に時折使用されているチアプリド tiapride（グラマリール，Gramalil）の開発もプラセボを対照として調査されたが，プラセボ群の全般改善度は26%と高かった．これは fixes and flexible schedule（決められた投与量で効果がなく安全性にも問題のない場合，投与量を増やして評価する方法）のためと考えられる．

　以上をまとめると，従来のプラセボの効果は通常10%台であり，無効の場合に増量する調査方法であったチアプリドの場合がこれをやや上回っている．

（c）　今回の再評価についての厚生省（現厚生労働省）の見解

　今回の再評価について厚生省は以下のごとく述べている（一部のみ紹介）．

　今回の臨床試験では，さまざまな日常の治療に実薬またはプラセボをそれぞれ上乗せした二重盲検比較試験が実施され，また一施設当たりの被検者数が少なく*，試験実施期間が長いなど，薬理効果を厳密に比較するうえでは十分といえない面があるが，医療上の有用性の有無について確認することは可能と判断した…（中略）．

　*筆者のコメント：Good Clinical Practice（GCP）のため，インフォームドコンセントがとりにくいためである．

　今回の再評価にかかわる4成分は，承認時において薬理効果および医療上の有用性が認められた．それは現在の審査で用いられる解析方法によっても検証できる．

　今回の臨床試験をもって，これらの薬剤の薬理効果は否定されるものではないが，医療

環境が次のように改善してきたことから，これらの薬剤の医療上の有用性は，承認当時に比較すると低下しているものと考えられる．

①脳梗塞などにおいてCT，MRIの普及などにより早期診断，外科療法の進歩，救命救急体制の整備などにより早期治療が可能となり，治療効果が全般的に改善．
②抗血小板薬，血管拡張薬の併用などの基礎治療の充実．
③リハビリテーションの内容の向上や，施設などの療養環境の改善．

したがって，今回の臨床試験成績には，このような医療環境の改善などの影響があったと推測される．

もっともらしい推測であるが，この①〜③のために，なぜ脳代謝改善薬の臨床的有用性が低下したかは明らかではなく，説得力に乏しい．

脳代謝改善薬は脳卒中後遺症，つまり脳梗塞などの慢性期の症状に対する効果を示す薬剤であり，救急医療体制の改善と直接関連に乏しく．リハビリテーションの内容向上（何を意味するのか？）が尤もであるが，リハビリテーションでの意識低下，自発性などを改善させる薬剤である．抗血小板薬は再発予防のためのものであり，血管拡張薬（現在は脳循環改善薬という）も脳卒中慢性期の薬剤であって，主として自覚症状の改善をもたらすものであり，この点も脳代謝改善薬の有用性低下の理由としてはおかしい．

例えば，今回ニセルゴリン nicergoline（サアミオン，Sermion）の再評価試験では，プラセボ群の改善率は13.5％と他の4つの薬剤の場合に比較してかなり低く，約半分の値であった．厚生省の上述の見解に従えば，ニセルゴリンの治験を実施した施設では，②の抗血小板薬，脳循環改善薬の併用などが十分行われていない施設である!？　また，リハビリテーションの十分行われていない施設である!？　または，リハビリテーションの十分行われていない施設を選んで治験が実施されたと解釈される？

これらの薬剤が市販されてから約10年，症例の高齢化（平均年齢で5〜6歳増加）による脳卒中後遺症例における精神症状の頻度が大きくなったことなどは，どうとらえるか？と問いたくもなる．

問題はプラセボ効果が異様に高かったことであるが，この点について図50のような奇妙な図が提示されている．"治療法の進歩の影響"とのことである．それは「今回の再評価におけるプラセボ投与群の改善率の大幅な向上」という表題で昭和54〜55年に実施されたカルシウムホパンテネイト（ホパテ）の開発的時の対照であったプラセボの改善率と，今回の再評価試験対照となったアバン，エレン，セレポート，ヘキストールの治験時のプラセボの改善率を図示したものである．

4. 薬物治療　145

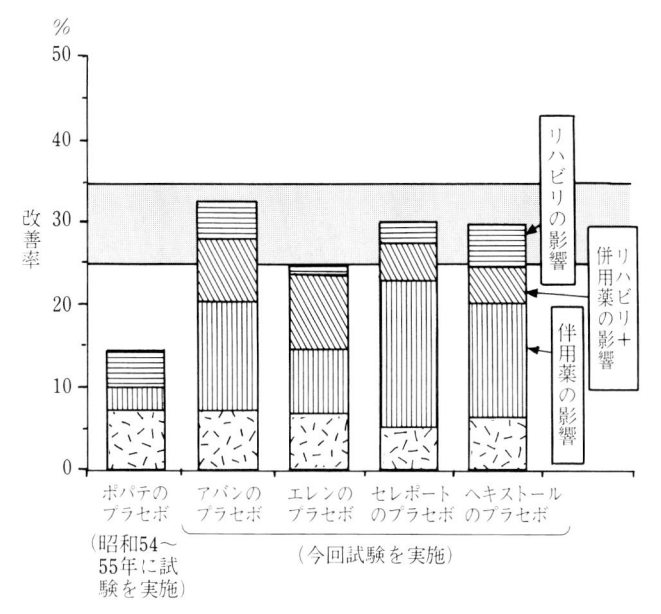

図50 今回の再評価におけるプラセボ投与群の改善率の大幅な向上（厚生省提示）

　これによれば，各調査におけるプラセボ本来の効果？に上乗せして〔併用薬の影響〕，〔リハビリテーション＋併用薬の影響〕，〔リハビリテーションの影響〕によるとされる効果がそれぞれ加えられて，今回のプラセボの改善率20％台半ばから30％台前半に達する棒グラフとなったとされる．ただし，ホパラの場合のプラセボ効果については，プラセボそれ自身の効果に加えて〔併用薬の影響〕と〔リハビリテーションの影響〕を加えてあるが，その他の薬剤には〔リハビリテーション＋併用薬の影響〕としてさらに数％の効果を上乗せしている．

　このような計算はどのような根拠で行われたものか，その方法と理由，解析方法などを是非公開して欲しいものである．もし，このような解析が簡単にできるのであれば，治験に際し，対象患者に同種同効はもちろん，少しでも薬効に影響のありそうな薬の服用中止を強いたりする必要はなく，全体の効果から併用薬の効果のパーセント，リハビリテーションの効果のパーセントを引き算すれば，薬本来の改善率は直ちに出てくることになる．誠に妙なグラフであり，詳細を知らない人々にとって，もっともらしいグラフでたぶらかしたといえるのである．いずれにせよ，その根拠，割り出し方を公開して欲しいものである．逆にいえば，このような計算は不可能であり，詭弁に過ぎないのである．

　責任ある行政側が，このような非科学的なでっち上げのデータ？を出すなど常識では考

えられないことである．

（d） 厚生（労働）省の見解に対する筆者の反論

上述のグラフがいかにいい加減なものであるかを症例について説明してみよう．

例えば，このグラフからアバン Avon を例にとり，各薬自身の本来の効果を割り出してみよう．グラフのスケールから概略を計算してみる．〔併用薬の影響〕はグラフから約13％，〔リハビリテーション＋併用薬の影響〕が約7.9％，〔リハビリテーションの影響〕が約5％である．これにプラセボ本来の効果が加わり，今回の調査のプラセボの改善率32.8％となったとのことである．実にもっともらしい説明である．

対象の背景因子にはアバン群とプラセボ群で有意の差はなかったはずであり，もしこの論法でいくならば，アバンの開発当時の精神症状全般改善度の中等度改善以上の改善率29％にこれらの因子による効果を加えるとすれば，29％＋13％＋7％＋5％＝54％とならなければならないのであり，プラセボの32.8％に比し明らかに有意に優れた成績となる．以上のやり方は詭弁を弄して事態をごまかそうとしたことに他ならないのである．

ついでに述べるが，多くのこの種の薬剤の開発に関与した筆者の経験からいえば，かつて問題とされた軽度改善以上の改善率は，中等度改善以上の2倍以上である．少なく見積もって2倍としてみよう．前述の種々の因子の影響を加えたアバンの中等度改善以上の改善率は47.9％，軽度改善以上の改善率は2倍して95.8％，つまりほとんど全員に軽度以上の効果をもたらすことになり，これはこの種の薬剤はもちろん，他の多くの薬剤でもおそらくあり得ないことであり，いかにいい加減なものか明らかである．

（e） プラセボ効果の異様な上昇の真の理由

Good Clinical Practice（GCP）施行以後，またインフォームドコンセントが口頭から文書になるにつれて，確実にプラセボ効果が上昇し，これがGCPが厳格となるにつれて明確となりつつある．これは対象患者に偏りが出現してきたことを意味すると筆者は考える．すなわち，主治医の治験依頼に同意する患者は，主治医に協力的であり，信頼関係を重視する患者に偏ってきたのである．最近，ある薬剤の治験において，治験前期第2相試験から後期第2相，第3相試験と進むに従い，プラセボ効果が確実に上昇し，開発を断念せざるを得なかったことが経験されている．その説明の一つとしてヘキストールの再評価で，一施設で多数例の評価のできた層では，主評価項目である「精神症候全般」の改善率はヘキストール群43.3％，プラセボ群26.2％，「情緒障害全般」ではそれぞれ36.7％，23.0％で，ヘキストール群が有意に優れている．このことは今回の再評価で，一部の症状の適応は除去されたが，認可取消しに至らなかったサーミオンの場合，一人の医師が多数例を受け持った事実がある．つまり，一人の医師の担当が多いということは，対象例の偏りを防

いだ形となっているのである．換言すれば，医師との信頼関係を重視，また協力的な患者にもいろいろな程度の差を生じ，これが患者の偏りを是正した形となっているのである．より具体的に言えば，薬が効かなかったと言えば担当医に悪いと考え少し効いたと言い，また少し効いた場合にはかなり効いたと言いかねない患者が多くなったのである．またその後に行われたアニラセタム（ドラガノン）の再評価では，一般に知られているようにプラセボ効果は早く出現（4週）し，投与4週後の2段階以上の改善，併用薬剤の有無の2つの要因で対象を4群に分けた場合，この2要因を有しない群で，標的症状である不安，焦燥，抑うつに有意差が認められている．また，ある薬剤では，4週後に2段階以上改善した例を除外して調査を行い，プラセボとの有意差ある成績が得られている．

次に指摘したいことは表50にみられるように，実薬群の改善率とプラセボ群の改善率とが奇妙に横並びしていることが認められる．これは対象が前述のように医師におもねる患者に偏ってきたことを示す一つの証拠とも言えるのである．

以上要約すると，今回の再評価の調査においてプラセボ効果が以上に高かったのは，GCP施行以来，患者に偏りが出現したためである．

（f）　プラセボ効果の異様な上昇に対する厚生労働省（調査会）の対応

今回の再評価におけるプラセボ効果の異様な上昇は，臨床家の入っている調査会では，当然きわめて重大な問題であり，その理由を十分検討，解析し，必要に応じて再々評価を決めるとか，結論を持ち越して検討，追跡するのが科学的な態度であると考える．

わが国の多くの審議会は，官僚の書いた作文にお墨付きを与える形式的なものも多いことが知られており，大蔵省関係の審議会に米国からクレームが出されたことがあった．中央薬事審議会も例外ではなく，官僚の隠れ蓑であるのであろうか．というのは，筆者はたまたま今回の再調査に関係する委員から，審議の資料が届けられた日の朝日新聞に審議の結論が大々的に掲載されたことを聞かされた．つまり審議の前に結論が出ており，プラセボ効果の異様な上昇などが十分検討，審議されたとは言えないことは確かである．会議の前に会議の結論が出されマスコミに流すなど言語道断，これに抗議して審議会を流会にするのが学者，専門家の態度，プライドと思うがいかに？したがって，「調査会お前もか」と言いたくなる御用機関ぶりと言えるのである．

（g）　マスコミの不当性

今回の調査会の審議が行われる以前に結論がマスコミ（朝日新聞）に洩れ（？），大々的に報道されたいきさつは不明である．当局が世論リードのために洩らしたことも否定できない．それにしても，正義の味方よろしく大々的に報道した朝日新聞の態度は許されない偽善といえる．

148　III．老年期痴呆の治療

　たまたま朝日新聞を見ていなかった第一線の臨床家が，患者から「先生，この薬は無効と報道されていた」と言われた時の医師の戸惑い，患者の医療に対する不信感などをどう考えたであろうか．社説が事実と異なることを指摘した（薬効調査の問題）手紙が届いていないとして逃げ，再度の手紙で逃げ切れず詭弁を弄して事実を認めようとしない朝日新聞の偽善の詳細は，拙著「日本製薬産業沈没寸前」（薬業日報社；1998）を参照されたい．
　以上の結論は，厚生省から製薬メーカー，そして MR を通じ，あるいは医師会を経て第一線の医師に伝えられるのが筋である．

（h）　脳代謝改善薬の有用性を示す一つの調査

　今回認可の取り消された塩酸インデロキサジン（エレン）の第4相試験の成績を紹介し，エレンが有用性のある薬剤であることを示してみる．この4相試験は全国509施設の5,374例が対象となった．99.6％に脳CT検査が施行されている．対象は脳卒中後遺症，脳動脈硬化症（現，慢性脳循環不全症）である．エレンの各種精神症候に対する軽度改善以上の効果を示したのが図51である．内科系，外科系，精神科を問わず，ほぼ同じような効果が認められており，本剤の有用性を示すものである．自分達の治験，治療の成績も示さず，こ

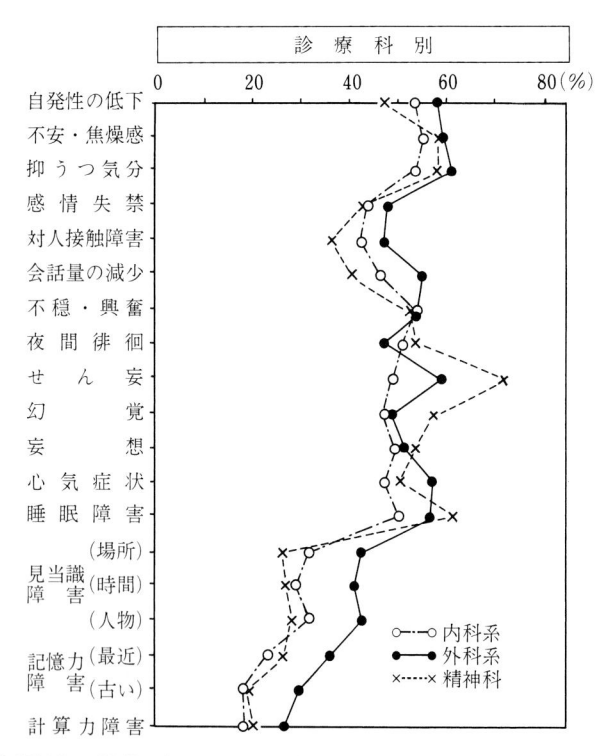

図51　脳血管障害慢性期の精神症候に対する塩酸インデロキサジン（エレン）の診療科別臨床効果

の種の薬剤の有用性を否定しようとする井戸端会議みたいなことを述べている一部の医師達は，この調査の重みを感ずるべきであろう．

(i) 脳循環改善薬の再評価問題，その他

前述の脳代謝改善薬の再評価に少し遅れて，多くの脳循環改善薬も再評価を命じられた．しかも1～2年以内という明確な根拠に乏しい調査期間の短さから，このような短期間での調査は無理として，再評価を断念した製薬メーカーも少なくなく，結果として適応から外されているものが少なくない．この面でも選択肢が少なくなった．脳循環改善薬，特に抗血小板作用を有する脳循環改善薬は再発予防にも有用であることが筆者が責任者として全国の専門家の協力で得た成績（セロクラール Cerocral，ケタス Ketas）から明らかであり，結果として多発性梗塞予防に役立ち，脳血管性痴呆の予防につながり得るものである．これは脳梗塞（脳血栓症）の発症後1年以内の対象について，抗血小板薬のチクロピジン Ticlopidine（パナルジン，Panaldin）を抗血小板作用を有するセロクラール Cerocral と脳梗塞再発予防効果を2年投与で比較する調査を全国139施設の計511例について行ったもので，年間再発率はセロクラール5.5％，パナルジン5.7％，副作用はセロクラール群1.9％，パナルジン群5.9％，臨床検査値異常変動はそれぞれ3.1％，5.1％でセロクラールはパナルジンと同じ再発予防効果があり，かつ副作用，臨床検査値異常変動も少ないのであり，また脳梗塞後遺症の自覚症状に有用性の認められているもので，まさに二刀使いと言える．また，ケタスは単独で全国178施設の専門家に依頼し，発症後1ヵ月以内の脳梗塞937例に2年間投与，再発予防を検討したが，年間再発率は3.9％で，脳梗塞再発予防に役立ち，脳梗塞後遺症の自覚症状の改善という有用性の他に再発予防効果もあり，多発性脳梗塞が多くを占める脳血管性痴呆の予防にも役立ち得るのである．

(j) 脳循環代謝改善薬による老年期痴呆予防の試み

筆者は多くの脳循環代謝改善薬の開発に従事してきたが，後述するようにこれらの開発時の成績からこれを使って老年期痴呆の予防を試みることを提案してきている（186頁参照）．

(k) 新薬などの認可のあり方への提言[27]

本誌とは直接関連はないが，老年期痴呆の治療に関連ある薬剤の認可取消の不当性を論した都合上，筆者の意見を述べておく．

・審議会をオープンにする．現在新薬などの審議は closed であり，論文をまとめた当事者も何も知らされない．Closed の審議がいかに禍根を残すかはエイズの場合を見れば明らかである．
・狭い領域での専門家の委員を多くする．

最近，新薬などの審査のプロセスが変わり，専門委員の助言などが加わったが，この委員構成をみる限り，狭い領域の委員が少なく，偏見などにより左右されやすい．

・審査委員の選択：現在，新薬などを審議する委員の任命がどのようになっているか不明である．直接関連ある学会に依頼し，委員選定もオープンにすべきである．

・最終的な新薬認可の方法：新薬などの審議は最も関連深い学会に依頼する．学会はその治験に直接関与しない，専門家10人程度を委員としてオープンで審議する．その結果を厚生労働省が認めるようにする．複数の学会に関連深い薬剤の場合は，各学会が専門家を選び10人以上のメンバーで審議する．このような方法をとれば世界の趨勢に遅れをとることも少なくなる．なお，被検者へは報酬を与える．主治医が「報酬として（例えば）50万差し上げます」私に気兼ねなく，この薬が効くか効かないかみて欲しい」と依頼すれば，インフォームドコンセントが得やすく，プラセボ効果の異様上昇もなくなり，適切な調査が行い得る．もちろん報酬は製薬メーカーが負担する．適切な調査結果のためならメーカーも報酬を気にすることはない筈である．

5）脳代謝改善薬，脳循環改善薬

（1）総　　論

前述のように，脳代謝改善薬のいくつかが，最近再評価の結果，有効性が認められないとして認可が取り消された．有効率が開発時より高いにもかかわらずである．これは，医療制度，国民感情などの異なるわが国に international harmonization とかで，海外の方式を真似た GPC を導入，強制したためと考えられる．つまり，国情の相違を無視した GPC のため，対象に偏りが出，プラセボ効果が異常に高くなり，実薬との間に有意差が認められなくなったためと考えられるのである．投与量は多いが，これらのあるものは，海外ではアルツハイマー型老年痴呆にさえ，プラセボと有意差をもって有効であることが報告されている．いずれふたたび問題となり得る可能性もある．

本書は学術書であり，適用を取り消された薬剤についても論じておく．後述のようにひとまず保険からはずし，市販する方法もあった筈である．患者を考えず，金に注目し過ぎる（大蔵省の方を見過ぎる）貧困な薬事行政と御用学者の少なくないことを意味する，情けない現況を示すものである．

脳代謝改善薬，脳循環改善薬は慢性脳循環不全症（従来の脳動脈硬化症），脳卒中後遺症（脳出血，脳梗塞）の主として自覚症状に対して有効率が高い．また脳代謝改善薬は精神症状に対する効果があり，中等度改善以上の改善度は20％内外のものが多い[28]が，最近のものはより有効率が高くなっている（図52）．

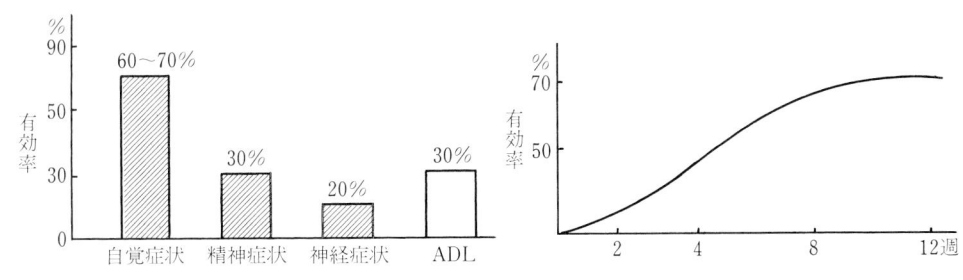

図52 脳循環改善薬・脳代謝改善薬の有効率
(軽度改善以上)

図53 脳循環改善薬・脳代謝改善薬の効果出現時期と経過(一般的傾向)

またその臨床効果の発現は症例によっては2週頃よりみられることがあるが,一般に4週後から明確となり,8〜12週でピークとなるのが常である[28].このようなことから多くの薬剤の薬効評価は8週時に12週間投与で行われている(図53).

脳代謝改善薬,脳循環改善薬は老年期痴呆には一般に効果はないといえるが,一部のものは時に有効である.また脳血管障害の各種精神症候,また軽症の脳血管性痴呆には有効な場合が少なくない.したがって,とくに適切な治療薬のない脳血管性痴呆には積極的に投与してみることが望まれる.

中核の症候である記銘力・記憶力の改善を望むことは無理といえるが,副次的症候あるいは周辺の症候というべき,自発性低下,意欲減退,情緒障害,発語減少,対人接触障害などに対してはある程度の効果を示すことがある.これらの改善は全体像を良くし,リハビリテーションなどにも好ましい影響を与える.

さらに,意欲の増大は食欲の改善,対人関係,社会との接触,運動などに影響を及ぼし,痴呆の進展を抑制するのに役立ち得る.

さらに脳血管性痴呆の場合は,自覚症状の改善とともに例えば血小板凝集抑制作用を有する脳循環改善薬では脳血管障害のエピソードの再発予防にもつながり得る.

脳代謝改善薬,脳循環改善薬の作用は mild であるのが特徴であるとともに安全性がきわめて高いことも注目すべきことである.これは大部分が老年者である対象において評価されていることにもよる.したがって,痴呆例に対して長期的に投与して問題となることはまずないといってよい.

また,これらの薬剤の一般的効果は59歳以下の群と60歳以上の群と比較してまったく差のないことも一つの注目すべき事実である.

なお,老年期痴呆に対して反応を示しやすいのは脳循環改善薬より脳代謝改善薬である.

脳代謝改善薬はその作用機序について不明の所が多く,いわば夢のあるもので今後の解

明が期待される．

　脳代謝改善薬と脳循環改善薬との区別，定義は明確にされてはおらず，また薬物にはいずれにも属し得るものもある．

　筆者は第一義的に脳血管を拡張させ脳血流量を増やすものを脳循環改善薬とし，第一義的に脳代謝（どのような代謝を賦活するか不明のものもある）を賦活するものを脳代謝改善薬とすべきものと考えている．

　脳循環と脳代謝は車の両輪のごときものであり，きわめて密接な関連がある．自覚症候を中心とする各種脳血管障害の症候改善には，したがって脳代謝改善薬と脳循環改善薬を明確に分けて使い分けする必要は脳出血の急性期を除けばないといってよい．

　しかし，脳血管性痴呆，Alzheimer型老年痴呆を含めた痴呆全体に対する効果をみた場合，脳循環改善薬より脳代謝改善薬の方がより効果を示しやすいことは前述の通りである．

（2）　脳血管障害の知的機能障害に対する脳循環代謝改善薬の効果[29]

（i）　脳循環改善薬

　脳循環改善薬は脳卒中後遺症（脳梗塞後遺症，脳出血後遺症）および脳動脈硬化症（現在の慢性脳循環不全症）に対する有用性が確かめられて市販されているものである．ただし，1996年からその目的，意味は不明であるが，突然，脳動脈硬化症の適応は除外された．医療費のかさむことを考えたか否か不明であるが，少なくとも患者の方をみた医療のうえの見解からでないことは確かである．

　脳循環改善薬の開発第3相試験は，イフェンプロディール ifenprodil（セロクラール，Cerocral）などが対照となった二重盲検試験で有用性が確かめられている．

　ここで筆者が関係した脳循環改善薬の開発第3相試験における脳卒中後遺症の知的機能障害に対する効果を総括したものを紹介する．

　薬剤はブロビンカミン brovincamine（サブロミン Sabromine），シネパジド cinepazide（ブレンデール Brendil），デヒトロエルゴトキシンメシレイト dehydroergotoxine mesylate（ヒデルギン Hydergine），ジラゼプ dilazep（コメリアン Comelian），モキシシライト moxysylyte（モキシール Moxyl），ニカルジピン nicardipine（ペルジピン Perdipine），ペントキシリン pentoxifylline（トレンタール Trental），ビンポセチン vinpocetine（カラン Calan）の8種である．これらの薬剤の第3相試験の軽度改善以上の改善度は24〜36％である（表52）．

　次に知的機能のそれぞれの項目に対する効果を示したのが図54，55である．

　最近の事柄に対する中等度改善以上の改善度は0〜7％，平均4.4％，軽度改善以上の改善度は0〜40.6％，平均25.9％，また古い事柄についての記憶力低下に対する中等度改善以上

4. 薬物治療   153

表52 脳血管障害の知的機能障害に対する脳循環改善薬の効果

brovincamine cinepazide dehydroergotoxine dilazep moxisylyte nicardipine pentoxifylline vinpocetine	有効率 24〜36%

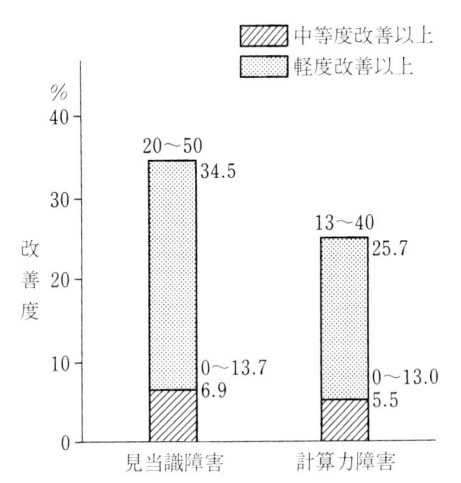

図54 脳血管障害の知的機能低下に対する脳循環改善薬の効果(1)

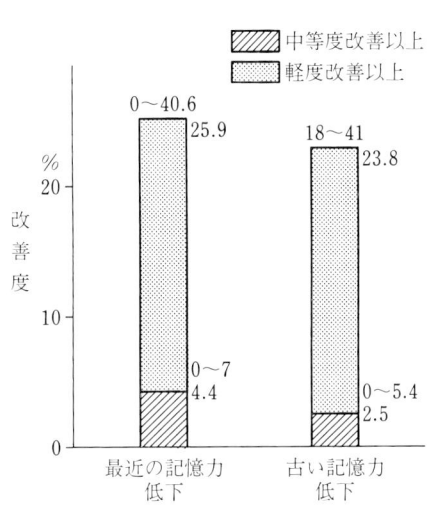

図55 脳血管障害の知的機能低下に対する脳循環改善薬の効果(2)

の改善度は0〜5.4%, 平均2.5%, 軽度改善以上では18〜41%, 平均23.8%である.

見当識障害に対する中等度改善以上の改善度は0〜13.7%, 平均6.9%, 軽度改善以上では20〜50%, 平均34.5%である. 計算力障害に対する中等度改善以上の改善度は0〜13.0%, 平均5.5%, 軽度改善以上で13〜40%, 平均25.7%である.

以上から, 脳循環改善薬は脳血管障害の慢性期, すなわち脳卒中後遺症（脳血管性痴呆ではない. 脳血管性痴呆は含まれていても少数であり, かつ軽症）の知的機能低下に対し, 軽度ではあるが影響を与えることが認められたのである. また, 脳循環改善薬の脳卒中後遺症の各種知的機能障害に対する効果をみると（軽度改善以上）, 見当識障害＞計算力障害＞最近の記憶力低下＞古い記憶力低下の順に大である.

154　III．老年期痴呆の治療

(ii) 脳代謝改善薬

脳代謝改善薬についても同じように開発第3相試験における知的機能障害に対する効果を総括した成績は，以下のとおりである．

脳代謝改善薬の第3相試験における対照薬は，ホパンテン酸カルシウム（Ca hopantenate），ホパテ（Hopate）が多い．イデベノン idebenone（アバン Avan），ビフェメラン bifemelane（セレポート Celeport），リスライド lysuride（オイナール Eunal），インデロキサジン indeloxazine（エレン Elen），プロペントフィリン propentofylline（ヘキストール Hextol），アニラセタム aniracetam（ドラガノン Draganon）の6種であり，これらの脳卒中後遺症の記銘力低下に対する軽度改善以上の改善度は36〜51%である（表53，54）．

記銘力低下（脳代謝改善薬は主として精神症候に対する効果を検討することから，記銘力低下でもチェック項目となっている．上述の6種に加えてニセルゴリン nicergoline（サアミオン Sermion），プロペントフィリン propentofylline（ヘキストール Hextol）も加わっているが，中等度改善以上の改善度は5.2〜9.0%，平均7.2%であり，軽度改善以上は32〜46%，平均35.3%である（図56）．

アニラセタムを加えた8種の見当識障害に対する中等度改善以上の改善度は6〜15%，平均9.9%，軽度改善以上では29〜47%，平均31.5%，計算力障害では，それぞれ4.0〜10.3%，平均6.7%，17.0〜33.7%，平均21.2%である．最近の記憶力低下に対する中等度改善以上の改善度は2.0〜7.2%，平均5.4%，軽度改善以上で21〜36.1%，平均29.2%，古い記憶力低下では，それぞれ2.7〜6.0%，平均3.7%，14〜24%，平均20.6%である（図57，58）．

以上，脳循環改善薬と同様，狭義の知的機能障害に対し，ある程度の効果を示し，かつその程度は脳循環改善薬に比しやや大である．

表53　脳血管障害の知的機能低下に対する脳代謝改善薬の効果(1)

Ca hopantenate (Hopate)	
idebenone (Avan)	
bifemelane (Celeport)	
lisuride (Eunal)	36〜51%
indeloxazine (Elen)	
propentofylline (Hextol)	
aniracetam (Draganon)	

（二重盲検試験より筆者作成）

表54　脳血管障害の知的機能低下に対する脳代謝改善薬の効果(2)

見当織障害
　（記銘力障害）
最近の記憶力障害
計算力障害
古い記憶力障害
見当織障害≧記銘力障害＞計算力障害
最近の記憶力障害＞古い記憶力障害

4. 薬物治療　155

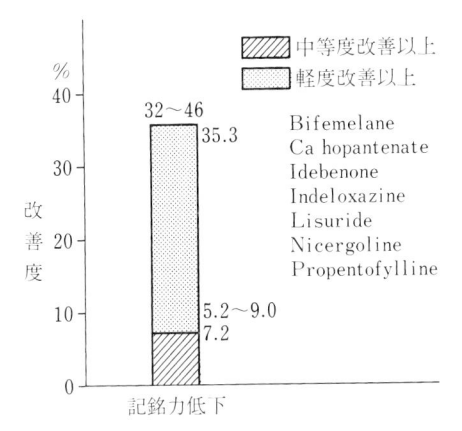

図56 脳血管障害の知的機能低下に対する脳代謝改善薬の効果(3)

Bifemelane
Ca hopantenate
Idebenone
Indeloxazine
Lisuride
Nicergoline
Propentofylline

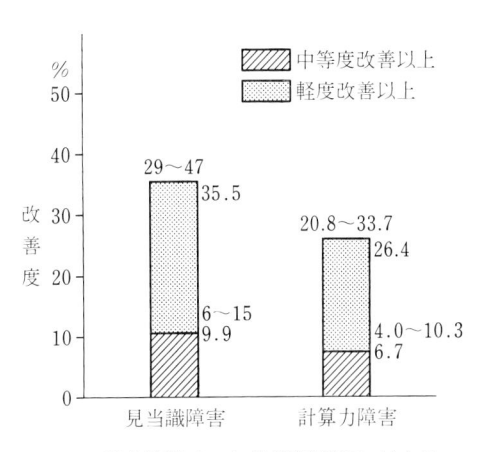

図57 脳血管障害の知的機能低下に対する脳代謝改善薬の効果(4)

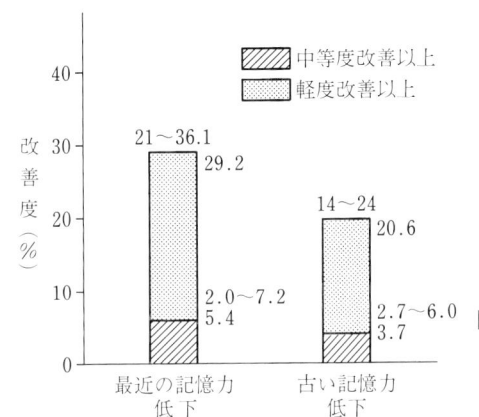

図58 脳血管障害の知的機能低下に対する脳代謝改善薬の効果(5)

そして反応しやすい症状は，記銘力障害，見当識障害などであり，記憶力障害では，古い記憶力障害に比し，最近の記憶力障害により反応しやすい．すなわち，このパターンは脳循環改善薬でも脳代謝改善薬でもほぼ同じであり，両者はほぼ同じようなプロファイルを有していることを示している．

(3) 各　論

老年期痴呆に対してある程度効果を期待し得る脳循環改善薬および脳代謝改善薬について主として二重盲検法による成績を述べる．

(i) Calcium hopantenate（ホパテ，Hopate）

わが国で開発された脳代謝改善薬の最初のもので，小児の軽度精神発育不全，脳炎後遺症などに効果が認められ，次いで，脳血管障害慢性期〔脳出血後遺症，脳梗塞後遺症，脳

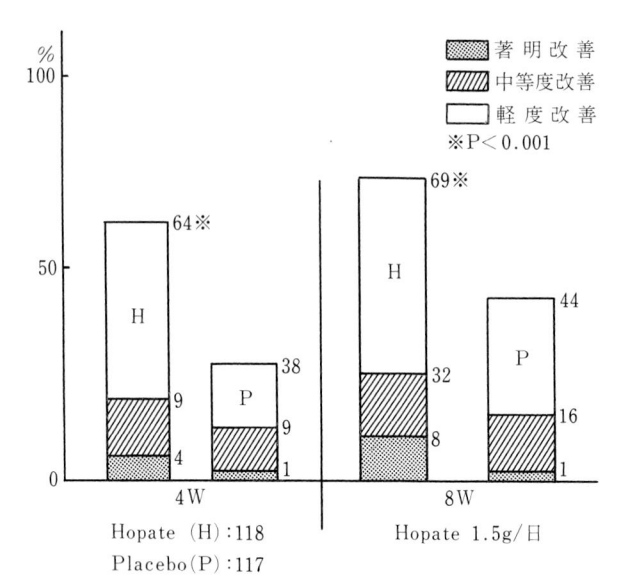

図59 知的精神機能障害（見当識障害・記銘力低下，記憶力低下，計算力低下）に対する Hopate の効果（軽度改善以上）

（大友英一ら，1981[33]）より作成）

動脈硬化症（現：慢性脳循環不全症）〕の精神症候に有用性が認められたものである．後述する副作用から，成人への適応は取り消されている．しかし，その後の脳代謝改善薬（イデベノン（アバン），インデロキサジン（エレン）など）の開発の第3相試験の対照薬として使用されたことから，やや詳しく述べることにする．

Calcium hopantenate の薬理作用として，ブドウ糖の脳内取り込み促進作用，糖代謝促進作用，脳 serotonine 増加作用[30]，急性自発脳波覚醒作用[31]，脳血流増加作用[32]などが認められている．

プラセボを対照として全国多施設における二重盲検試験[33]において，8週間投与で，脳血管障害（脳出血後遺症，脳梗塞後遺症，慢性脳循環不全症）の精神症候を含めた全般に対する改善度は中等度改善以上がプラセボの16%に比し32%と有意に高く（p＜0.01），軽度改善以上では44%に比し69%とやはり有意に高い（p＜0.001）（図59）．

Hopate がとくに有効である症候としては，自発性低下，情緒障害，対人接触障害，言語障害，知的精神機能障害などで，これらはいずれもプラセボに比し有意あるいはきわめて有意にすぐれた成績（p＜0.05～0.001）を示している（表55）．

自発性低下では周囲からの働きかけに対しての反応性低下，日常生活動作の意欲低下，家事や娯楽などへの関心低下などが改善を示している．

4. 薬物治療

表55 Hopateによる精神症候改善率(脳血管障害例)

	Hopate	Placebo	N.S.
自発性低下	59%	36%	$P<0.001$
問題行動	55%	40%	N.S.
情緒障害	58%	40%	$P<0.001$
対人接触障害	47%	27%	$P<0.001$
言語障害	49%	31%	$P<0.05$
知的精神機能障害	48%	25%	$P<0.001$
ADL	52%	29%	$P<0.01$
			(8W)

(大友英一ら，1981[33])より作成)

情緒障害では表情の乏しさ，抑うつ気分などが反応しやすい．

言語障害は構語障害，失語などではなく言語理解，言語による意思伝達などの障害の改善である．

最も注目される知的精神機能障害では，記銘力，記憶力低下の障害が改善を示している．もちろん，これは自発性低下や上述の言語障害の改善の影響が加った形であるが，少なくとも従来の脳循環改善薬，placebo に比し有意な改善が得られている（図60，61）．

とくに計算力障害の改善が目立つ．

自発性低下の改善などは日常生活動作にも好ましい影響を与え日常生活動作 ADL のあるものも改善を示す．

Hopate は1日量1.5g分3である．副作用は少なく，胃部不快感，食欲不振などの消化

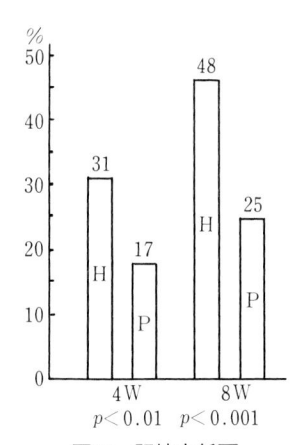

図60 記憶力低下
記憶力低下に対する Hopate の効果
(軽度改善以上)
(大友英一ら，1981[33])より作成)

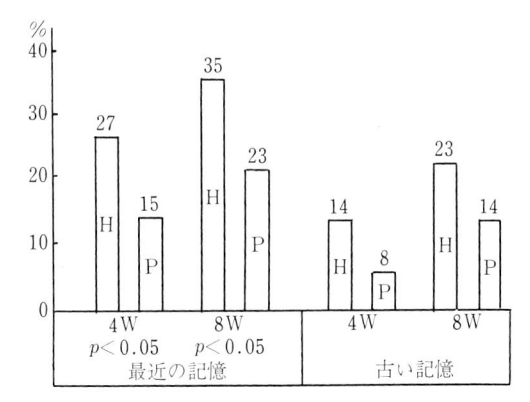

図61 脳血管障害に対する Hopate の効果
(大友英一ら，1981[33])より作成)

器症状がごく少数に認められたのみである．

その後，副作用として悪性症候群の出現することが報告され，成人に対する適応が取り消された．この副作用は，衰弱した症例，食欲不振の症例などに出現しているが，これは適応を誤ったものと思われる．ホパテは100万人以上の症例に投与されており安全性の高いものであるが，使い方に問題があれば，当然のこととして問題が起こるわけである．ホパテに続き，いろいろな脳代謝改善薬が開発され，ホパテの成人（脳血管障害慢性期）への適応を取り消しても，実際の臨床上問題がないと考えられたものと思われる．

現に小児（脳炎後遺症，その他）には適応が残っており，成人に安全性に問題があり小児には安全性に問題がないという，常識的でないことが現状であり，上述の意見の正しいことを示している．

(ii) Dihydroergotoxine mesylate（ヒデルギン，Hydergine）

Dihydroergotoxine mesylate (Hydergine) は3種類の麦角 alkaloid の水素化体の mesyl 酸塩を等量ずつ含有するもので1 mg, 2 mg 錠がある．すなわち，dihydroergocornin mesylate, dihydro-α および β-ergocriptine mesylate および dihydroergocristine mesylate の3種である．

主な薬理作用は脳の過剰な adrenaline 刺激による ATP 分解を抑制し[34]，また phosphoesterase を抑制して細胞内 cAMP を増加させるなどの脳代謝改善作用を有する[35]．人では老化による脳波上の優勢 α 波の減少および徐波化を改善する[36][37]．

脳血流量を増加させ[38]，脳循環時間を短縮させることが認められている．また，血管運動中枢および交感神経効果器官に抑制性に作用して末梢血管の緊張を減少させ，血圧を降下させる[39][40]．

とくに高齢者高血圧に対し緩徐な降圧作用がある[41][42]．脳の dopamine および serotonin の作働効果があり，神経伝達に好ましい影響を与える[43]ことから，最近はとくに神経伝達物質との関連が注目，研究されている．

Hydergine はすでに30年ほどにわたり脳血管障害あるいは高血圧症例に対して使用されているものである．

従来は舌下錠として製造されていたが，最近2 mg を含有する錠剤が新しく作られ，その有効性，とくに脳血管障害の自覚症候および精神症候に対する効果，また老年者の中等度までの高血圧に対して有用性が高いことが確認されている．

Hydergine 1日3 mg 投与と1日6 mg 投与を脳梗塞，脳出血，慢性脳循環不全症，くも膜下出血などに投与し二重盲検法でその有用性を確かめた成績[44]を述べる．

12週間投与後の自覚症候，精神症候に対する最終全般改善度は3 mg 群で中等度改善以

上 17.9％，6 mg 群で 48.9％であり，後者に有意に大である（p＜0.001）．また軽度改善以上では 3 mg 群 77.4％，6 mg 群 85.9％でやはり 6 mg 群は有意に大である（p＜0.05）（表56〜58）．

　副作用や検査値の異常などの安全性を考慮した有用性については，有用以上が 3 mg 群で 18.9％，6 mg 群で 50.5％であり，6 mg 群で有意に大である（p＜0.001）（表57）．

　またやや有用以上をとると 3 mg 群は 74.0％，6 mg 群は 82.5％で，6 mg 群に有意に大である（p＜0.05）．

　同じ薬剤を 2 倍量にしたために効果が有意に大となった薬剤はまず他には認められないものであり，注目に価する．

　6 mg 投与の有効性は 3 mg 投与に比し有意に大であることは，当然のことであるがプラセボーに対し有意に有効性が大であることは当然考えられるところであり，Hydergine の効果は確実なものといえる．

　安全性については 3 mg 群で安全が 89.8％，6 mg 群で 88.7％と差はなく，副作用の出現率も 3 mg 群 10.2％，6 mg 群 11.3％で差はない．

　副作用の内容は頭痛・頭重，眠気，めまい，立ちくらみなどがほぼ両群で同数であり，また悪心，胃部不快なども両群に差はない．

　個々の症候，とくに精神症候では「落ちつかず気が散り仕事や考えがまとまらない」「なんとなく調子が出ない，疲れやすい」「記憶障害」「頭がボーとする，すっきりしない」で

表56　自覚・精神症状最終全般改善度

用量＼判定	著明改善	中等度改善	軽度改善	不変	軽度悪化	悪化	判定不能*	計
3 mg 群	6 (2.3％)	40 (15.6％)	153 (59.5％)	51 (19.3％)	5 (1.9％)	2 (0.8％)	13	270
6 mg 群	34 (12.6％)	98 (36.3％)	100 (37.0％)	35 (13.0％)	3 (1.1％)	0 (0％)	10	280

＊ 2 週間の服薬で何らかの理由で脱落したもの

(吉川政己，1982[44])

表 57

用量＼判定	中等度改善以上	軽度改善以下
3 mg 群	46 (17.9％)	211
6 mg 群	132 (48.9％)	138

$\chi^2 = 55.1566$　$p < 0.001$

(吉川政己，1982[44])

表 58

用量＼判定	軽度改善以上	不変以下
3 mg 群	199 (77.4％)	58
6 mg 群	232 (85.9％)	38

$\chi^2 = 5.8191$　$p < 0.05$

(吉川政己，1982[44])

6 mg 群は 3 mg 群に比し有意に優れ(p<0.05〜0.01)，また抑うつ，易怒，粗暴，見当識障害，疎通性障害でも 6 mg 群が 3 mg 群に比し有意に優れている (p<0.05)（図62）.

このことは 6 mg 群はプラセボ投与群に比しさらに有意に優れることは確実なことであり，精神症候に対する Hydergine の有効性は明確である.

以上述べた精神症候の各項目の一部は老年期痴呆にもみられる症候であることから，本剤の 6 mg は脳血管性痴呆に使用する価値は十分あるものと考えられる.

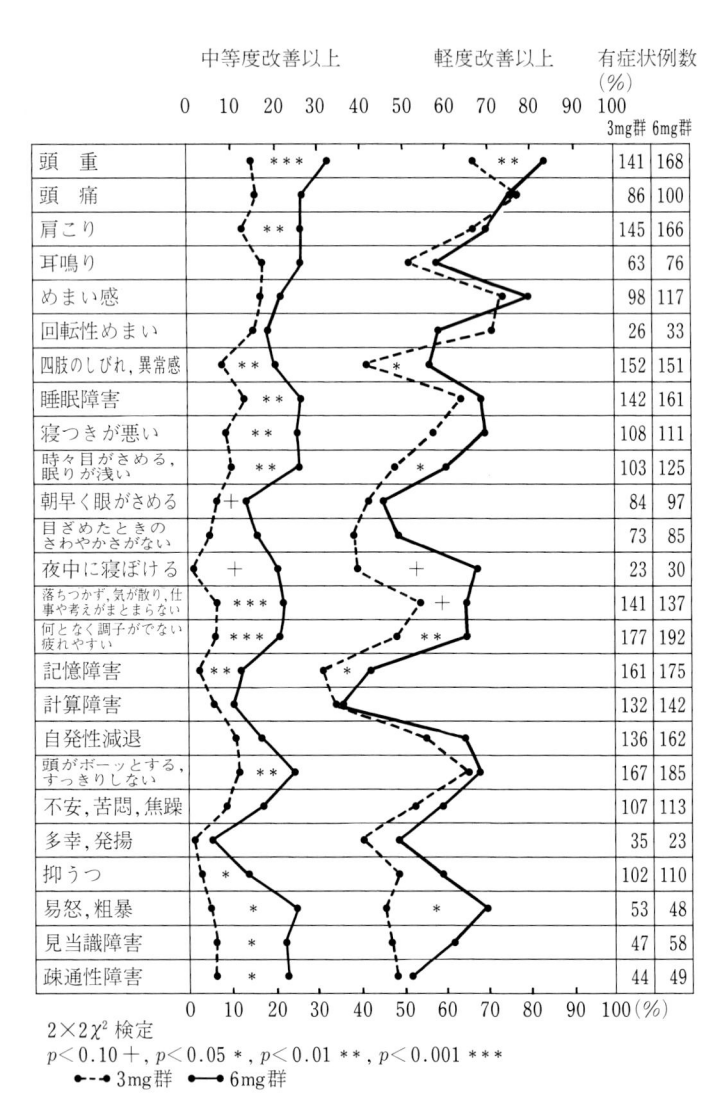

図62 Hydergine（3 mg, 6 mg 投与）の各種症状に対する効果

(吉川政己ら，1982[44]より作成)

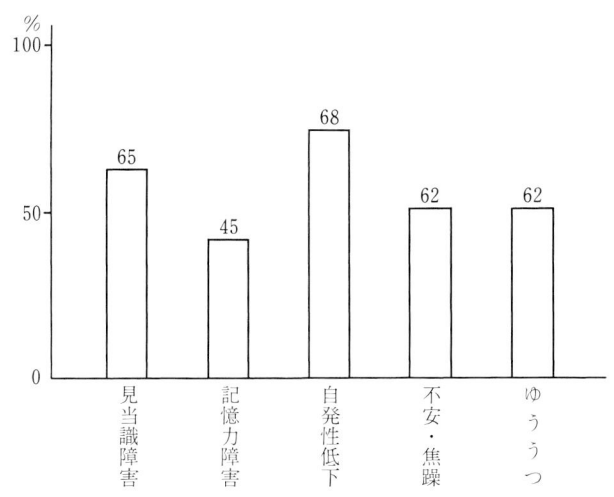

図63 脳血管障害の精神症状に対する Hydergine（6 mg 投与）の効果
(吉川政己ら, 1982[44]より作成)

Hydergine でとくに反応を示した精神症候の改善率を挙げてみると自発性低下が最も多く 68%, 次いで見当識障害の 65%, 不安・焦燥の 62%, 憂うつの 62%, 記憶力障害の 45%などであり, 脳循環改善薬としては従来みられたものを上回っており, また脳代謝改善薬としてみてもこの種の代表的薬剤である Hopate にせまる成績である（図63）.

Hydergine は老年者の軽症, 中等度の高血圧に対して降圧効果[42]もあり, また副作用に問題とすべきものが少ないことから脳血管性痴呆に積極的に使用してよいものといえる.

(iii) **Amantadine hydrochloride**〔塩酸アマンタジン〕（シンメトレル, **Symmetrel**）

抗ウイルス薬として開発されたものである. Symmetrel は動物実験で dopamine 放出促進作用[45], 再取込み抑制作用[46], 合成促進作用[47]を有している.

これらの作用は dopamine 作働の活動を促進することになる. この作用は acetylcholine 作働系の活性が相対的に高まっていると考えられている Parkinson 病に有効な結果をもたらすのである.

その他, 実験動物で Levodopa の運動増加作用, また metanphetamine の条件回避反応亢進作用を増強する[45,46].

実験動物で神経遮断薬によりカタトニーを起こした場合, これに対して抑制的な作用[46,48]を有する.

脳血管障害の精神症候に対する機序は明らかではない.

シンメトレル Symmetrel は抗 Parkinson 薬として広く使用されているものである.

本剤が脳血管障害に伴う意欲低下，自発性減退などの精神症候に有効なことが石津，笹生が報告して以来[49)50)]，脳血管障害領域における応用が注目され，その有効性がプラセボを対象とした二重盲検法により確かめられている．

調査の成績[51)]を紹介すると対象は脳梗塞，脳出血，くも膜下出血，脳卒中後遺症（出血か梗塞か不明のもの）および慢性脳循環不全症であるが72～73%は脳梗塞と脳出血が占め，かつ脳梗塞が過半数を占めている．

これらの各疾患で意欲低下があり，自発性減退のため，治療および社会生活に支障があり，脳代謝改善薬または脳循環改善薬の2カ月以上の投与で精神候状の改善の認められないものに Symmetrel あるいはプラセボが二重検法により投与調査されている．

投与方法は最初の1カ月は Symmetrel 50 mg 錠1錠あるいはプラセボ錠が朝，昼1錠ずつ投与され，5週目からは患者の症状に合せて主治医が1日1錠ずつ1～3回適宜に増減し得る方法である．薬剤の投与期間は8週間であり，既治療の脳循環改善薬および脳代謝改善薬は少なくとも2カ月以上投与し，調査開始後は用量を変更しないことにしている．

以上の方法による結果は最終の全般改善度（大部分は8週後の評価であるが，一部副作用その他で途中で服薬中止例ではその時点における効果を評価してある）は中等度改善以上で Symmetrel 群は24%，プラセボ群は19%で Symmetrel 群は有意に優れており（$p<0.05$），軽度改善以上をみると Symmetrel 群71%，プラセボ群52%でやはり Symmetrel 群がきわめて有意に優れた成績（$p<0.001$）である（図64）．

なお，2週間における評価で Symmetrel 群では全般改善度が中等度改善以上10%，こ

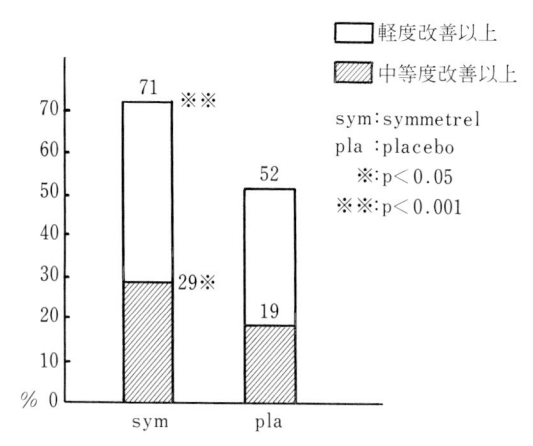

図64　脳血管障害に対する Symmetrel の最終全般改善度
（大友英一ら，1984[51)]より作成）

れに対しプラセボ4%であり，Symmetrel群が有意に優れ（p<0.05），また，軽度改善以上をみるとSymmetrel群42%，プラセボ群28%でありSymmetrelがきわめて有意に優れた成績である（図65）．

すなわち，Symmetrelはこの種の薬剤としてはかなり速効性であり，2週投与で42%の改善率が得られている点に注目する必要がある．

4週で軽度改善以上55%，8週で68%という成績からみれば，本剤は効く例ではかなり早くから反応を示すことが特徴的である．

またプラセボとの効果の差が0.1%の危険率で有意という明確なプラセボとの差も指摘できる．

SymmetrelをParkinson病患者に投与した際，幻覚，妄想あるいは夜間譫妄などの精神症候の出現を認めることがあり，かつ200mg投与の際に増加することが指摘されているが，この脳血管障害例に投与した際は副作用の出現率はプラセボ群と差がないばかりか，精神症候が副作用として出現したのは6%であり，プラセボ群の11%より少なかった点が興味深い所である．とくに懸念された幻覚，妄想はプラセボー群より少なく，Symmetrelは脳血管障害例とParkinson病例に対しては異なった作用を及ぼす可能性が示唆される．

このような精神症候などの副作用が予想外に小であったことから，有効性と安全性を加味した有用度は中等度有用以上がSymmetrel群30%，プラセボ群で21%，やや有用以上がSymmetrel群66%，プラセボ群49%でSymmetrel群が有意に（p<0.05）有用という結果となっている．

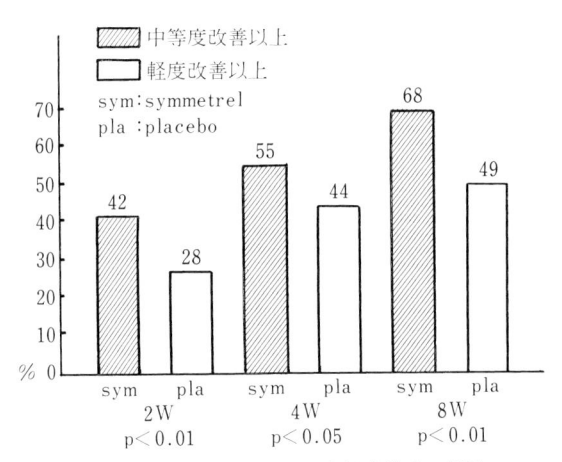

図65 Symmetrelによる全般改善度の推移
（大友英一ら，1984[51]より作成）

164 III. 老年期痴呆の治療

なお，Symmetrel の投与量については，1日2錠（100 mg）で固定したままであった例は全体の46.8%，第5週目から1錠増加したのは41%であり，87.8%は1日2〜3錠（100〜150 mg）であった．なお100，150 mg 投与群間にとくに明確な差はない．

各症状群の改善度をみると意欲に対して，著明改善6%，プラセボ1%，中等度改善25%，プラセボ15%，軽度改善以上がそれぞれ66%，54%でいずれの改善度においてもSymmetrel はプラセボに比し有意に優れた成績であった（p＜0.05）．

その他，感情，ADL の一部にプラセボに比し有意に優れる結果に認められている．

個々の症状では，働きかけに対する積極性，自発性，テレビ・ラジオなどに対する興味，あるいは表情の改善などに明確な効果が観察されている（図66）．

また最も有効性の明らかであったのは脳梗塞であり，軽度改善から，著明改善のいずれをとってもプラセボに比し有意に優れたものであった（p＜0.05）．

また必ずしも軽症例ではなく中等症例によく効果を示しており，かつ罹病期間が1〜3年という比較的長い症例にも効果を示している．

また脳代謝改善薬あるいは脳循環改善薬を併用した場合に Symmetrel の効果がプラセボより有意に優れる場合が多く，本剤は他の脳代謝改善薬あるいは脳循環改善薬と併用した際にとくに効果を発揮しやすいことが示唆されている．

なお，脳血管障害に対する open trial においても8週投与の最終全般改善度が 50 mg 投

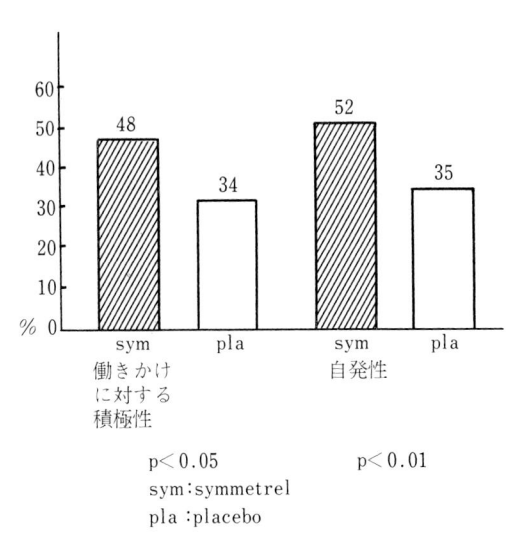

図66　Symmetrel による精神症候の改善率
（大友英一ら，1984[51]より作成）

4. 薬物治療　165

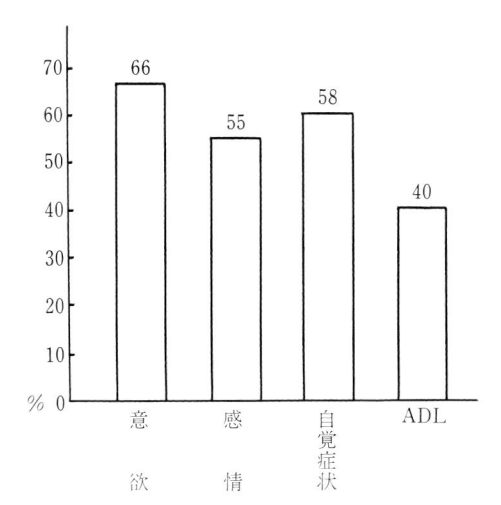

図67　Symmetrel による改善度
（新城之介ら，1963[52]）より作成）

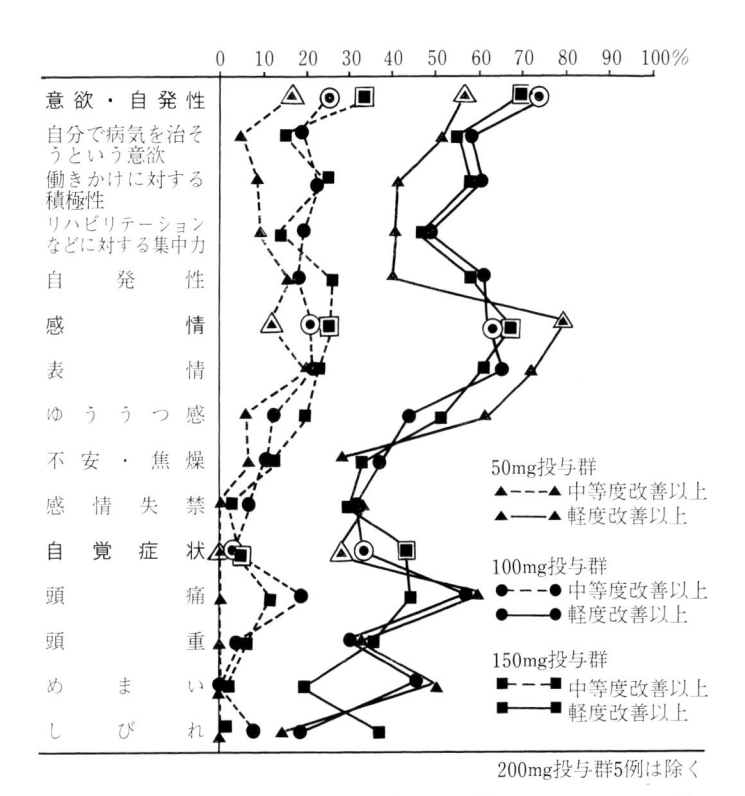

図68　脳血管障害の精神症候および自覚症状に対する Symmerel の効果
（新城之介ら，1963[52]）より作成）

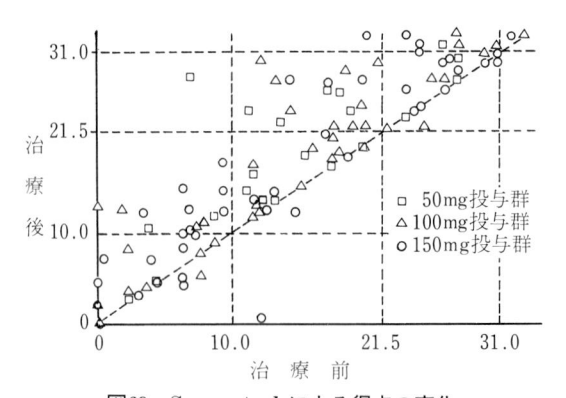

図69 Symmetrel による得点の変化
長谷川式簡易知的機能診査スケール（200 mg 投与群5例は除く）.　　　　（新城之介ら，1963[52]）より作成）

与群71.9％，100 mg 投与群78.2％，150 mg 投与71.6％の有効率である．とくに有効であったのは意欲・自発性，感情障害などであった[52]（図67～69）．

(iv) Lisuride hydrogen maleate（Eunal, オイナール）

Lisuride hydrogen maleate（Eunal オイナール）は欧米では抗 Parkinson 剤として応用されている．Lisuride hydrogen maleate の薬理作用としては中枢神経系において dopaminergic action，また serotonin receptor 刺激作用などが認められている[53]～[55]．

Eunal は片頭痛[56][57]に有効であることが認められ，慢性脳循環不全症を始めとする脳血管障害に有効であり[58]，かつ脳波の改善をもたらすことなども確認されている[59]．

このようなことから脳血管障害に対する有用性を dihydroergotoxine mesylate を対照薬とする二重盲検法により検討されており，その成績，また脳波に対する影響を二重盲検法，老年期痴呆に対する効果を open trial で検討されているのでこれらを紹介する．

二重盲検法は Eunal および対照薬を12週間投与し評価[60]されている．

投与量は Eunal 錠（0.025 mg の lisuride hydrogen maleate を含む）1日3回1回1錠（計0.075 mg/日）対照薬は dihydroergotoxine 1 mg 錠1日3回1回1錠計3 mg/日である．

最終の全般改善度はやや改善以上をとると Eunal 79％，dihydroergotoxine mesylate（以後 DM と略す）76％で両群に差はない．安全度も両群間にまったく差なく，最終の有用度は Eunal 78％，DM 75％とまったく差はない成績である．

精神症候群に対する最終の全般改善度は Eunal 65％，DM 63％でまったく同じ値である．

表59 老年期痴呆に対する Eunal の効果

診断名	評価時期	症例数	強きいわめて	強かいなり	中等度	軽度	症状なし	Friedman-検定	Tukey の多重比較
脳血管性痴呆	投与前		1	6	20	5		$\chi_0^2 = 35.464**$ Df=3	投与前 NS 4週 ** * 8週 ** ** NS 12週
	4 週		1	4	20	7			
	8 週		1	2	14	15			
	12 週		1	2	12	16	1		
Alzheimer 型痴呆	投与前			8	4	1		$\chi_0^2 = 9.000**$ Df=3	投与前 NS 4週 NS NS 8週 * NS NS 12週
	4 週			6	6	1			
	8 週			5	6	2			
	12 週			4	6	3			

**: $p<0.01$ *: $p<0.05$ NS: >0.10 　　　　　　　　　　　　（大友英一ら，1982[61]）

精神症候のうちの各項目についてみると不安49%の改善度（DM 44%），憂うつ51%（DM 56%），感情失禁49%（DM42%），自発性51%（DM 44%）などの成績が得られており，精神症候に対し，有効性の高いことが評価されている dihydroergotoxine mesylate と同等，あるいは一部ではこれに勝る成績である．

すなわち，感情失禁，自発性には dihydroergotoxine mesylate に優る傾向が認められている．

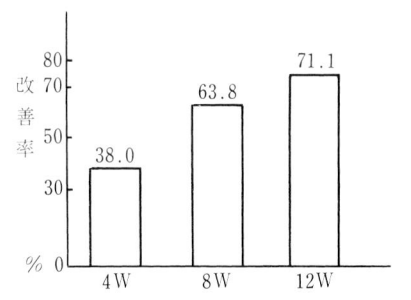

図70 軽度老年期痴呆の精神症候に対する Eunal の効果
（大友英一ら，1982[61]）

Eunal は open study であるが，軽症 Alzheimer 型老年痴呆および脳血管性痴呆に対する有効性が観察[61]されている．

すなわち，長谷川式簡易知的機能診査スケールが10点未満を原則として除いた軽症 Alzheimer 型老年痴呆および脳血管性痴呆51例が対象となっている．このうち，脳血管性痴呆が35例，Alzheimer 型老年痴呆16例（1例混合型を含む）であり，Eunal 錠1日1錠1日3回投与を12週間行っている（表59）．

両者の型を総合した全般改善度は8週で66.0%，12週で73.3%と open trial ではあるが，かなり良い成績である．

精神症候全般の改善度は軽度改善以上をとると4週で38.0%，8週で63.8%，12週で71.1%と高い改善率を示している（図70）．

168　III. 老年期痴呆の治療

　各精神症候の重症度の推移を4，8，12週の各評価時期に検討したのが図71である．

　多くの症候において有意の変動が観察されており，本剤は精神症候に対しかなり明確な影響を与えることが観察されている（図71）．

　次に脳血管性痴呆とAlzheimer型老年痴呆に分けて全般改善度（軽度改善以上）をみたのが図72である．

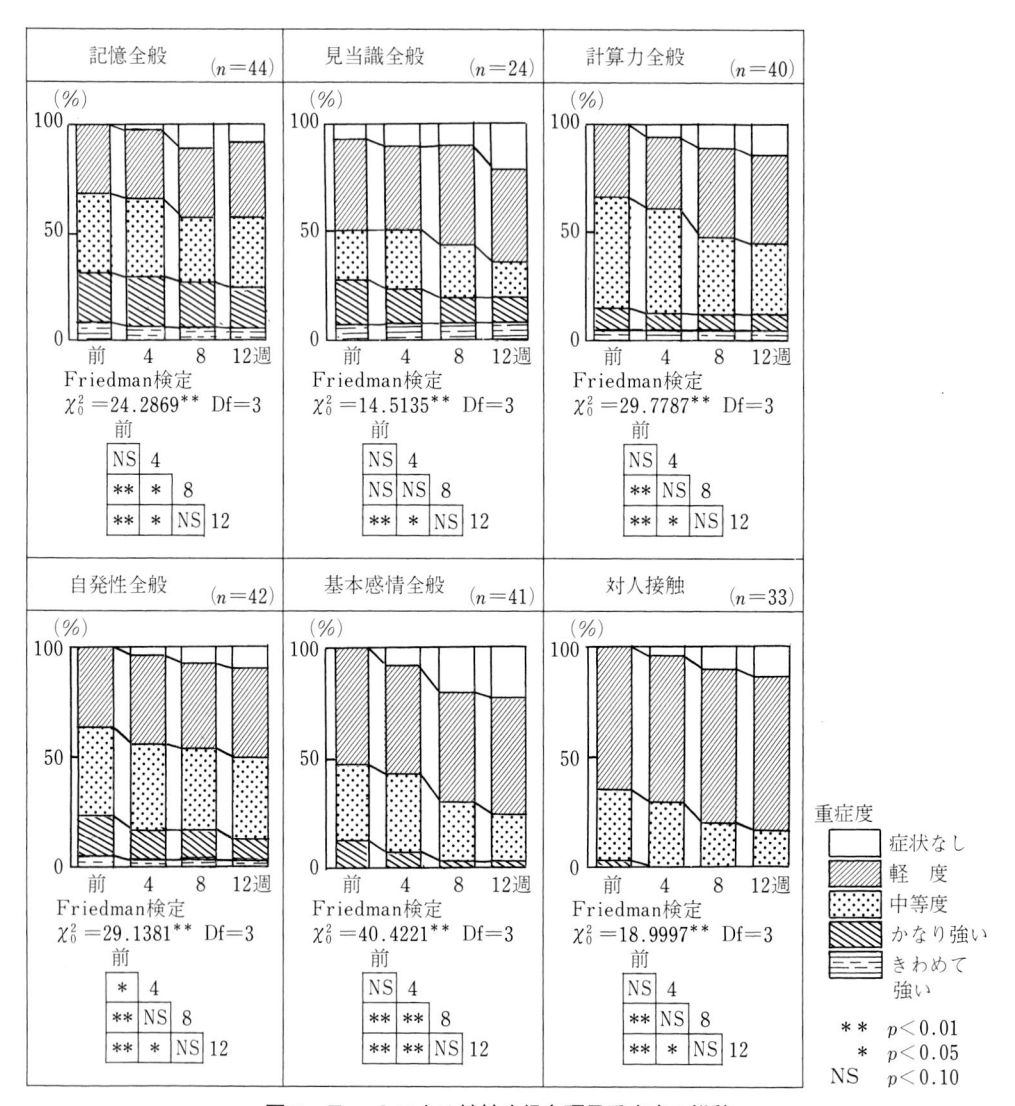

図71　Eunalによる精神症候各項目重症度の推移

（大友英一ら，1982[61]）

投与期間と増加とともに全般改善度が上昇することが認められる．

また，精神症候の全般改善度をそれぞれの型の痴呆についてみると図72のごとくである．

軽度改善以上をとると脳血管性痴呆では4週47.1%，8週78.8%，12週84.4%とかなり高い値であり，一方Alzheimer型老年痴呆でも4週25.0%，8週35.7%，12週46.2%とこれも高い改善度であり，いずれにおいても投与期間の増加とともに全般改善度も上昇を示している（図72, 73）．

また全般重症度の推移をそれぞれの型の痴呆でみると脳血管性痴呆では有意の変動を示しているが，Alzheimer型老年痴呆では投与前と12週の比較においてのみ有意差を示している（図71）．

長谷川式簡易知的機能診査スケールの改善度は，脳血管性痴呆で改善以上の改善率は23.3%，Alzheimer型老年痴呆で16.6%，全症例では21.4%であった（図74）．

また軽度改善以上をとると脳血管性痴呆で63.3%，Alzheimer型老年痴呆で25%，全症例では52.4%の改善率である．

対象は前述のごとくこのテストで10点を超える軽度の痴呆例であったとはいえ，またopen trialではあるが，相当の改善度と考えてよいものである．

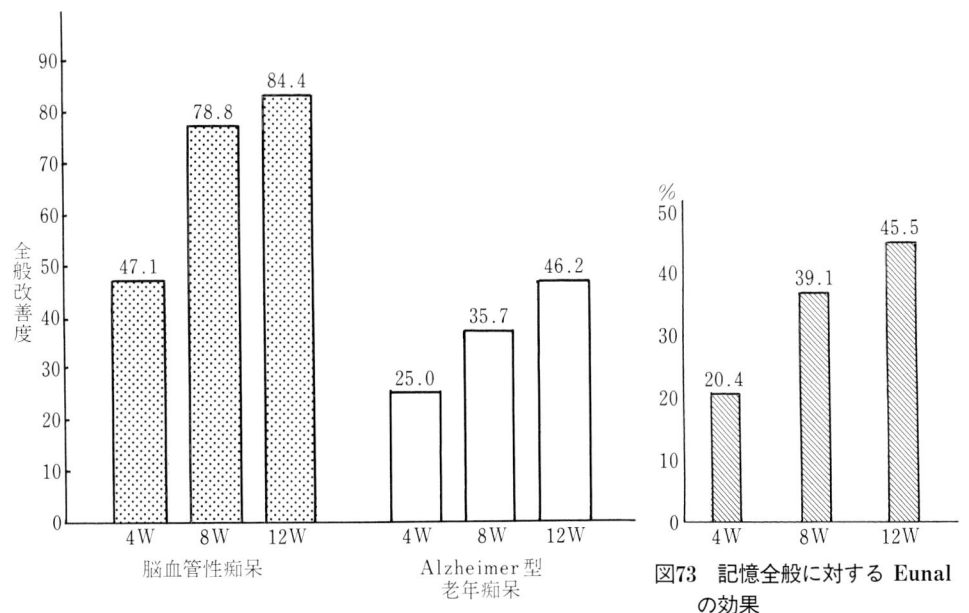

図72　Eunalによる軽度老年期痴呆における精神症候の全般改善度の推移　（大友英一ら，1982[61]より作成）

図73　記憶全般に対するEunalの効果

対象：軽症老年期痴呆（Alzheimer型痴呆および脳血管性痴呆）
（大友英一ら，1982[61]より作成）

170　III. 老年期痴呆の治療

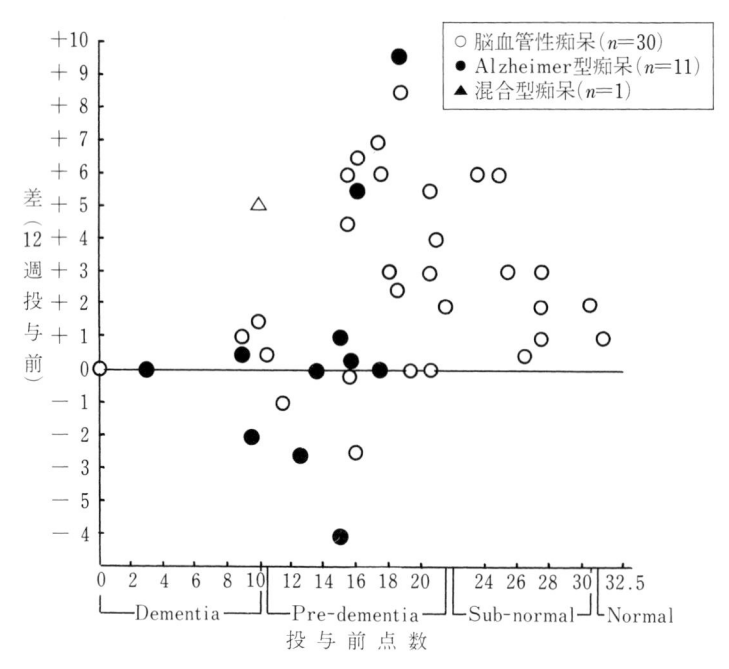

図74　Eunal による痴呆点数の変化（大友英一ら，1982[61]）

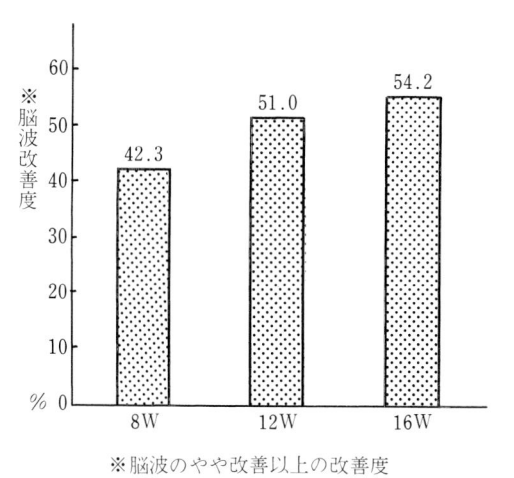

図75　Eunal による脳血管障害の脳波の改善度
（大友英一ら，1981[62]）より作成）

※脳波のやや改善以上の改善度

　図74にみるごとく，脳血管性痴呆において投与前と12週後の点数の差がより大である．また点数の変動は10代の点数の後半により多くみられている．
　この成績は Eunal 単独による trial であるが，神経内科あるいは精神科の専門家の病院で行われたものであり，open trial であることを考慮して割引いてもかなりすぐれた成績といい得る．

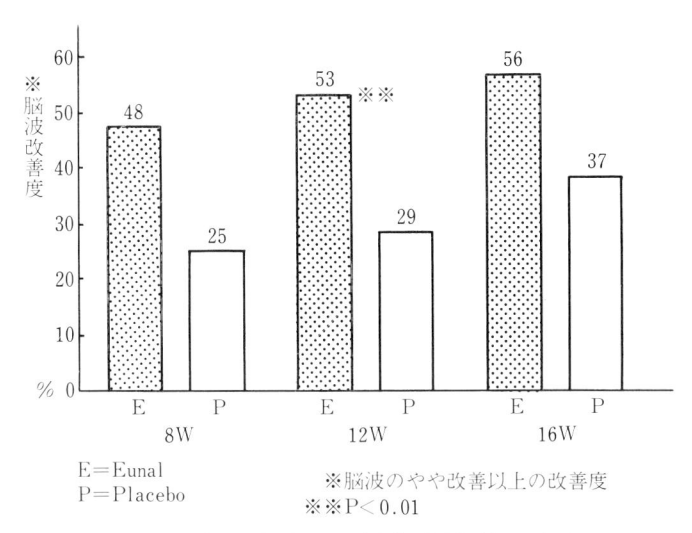

図76 虚血性脳疾患（脳梗塞および脳動脈硬化症）における Eunal による脳波の変化　　　　　　　　　（大友英一ら，1981[62)]より作成）

　次に各種脳血管障害（脳出血，脳梗塞の慢性期，慢性脳循環不全症），軽度の老年期痴呆例に cinnarizine を基礎薬として投与し Eunal 投与群，placebo 投与群の脳波を投与12〜16週で全国14施設の脳波の専門家が判読評価した成績[62)]を紹介する（図75）．Eunal 投与群の脳波の改善率は投与期間とともに増加し，12週での比較では placebo 群に比し大である傾向が認められた．一方，脳波の悪化率は Eunal 群では投与期間とともに減少し，placebo 群に比し12週で小さい傾向が認められている．

　また，脳梗塞と脳動脈硬化症（慢性脳循環不全症）を虚血性脳疾患としてまとめた際，12週の脳波改善度は Eunal 群が placebo 群に比し有意に大である（$p<0.01$）ことが認められている（図76）．Eunal は脳血管障害例に対しての長期投与（52週）において安全性が確かめられている[63)]．

　このように Eunal は脳血管障害の精神症候，軽症の老年期痴呆（主として脳血管性痴呆）に対してかなり高い有効率を示しており，いずれ老年期痴呆へ応用できるものと考えられる．

(v) Idebenone hydrochloride〔塩酸 idebenone, Avan〕

化学名は 6-(10-hydroxydecynone)-2,3-dimethoxy-5-methyl-1,4-benzoquinone である．わが国で開発された脳代謝改善薬である．

　Idebenone は脳のミトコンドリアの電子伝達系に作用し，酸化的燐酸化反応に共役した

呼吸活性を賦活すること，また脂質の過酸化によりミトコンドリアの膜が傷害されることを防ぐことが観察されている[64)~66)]．またマウスにおいてグルコースの脳内移行促進作用[67)]，実験的低酸素血症における致死時間の延長作用があり[68)]，また，脳卒中易発症系ラッテにおいて脳卒中の発現を抑制あるいは遅延させること，脳卒中後の神経症候を軽減させる[69)70)]ことなどが報告されている．

その他，脳卒中易発症系ラッテの頸動脈結紮による脳のエネルギー代謝障害を改善させることも認められているが，脳血流を増加させる作用や降圧作用はほとんどないことが報告されている[71)72)]．

このようなことから脳卒中の神経症候の軽減化，脳循環障害による記憶障害に対して有効であることが動物実験で確かめられている．

Idebenone は以上のごとき薬理作用を有することから脳血管障害例に試みられ，精神症候，自覚症候を中心に有効な働きが認められ[73)74)]，本剤の臨床的有用性の調査が Ca-hopantenate を対照薬とした二重盲検法[75)]により確かめられておりこれを述べる．

Idebenone は1錠中30 mg を含有する錠剤1回1錠1日3回 90 mg，Ca-hopantenate は1日1.5 g分3投与で8週間投与である．

対象はなんらかの精神症候を有する脳梗塞・脳出血後遺症，両者の鑑別不能な脳卒中後

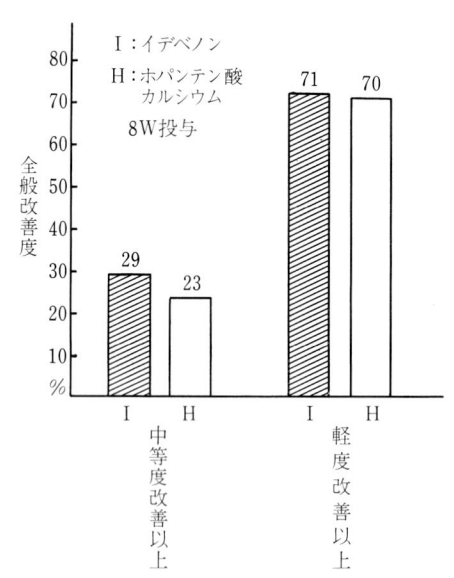

図77 脳血管障害に対するCV-2619（イデベノン）の効果
（大友英一ら，1985[75)]より作成）

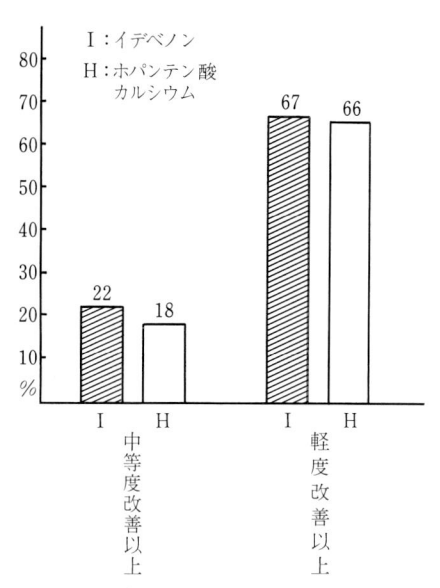

図78 脳血管障害の精神症候に対するCV-2619（イデベノン）の効果
（大友英一ら，1985[75)]より作成）

4. 薬物治療

遺症および慢性脳循環不全症である．

最終全般改善度 idebenone 群（以下 I 群）71％，Ca-hopantenate 群（H 群）70％でまったく差はない（図77）．

精神症状群の改善度は最終の評価で I 群 67％，H 群 66％これもまったく同じであった（図78）．

精神症候の各個別のものについてみると，意欲・自発性全般の軽度改善以上の改善度は I 群 54％，H 群 49％で有意差はなく，感情全般も I 群 59％，H 群 56％，行動全般は I 群 46％，H 群 43％，対人接触障害は I 群 33％，H 群 36％，知的機能については I 群 36％，H 群 40％であり，いずれにおいてもほぼ同じ成績で有意差は認められていない（図79）．

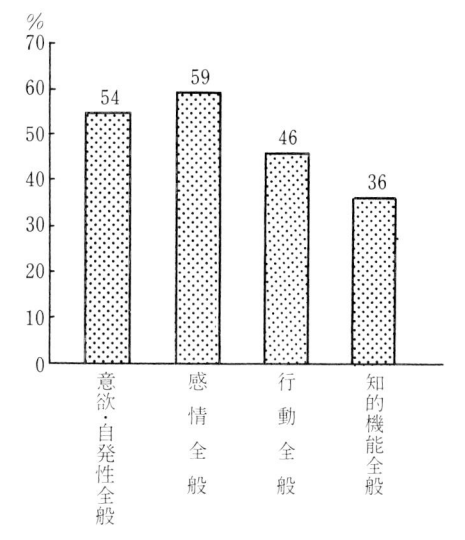

図79 脳血管障害の知的精神機能に対する idebenone の効果
（大友英一ら，1985[75]）より作成）

精神症候の各項目のうちで比較的改善度の高いものを挙げると，働きかけに対する反応性低下 52％，自発性の低下 52％，不安・焦燥 50％，抑うつ気分 53％，感情失禁 44％，夜間譫妄 46％などである．

このような idebenone は Ca-hopantenate とまったく同じ有効性を有しており，知的機能の一部の悪化率において有意に優れる面も認められている．

脳波に対する変化を一定の方式により同一判定者が blind にして評価した結果，脳波の改善率は軽度改善以上で I 群 50％，H 群 42％で有意差はなかった．

層別した成績では有用度，精神症候，自覚症候，神経症候，日常生活動作の改善度のいずれかで I 群が H 群に比し有意にすぐれていた主なものでは「痴呆あり」知的機能テスト「dementia」，「predementia」などであり，一方 H 群が I 群に比し有意に優れていたのは知的機能テスト「subnormal」，罹病期間，慢性脳循環不全症，3年未満であった．

本剤の副作用は 3.4％，H 群 2.7％と有意差はなく，副作用の内容もとくに問題とすべきものはなかった．

また脳血管障害294例に対して Ca-hopantenate を対照薬とした非盲検群間比較法でも精神症候群の改善率が 72％，副作用 2.7％と高い有効性と高い安全性が認められている．さらに老年期痴呆を含む脳血管障害例に対する open study においても精神症候群の全般改善度 82％の成績が得られている．

以上 idebenone は脳血管障害の精神症候に対して Ca-hopantenate と同じ profile を有しておりその有効性もこれとまったく同等であるが，一部にはこれを上回る効果を示しており，脳血管性痴呆を中心とした老年期痴呆に対する薬剤として使用され得るものと期待できる．

(vi) Bifemelane hydrochloride（塩酸 Bifemelane, Celeport）

Bifemelane hydrochloride はわが国で開発された脳代謝改善薬の一種であり，化学名は 4-(0-Benzylphenoxy)-N-methylbutylamine hydrochloride である．

本剤の薬理作用として実験的脳虚血動物における脳波異常の改善作用[76]，抗 anoxia 作用[77]，猫の自発脳波の覚醒化作用[78]，実験的脳虚血に伴う脳内 monoamine に対する作用[79]，scopolamine による記憶障害に対する防禦作用[80]また血小板凝集抑制作用などが認められている．

Bifemelane hydrochloride は脳血管障害例の精神症候，とくに自発性低下，情緒障害に有効性が高いことが認められている[81)82]．

この報告に基づいて脳血管障害例を対象として Ca-hopantenate を対照薬とした二重盲検法が実施され，その臨床的有用性が確かめられており[83]，これを述べる．

Bifemelane は 1 錠中 25 mg を含有する．1 回 2 錠 1 日 3 回 150 mg, Ca-hopantenate は 1 日 1.5 g と分け 8 週間投与したものである．

軽度改善以上の全般改善度をみると bifemelane 群（以下 B 群）69％，Ca-hopantenate （H 群）70％で両群にまったく差はない（図80）．

自発性全般の軽度改善以上の改善率は B 群 52％，H 群 48％，知的機能全般では B 群 36％，H 群 41％，感情全般では B 群 53％，H 群 46％，問題行動全般 B 群 41％，H 群 47％

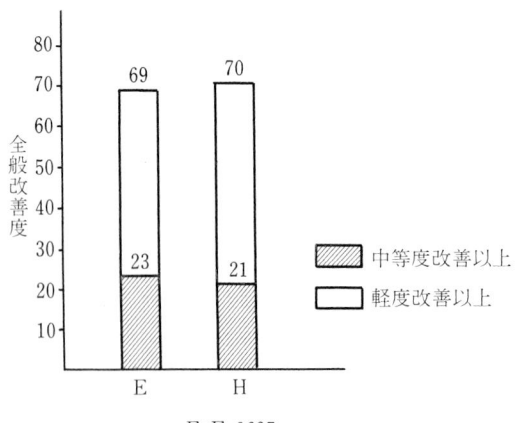

E：E-0687
H：Ca-hopantenate

図80 Bifemelane 最終全般改善度
（田崎義昭ら，1988[83]より作成）

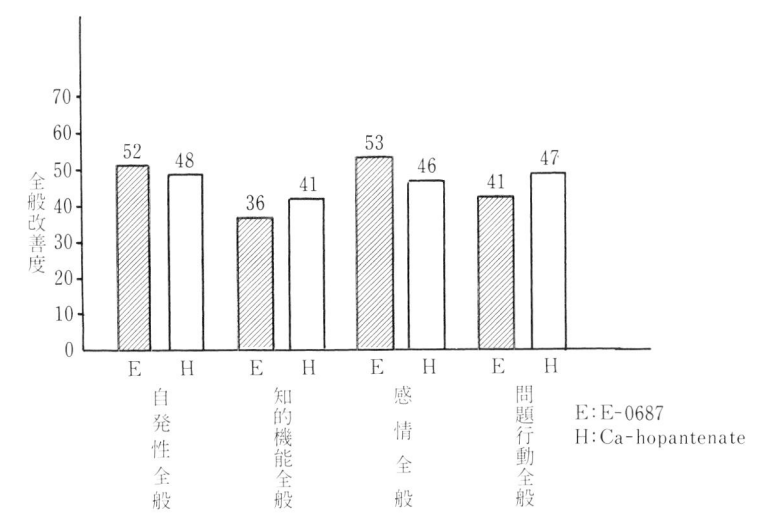

図81 Bifemelane による精神症候の改善度（田崎義昭ら，1988[83]）より作成）

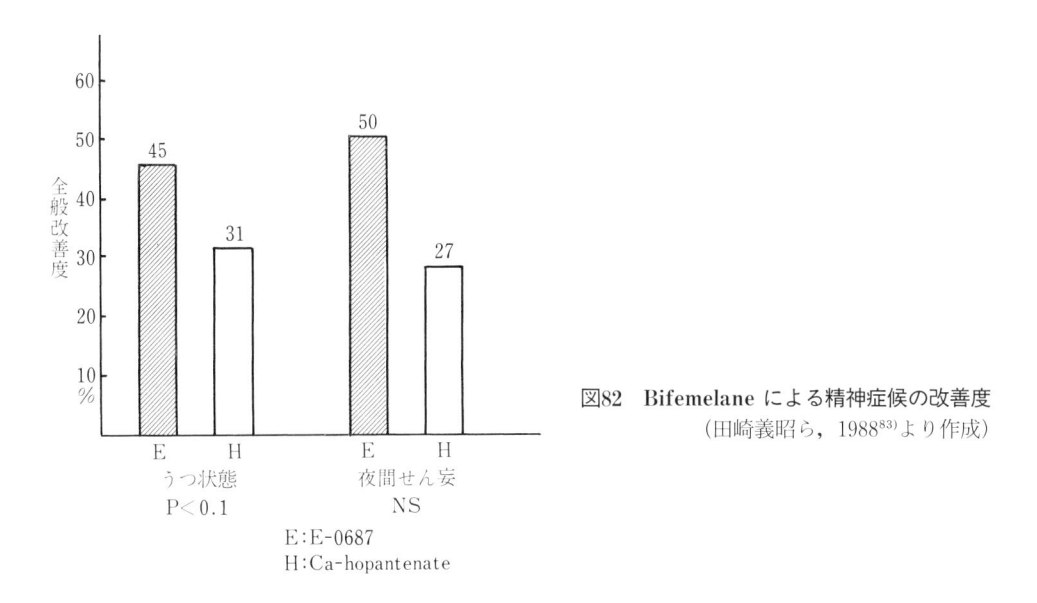

図82 Bifemelane による精神症候の改善度（田崎義昭ら，1988[83]）より作成）

であり，いずれにおいても両群間に有意差は認められていない（図81）．

個々の症候のうちで最終の改善度で両群間に有意差を認めたのはとくにないが，うつ状態でB群がH群に優れる傾向があった．

精神症候のうちで改善率の高かったものは夜間譫妄50%，不安・焦燥46%，うつ状態45%，表情の乏しさ45%，意志表現の低下41%などである（図82）．

全般改善度，有用度を背景因子で層別した成績ではB群がH群に有意に優る層が2～3

多く認められた．すなわち，高齢者，痴呆を有する例，脳血栓後遺症，広汎な脳病変を有する例で Ca-hopantenate に比し有意に優った成績が得られている．

副作用の出現率も B 群 10.4%，H 群 7.4% と有意差は認められず，その内容についても特別のものはなかった．

以上 bifemelane hydrochloide は Ca-hopantenate と同等の有効性を脳血管障害の精神症候に対して示しており，これと同等，一部ではこれを上廻る有効性を示している．

したがって，老年期痴呆の一部に応用できる有用な薬剤と考えられる．

(vii) Indeloxazine hydrochloride（塩酸 indeloxazine, Elen）

塩酸インデロキサジンはわが国に開発された脳代謝改善薬の一つであり，その化学名は(±)-2-〔(inden-7-yloxy)methyl〕morpholine hydrochloride である．

本剤の薬理作用として脳内 monoamine (serotonin, norepinephrine, dopamine) 含量増加作用，脳内 glucose および ATP 含量増加作用[84]，serotonin, norepinephrine 取り込み阻害作用[85]，脳震盪マウスの行動障害改善作用，脳波賦活作用，低酸素状態下における生存期間の延長，学習能低下の改善作用[86]，また学習獲得促進作用，抗 scopolamine 健忘作用，抗 reserpine 作用などが認められている．

塩酸 indeloxazine は脳血管障害の精神症候に対して有効であり，とくに自発性全般，問題行動，情緒全般などに改善率が高いことが open trial に認められ[87][88]，これに基づいて Ca-hopantenate を対照薬とする二重盲検法による有用性[89]の評価が行われており，これを紹介する．

対象は頭蓋内出血（脳出血，くも膜下出血），脳梗塞（脳血栓後遺症，脳塞栓後遺症），多発梗塞性痴呆，慢性脳循環不全症で精神症候を有するものである．

塩酸 indeloxazine は 1 錠（20 mg 含有）を 1 回 1 錠 1 日 3 回，Ca-hopantenate は 1 日 1.5 g を分 3 で 8 週間投与した．

全般改善度は最終の軽度改善以上で塩酸 indeloxazine（I 群）72%，Ca-hopantenate 群（H 群）64% で I 群に比し優れる傾向があり（$p<0.1$），改善以上の改善度は I 群 26%，16% で I 群が有意に優れていた（$p<0.05$）（図83）．

総合安全度については両群間に有意差はなく，有用度の有用以上は I 群が H 群に比し有意に優れていた（$p<0.05$）．

精神症候群の軽度改善以上の最終全般改善度は I 群 68%，H 群 60% で I 群が H 群に比し優れる傾向があった（$p<0.1$）（図84）．

精神症候群の各項目についてみると，自発性全般の軽度改善以上の改善度は I 群 54.1%，H 群 51.0%，問題行動全般 I 群 50.5%，H 群 41.0%，対人接触障害 I 群 37.5%，H 群

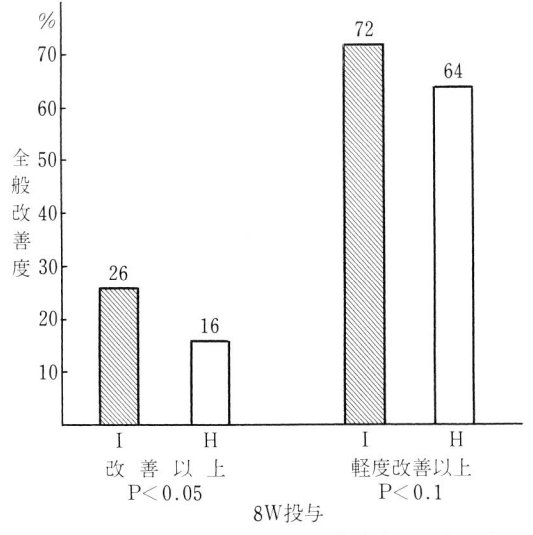

図83 脳血管障害に対する YM-08054（塩酸インデロキサジン）の効果

（大友英一ら，1986[89]）より作成）

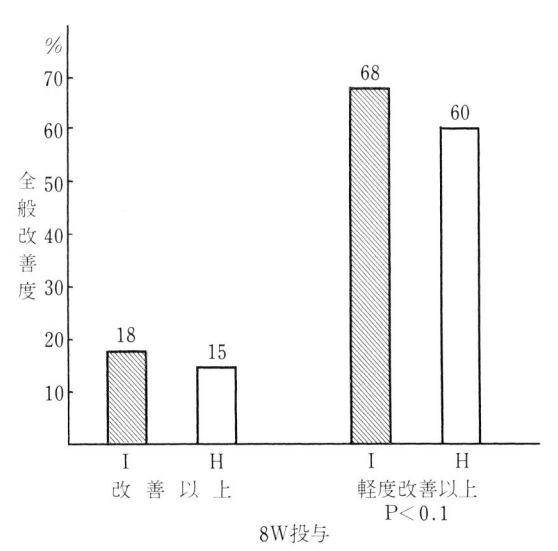

図84 脳血管障害の精神症候に対する YM-08054（塩酸インデロキサジン）の効果

（大友英一ら，1986[89]）より作成）

34.3%,で有意差なく知的精神機能全般Ⅰ群41.0%,H群31.3%でありⅠ群がH群に比し有意に優れていた(p<0.05 U-test).

言語全般ではⅠ群35.3%,H群34.3%,情緒全般ではⅠ群57.0%,H群52.9%で両群間に有意差はなかった.その他心気症候,幻覚・妄想,病識・病感の低下などの改善率はいずれも40%内外から20%内外で両群間に有意差はなかった.

知的精神機能のうち,見当識障害には両群の間に有意差が認められていた.すなわち,場所に対する見当識障害の改善率軽度改善以上ではⅠ群41.3%,H群23.3%でⅠ群は有意に優れており(p<0.05),時間に対する見当識障害の軽度改善以上の改善率はⅠ群38.2%,H群は21.5%,人物に対する見当識障害の改善度はⅠ群38.4%,H群21.6%であり,いずれにおいてもⅠ群がH群に比し有意に優れていた(p<0.05)(図85).

以上自発性,知的精神機能の見当識障害の改善率などが高い成績である.

全般改善度を背景因子で層別した成績ではⅠ群がH群に有意に優れる層が多く認められている.

副作用の出現率はⅠ群4.0%,H群5.7%と差なく,その内容もとくに注目すべきものはなかった.

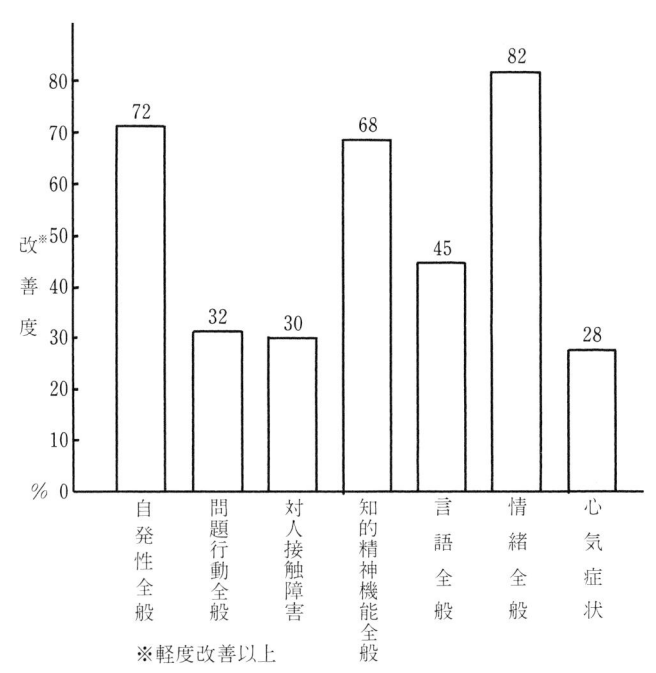

図85 脳血管障害の精神症候に対する塩酸インデロキサジンの効果(二重盲検法) (大友英一ら,1986[89])より作成)

なお自発性全般，知的精神機能の改善度は open trial におけるものと二重盲検における成績とほとんど差がなかったことが注目される．

以上，塩酸 indeloxazine は Ca-hopantenate に勝るとも劣らない有用性を脳血管障害の精神症状に対して示しており，今後老年期痴呆の一部に応用できるものと期待される．

(viii) Propentofylline（Hexitol）

Propentofylline は化学名 3, 7-dihydro-3-methyl-1-（5-oxohexyl）-7-propyl-1H-purine-2, 6-dione である．本剤は動物実験で血管壁に対する adenosine の取り込み阻害作用，cAMP phosphodiesterase 阻害作用を有し，種々の部位の血流量増加作用，赤血球変形能改善作用などを有し，脳内 ATP 含量の増加，ミトコンドリア吸収活性の賦活による酸化的リン酸化作用，グルコース利用率促進作用などを有する．また，脳内 5-HT binding の減

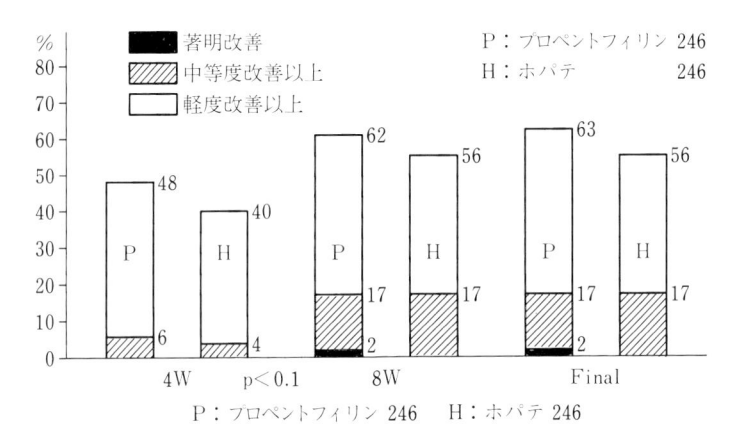

図86 脳血管障害の精神症状に対する **propentofylline** の効果
（大友英一，1986[91]）より作成）

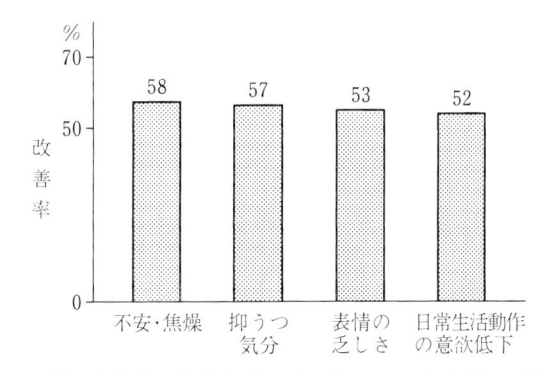

図87 脳血管障害の精神症状に対する **propentofylline** の効果
（大友英一，1986[91]）より作成）

少，GABA 含量の増加なども有する[90]．脳血管障害患者例について Ca hopantenate を対照とした非盲検比較試験で，自発性低下，抑うつ気分などに有用性が示唆され[90]，二重盲検試験で同じ対照薬で調査が行われた[91]．propentofylline は1錠中 100 mg の propentofylline を含有する．対照薬 Ca hopantenate 錠は1錠中に 200 mg を含有する．それぞれ1回1錠および2錠，1日3回12週投与である．対象は脳血管障害例で精神症候を有するものとした．最終全般改善度は中等度改善以上で propentofylline 群（P群）26%，Ca hopantenate 群（H群）は23%で両群間に差はなく，精神症候の最終全般改善度は中等度改善以上でP群17%，H群17%で差がなかった．

精神症候群の改善度の分布は，4週でP群がH群に比し有意に優れていた（$p<0.05$）．個々の症候では「表情の乏しさ」の最終改善度の分布でP群はH群に比し有意に優れていた（$p<0.05$）．また，「表情の乏しさ」「日常生活動作の表現低下」のやや改善以上の最終改善度（$p<0.05$）などでP群はH群に比し有意に優れている．

最終全般改善度を患者の背景因子で層別した成績では，「脳塞栓症」「入院」「リハビリテーション有り」「投与前神経症候概括重症度軽度」「直前投薬有り」「併用薬有り」などでP群はH群に比し有意に優れていた．

副作用はP群48%，H群59%で有意差なく，臨床検査値異常にもとくに差はなく，概括安全度ではまったく安全はともに92%で，有用度もやや有用以上でP群74%，H群69%で両群間に差はなかった．

以上，propentofyllin は，脳血管障害の精神症候に対し，Ca hopantenate と同じような効果を示し安全性にも問題のないことが確かめられている．

薬品名はヘキストールである．

(ix) Aniracetam（Draganon ドラガノン，Surple サープル）

Aniracetam は化学名 1-anisoyl-2-pyrrolidinone で，2-pyrrolidinone は脳内に存在する生体内物質で，GABA の閉鎖体である．

Aniracetam はシナプス伝達効率改善作用，アセチルコリン様脳神経賦活作用，脳エネルギー代謝改善作用などを有し，これらの作用から行動薬理学的には，学習記憶能改善作用，精神機能賦活作用，運動強調能増大作用などを有している[92]．以上の薬理作用の存在から，脳血管障害例を対象としたオープン試験において自発性低下，情緒障害，問題行動などに対する有用性が示唆され[93]，また，Ca hopantenate を対照薬とした二重盲検試験において，自発性低下と情緒障害に対し対照薬と同等の改善率を示し[94]，とくに夜間せん妄，徘徊などに30%以上の改善率を示した．次に同じく脳血管障害例を対象とし，プラセボを対照とした二重盲検試験で，その有用性が確かめられ繁用されており，これについて述べる．

4．薬物治療

　Aniracetam は 1 錠中 100 mg を含有する錠剤，1回1錠・1日3回 300 mg．この薬剤と識別不可能な薬理活性を示さないプラセボ錠を用いた．投与は12週間である．対照は，自発性低下，情緒障害，問題行動（夜間せん妄，徘徊）の精神症候のいずれか，または尿失禁（脳卒中後遺症としてのもの）を有する例である．

　最終全般改善度は，aniracetam 群（A群）は，12週で中等度改善以上で 37.4%，placebo 群（P群）23.0% で，A 群が有意に優れていた（p＜0.01）（図88）．また悪化率は A 群 3%，P 群 6% であった．精神症候群全般の中等度改善以上の改善度は A 群 23%，P 群 15% で A 群が有意に優れていた（p＝0.0097）．精神症候の各項についてみると，情緒全般の中等度改善以上の改善度は A 群 18%，P 群 11% で，A 群が有意に優れ（p＝0.0255），問題行動全般の中等度改善以上の改善度は A 群 29%，P 群 13% で，A 群が有意に優れていた（p＝0.0302）．

　精神症候の各項目で P 群に比し A 群で有意に優れていたものは，不安・焦燥，中等度改善以上：A 群 17%，P 群 8%（p＝0.00139），抑うつ気分：A 群 19%，P 群 7%（p＝0.0091），感情失禁：A 群 15%，P 群 8%（p＝0.0243），徘徊：A 群 34%，P 群 4%

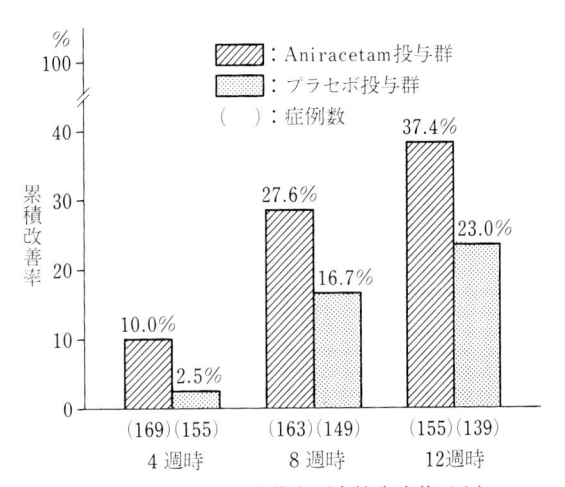

図88　評価時期全般改善度（中等度改善以上）
（大友英一ら，1987[94]）より作成）

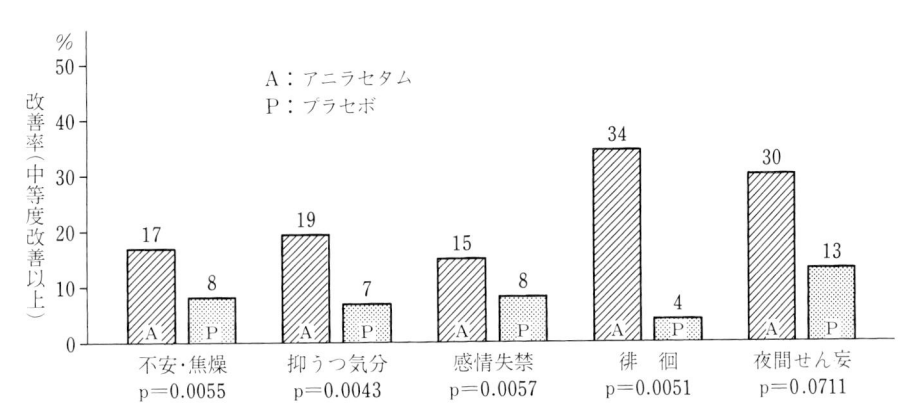

図89　精神症候（脳梗塞後遺症）に対する Aniracetam の効果
（大友英一ら，1987[94]）より作成）

(p=0.0055)，夜間せん妄：A群30%，P群13%（p=0.0561）などである（図89）．

背景因子により最終全般改善を層別した際，症例の少ない脳出血では両群間に差はなかったが，症例の86%を占める脳梗塞では，前述の結果と同じものであった．その他，男性，60歳台，入院，外来，合併症有，罹病期間3カ月未満，前治療薬無，脳循環代謝改善薬併用無，リハビリテーション療法有，軽度の痴呆，試験開始前重症度総合評価軽度，中等度でA群がP群に比し有意に優れていた．

副作用発現はA群5.8%，P群5.6%で差はなく，臨床検査値異常はA群で15件，P群で25件でA群で少なかった．概括安全度は安全がA群91%，P群91%で差はなかった．有用以上の有用度はA群35%，P群21%でA群が有意に優れていた（p=0.0070）．

以上，aniracetamは，精神症候に対し優れた効果を示しており，とくに注目されるのは徘徊に対して明確な効果を示したことである．従来の脳代謝改善薬は，徘徊にこのような効果を示したものはなく，また夜間せん妄に対してもかなりの効果を示したことが注目される．

しかし，適用は徘徊，夜間せん妄は認められず，はなはだ遺憾である．徘徊は不安・焦燥のためと解釈するという精神科の基本的事柄を知らないか，あるいは徘徊に多く使用されると医療費の増大につながると考えたかは明らかではないが，納得のできないことである．

(x) Cinepazide maleate（Brendil, ブレンデール）

Cinepazide maleate（Brendil）は化学名1-［(1-pyrrolidinylcarbonyl) methyl 3-4-(3, 4, 5-trimethoxycinnamoyl) piperazine hydrogen maleate で広く使用されている脳循環改善薬である．

本剤は脳血流増加作用[95][96]，赤血球変形能増加作用，血液粘稠度改善作用[97]，脳代謝賦活作用[98]，赤血球解離促進作用[99]などを有しており，各脳血管障害に繁用されている．

Brendilは従来の脳血管拡張に比較して精神症候に対する有効性が高いことが認められており[100][101]，またAlzheimer型老年痴呆および脳血管性痴呆に対して有効である報告[102][103]がある．

このようなことから，老年期痴呆および脳動脈硬化症（現：慢性脳循環不全症）を対象としてCa-hopantenateを対照薬とした二重盲検法が行われており，その成績を述べる[104]．

投与はcinepazide 200 mg錠1日1錠1日3回 Ca-hopantenateは1日1.5g分3服用で12週服薬した．最終全般改善度は軽度改善以上 cinepazide 群（以下C群）71%，Ca-hopantenate群（以下H群）63%で両群間に有意差なく，精神症候群ではC群69%，H群

図90 老年期痴呆および脳動脈硬化症（現：慢性脳循環不全症）に対する cinepazide（Brendil）の効果　　（五島雄一郎ら，1985[104]より作成）

図91 老年期痴呆および脳動脈硬化症の精神症候に対する cinepazide（Brendil）の効果　　（五島雄一郎ら，1985[104]より作成）

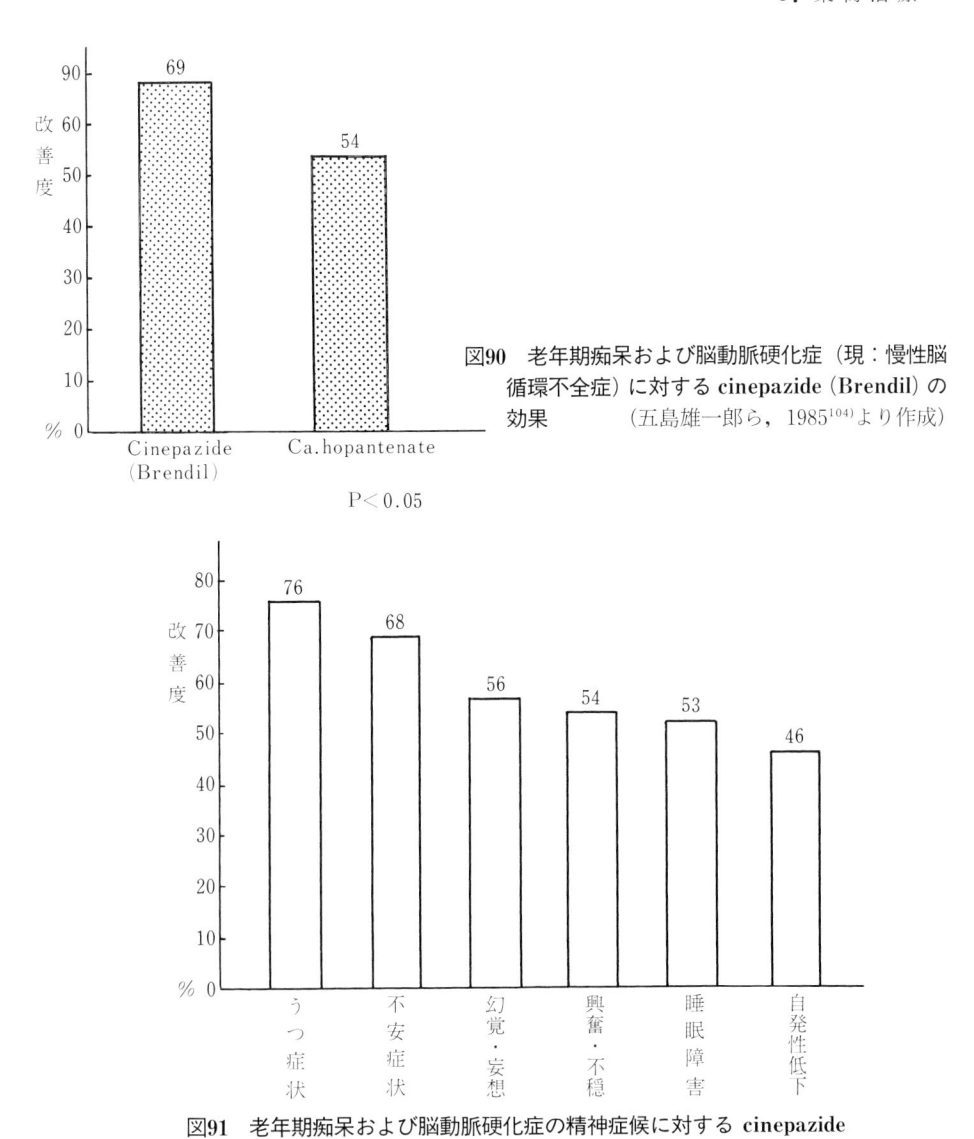

54％でC群が有意に優れていた（p＜0.05）（図90）．

　精神症候の各項目でC群がH群に比し有意に優れていたものは自発性低下の軽度改善以上がC群46％，H群26％でC群が有意に優れ（p＜0.05），また不安症状（C群68％，H群40％ p＜0.05），うつ症状（C群76％，H群45％，p＜0.01）が有意に優れていた（図91）．

184 III. 老年期痴呆の治療

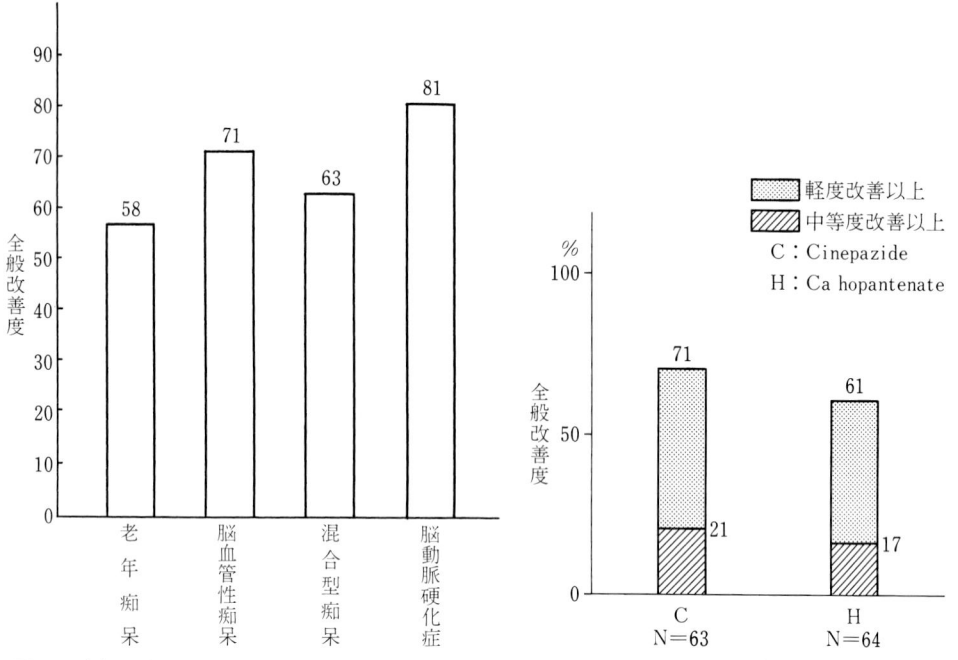

図92 老年期痴呆および脳動脈硬化症（現：慢性脳循環不全症）に対する cinepazide (Brendil) の効果 （五島雄一郎ら，1985[104]より作成）

図93 脳血管性痴呆に対する Cinepazide の効果 （五島雄一郎ら，1985[104]より作成）

その他，高い改善率を示したのは幻覚・妄想（C群56％，H群27％），夜間譫妄（C群42％，H群56％），興奮・不穏（C群54％，H群42％）などであった．

Alzheimer 型老年痴呆（Alzheimer 病）と脳血管性痴呆に分けた場合，最終全般改善度はC群58％，H群62％，脳血管性痴呆でC群71％，H群57％であった．また，混合型痴呆でそれぞれ63％，43％であり，cinepazide (Brendil) は老年期痴呆に対してもかなりの効果を示すことが認められている（図92，93）．

また全国118施設の脳血管障害，1,296例に対する Brendil の open trial において精神症候群の改善率は8週で59.4％と高く，精神症候の各項目では改善率がかなり高いことが認められている[105]．

すなわち，不安・焦燥76.5％，睡眠障害76.0％，夜間譫妄74.6％，幻覚・妄想72.8％，抑うつ71.9％，意欲・自発性低下71.1％と70％代である．

その他，見当識障害67.4％，記銘力・記憶力障害55.4％，計算力低下51.6％，感情失禁66.4％などの成績が得られている．

(xi) Dilazep hydrochloride（コメリアン，Comelian）

Dilazep hydrochloride は冠不全に対する薬剤であったが，筆者ら[106]が脳梗塞後遺症，脳出血後遺症などに有用なことを認め，これらに適応が認められている．

脳血管性痴呆に対するコメリアンの効果が報告されており[107)108)]，荒木[111]らが行った Ca hopantenate を対照薬とした single blind trial を多施設において，脳血管性痴呆への有用性を確かめた成績は以下のとおりである．

全般改善度は 8 週で中等度改善以上 16.7%，軽度改善以上で 65.0% であり，Ca hopantenate のそれぞれ 6.3%，46.9% に比し，有意に優れた成績であった（$p<0.05$）．

知的機能低下に対する効果は，中等度改善以上では 3.8% で対照薬と同じ，軽度改善以上では 38.5% であり，対照薬の 26.2% に比し高い値であった．また，知的機能の各項目についての改善度は図94〜97に示すとおりである．

最近の記憶障害に対する効果は中等度改善以上 6.5%，軽度改善以上 30.4% であり，対照薬に比し優れる傾向があった（$p<0.1$）．また，古い記憶力障害，見当識障害，計算力障害に対する効果も有意ではないが，対照薬に比し高い値を示した．しかし，中等度改善以上では対照薬と差はなかった．

コメリアンは冠拡張作用の他に，酸素解離促進作用，赤血球形態維持作用，赤血球変形能亢進作用，抗血小板作用，脳血流量増加作用などが認められている[106)]．最近は腎症例にも適応が認められている．つまり，脳，心，腎と 3 つの臓器の病変に適応が認められた形である．前述の成績から，脳血管性痴呆（多くは多発脳梗塞後遺症）に試みてよいもので

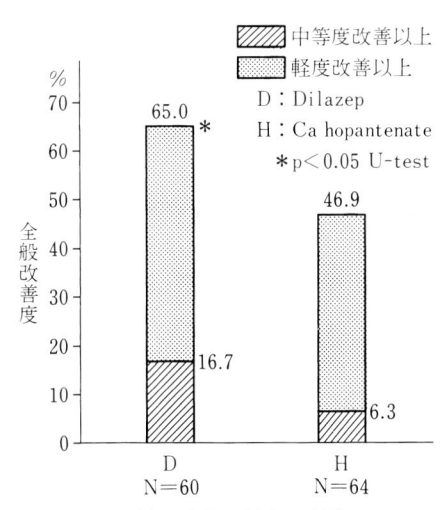

図94 脳血管性痴呆に対する塩酸 Dilazep 錠の効果（Multi Single Blind Trial）（荒木五郎ら，1989[109)]より作成）

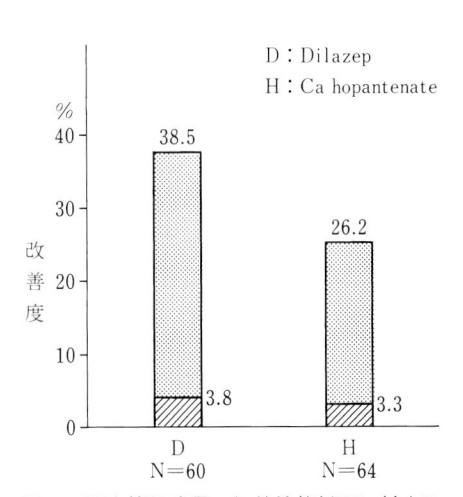

図95 脳血管性痴呆の知的機能低下に対する Dilazep 錠の効果（Multi Single Blind Trial）（荒木五郎ら，1989[109)]より作成）

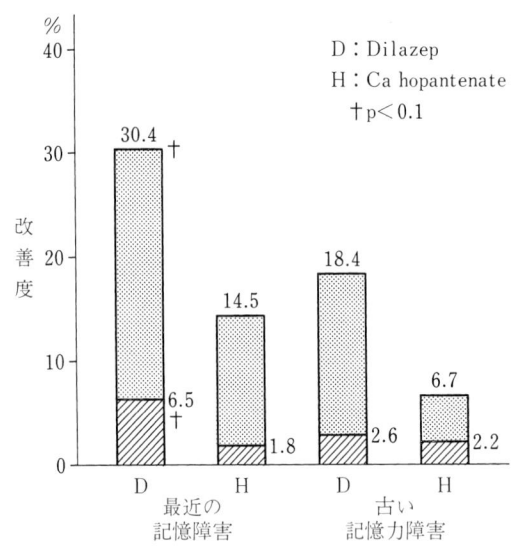

図96 脳血管性痴呆の各知的機能低下に対する Dilazep 錠の効果（Multi Single Blind Trial）

(荒木五郎ら，1989[109]より作成)

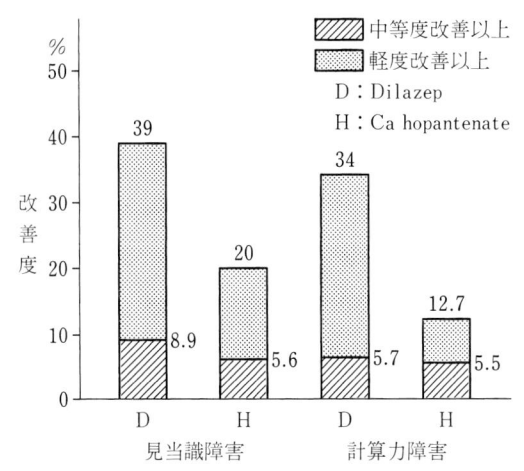

図97 脳血管性痴呆の各知的機能低下に対する Dilazep 錠の効果（Multi Single Blind Trial）

(荒木五郎ら，1989[109]より作成)

ある．

　（xii）　その他，多角アルカロイド誘導体のニセルゴリン（サアミオン）（p212 参照）

4．薬物治療　187

6) 漢方療法
(1) 黄連解毒湯

　黄連解毒湯は，高血圧ラット，脳卒中多発症ラットで，有意の血圧の低下および血中ノルアドレナリンの低下が4～19週投与で観察されている[110)111)]．また，中大脳動脈閉塞再開通慢性モデルラットに投与した際，全脳の血流増加，とくに海馬の血流増加が対照に比し有意であることが報告されている．また，脳梗塞病巣周辺で脳血流量の改善が著明である[113)]．これらは脳循環改善薬に似た薬理作用である．

　臨床的には，黄連解毒湯が脳血管障害に有効であるとされており[113)～115)]，また脳血管性痴呆にも効果を認めた報告[116)]がある．

　ここで脳卒中後遺症（脳梗塞後遺症，脳炎後遺症など）の精神症候を有する症例について黄連解毒湯の有用性をCa hopantenate（ホパテ，Hopate）を対照として封筒法によるwell-controlled studyを調査した成績[117)]は以下のとおりである．

　ツムラ黄連解毒湯エキス顆粒（IJ-15）1回2.5 g，Ca hopantenateは1回500 mgともに1日3回投与，期間は12週である．対象は81.8%が脳梗塞後遺症，32.9%が痴呆を有しており，60歳以上が76.9%を占めていた．

　最終の全般改善度は，中等度改善以上，黄連解毒湯群（T群）33.8%，Ca hopantenate群（H群）4.5%，軽度改善以上でそれぞれ77.0%，58.2%でT群がH群に比し有意に優れていた（$p<0.05$～0.001）．

　精神症候の中等度改善以上の全般改善度は，T群29.5%，H群8.9%，軽度改善以上でそ

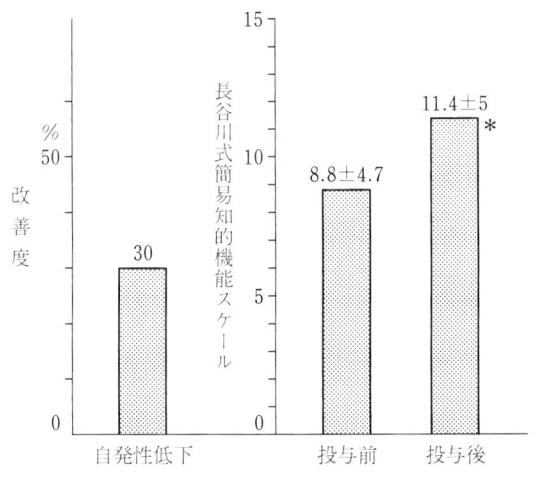

図98　脳血管性痴呆に対する黄連解毒湯の効果
（128例は8例のアルツハイマー型老年痴呆を含む）　（小暮久也ら，1988[115)]より改変）

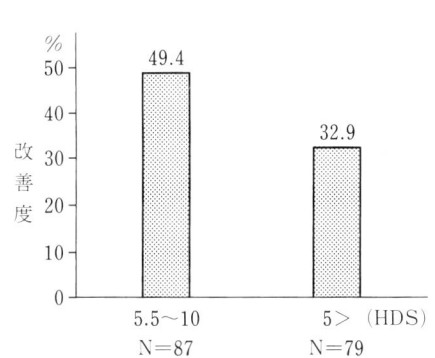

図99　脳血管性痴呆に対する釣藤散の効果
（山本孝之，1988[118)]より改変）

れぞれ72.1%，58.9%で，中等度改善以上でT群がH群に比し有意に優れていた（p＜0.01）．精神症候では自発性全般，対人接触障害などでT群はH群に比し有意に優れていた．

また，痴呆の有無別に最終の全般改善度を検討したが，痴呆の有無にかかわらずT群はH群に比し有意に優れていた(p＜0.01)．また，長谷川式簡易知能診査スケールでも両群で12週投与後の点数の上昇が認められている．副作用は，T群5.3%，H群5.9%で差なく，また，各種臨床検査値異常にも両群間で差はなかった（図98）．

本調査における Ca hopantenate の成績は，本剤の開発時，プラセボと比較した二重盲検法における成績に比し，かなり悪いことは確かであるが，Ca hopantenate を上回る成績であったことは，二重盲検法でないこと，その他を加味しても，注目してよい成績である．したがって，脳血管性痴呆に試みてよいものである．脳血管性痴呆の大部分は多発性脳梗塞後遺症に相当するものであり，健康保険のうえでも問題はないといえる．

(2) 釣 藤 散

脳血管性痴呆に対する調査で釣藤散の効果は，open trial ではあるが，長谷川式簡易知的機能検査スケールで5.5～10点の群で49.4%，5点未満の群で32.9%という報告がある[118]（図99）．

〔ノート13〕 老年期痴呆と脳循環

老年期痴呆例の脳循環については少なからざる研究があり，当然のことであるが，脳血流の減少していることについては多くの報告が一致している．しかし必ずしも減少は有意とはいえないとの成績もある．

脳血管性痴呆は脳血管障害に基因するものであることから Alzheimer 型老年痴呆における脳循環パターンとは異なることは十分理解できるところである．

脳血管性痴呆において脳血流が減少を示すことは諸家の成績の一致[17,41,119～121]するところである．

この型の痴呆では脳血流量の減少の程度と痴呆の程度との間に相関があるとの成績がある[41]．

脳血流減少のパターンについて，脳血管性痴呆では脳全体に存在し，ある部位に限局する傾向はないが[119,122]，この点は前頭葉，側頭葉，頭頂葉において血流減少が明らかである Alzheimer 型老年痴呆とは異なるといえる[122]（図100）．

血流パターンの相違については，多発梗塞性痴呆では頭頂葉，側頭葉にかけて血流の減少があるが，Alzheimer 病では前頭葉，側頭葉・脳内部に血流減少を認めた報告もある[123]．

超音波 Doppler 法によれば，痴呆例では内頸動脈の血流量が痴呆の進行とともに減

4. 薬物治療　189

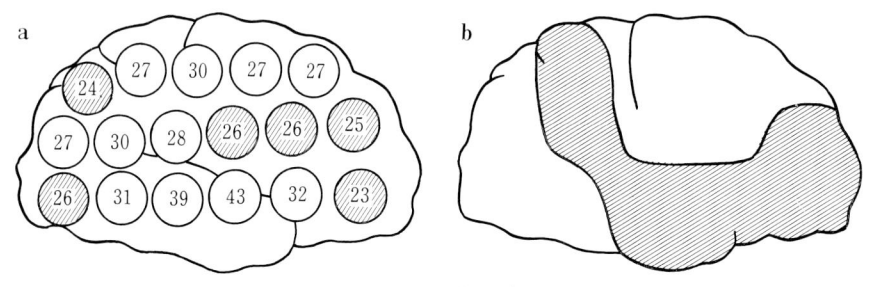

図100　脳血流減少のパターン

a：脳血管性痴呆例．57歳男子．血流減少の分布は下の場合と異なる．平均 28.9 ml/100 g/分で正常の 47.8±4.1 ml/100 g 分に比し全般的な血流量低下を示す．

b：老年期痴呆（Alzheimer 型）20例の成績．血流の減少は主として前頭葉，側頭葉，頭頂葉に見られる．　　　　　　　　　　　（Meyer JS ら，1976[122]）

少を示すこと，この減少は右側に比較して左側内頸動脈により著明であること，とくに脳血管性痴呆にこの傾向が明らかであることが認められている[124]．

ただし，優位大脳半球側である左側は正常老年者においても頸動脈の Pco_2，Po_2，pH などの変動が激しいことが観察されており[125]，この点も加味して評価することが必要と思われる．

Alzheimer 型老年痴呆では大部分の症例で脳血流量の減少が認められるが[126]，単位脳重量あたりの脳血流量は 49 ml/100 g/分であり，正常者の 56 ml/100 g/分と有意差はないと報告されている[17]．これら2つの報告の脳循環測定方法はともに ^{133}X 使用であるが，前者に吸入法，後者は内頸動脈注入法である．

脳血流の減少程度と痴呆との間には有意ではないが関連があり，当然ながら痴呆の程度の大なるほど脳血流量の減少も著明な傾向があるが，これらの間に統計学的な相関は最近，脳血流を経年的に測定した成績によれば，認められないとされている[125,126]．

老年期痴呆における脳循環の面から Alzheimer 型老年痴呆と脳血管性痴呆の成り立ちについて筆者の考えを述べてみる．

一般に大脳白質に比較して大脳灰白質は約3倍の酸素が必要であり，脳血管の数もこれに応じていることはよく知られている．

換言すれば，白質は灰白質に比較し，虚血に対して約3倍抵抗が大であるといえる．

したがって脳血流障害が主要な原因となっている脳血管性痴呆においては白質よりも灰白質の病変が多く存在してよい理屈になる．

しかし，実際はそうではなく，大脳皮質より白質あるいは基底神経核付近に小梗塞の散在を認めることが多い点はすでに指摘したところであり，一見説明が困難ともいい得る．

これには血管支配の因子が重要な役割を果しているためと考えられるが，以下の事柄が推定されるのである．

すなわち，脳血管性痴呆においては虚血による大脳灰白質の神経細胞の機能障害，変性，脱落消失よりはむしろ血管性病変（小梗塞）による白質神経線維の傷害，離断などが第一義的な病変であり，これにより痴呆が出現する．

したがって，大脳皮質神経細胞の病変が第一義的である Alzheimer 型老年痴呆とはそのパターンが異なるわけである．

脳血管性痴呆は主として神経線維路の病変が中心であり，いわば司令部に相当する中枢（大脳皮質神経細胞）は残り，途中の経路（神経線維）が傷害された形であること，また脳全体にわたる循環血流量減少の存在することから，例えば脳循環改善薬などの治療に反応する可能性があるわけである．すなわち，現在の技術では脳のある局所の血流を増加させることは困難であるが，脳全体の血流量を増加させることはある程度可能であるからである．

〔ノート14〕 神経伝達物質関連物質による治療

Alzheimer 型老年痴呆が acetylcholine 作働系の機能低下に関連していることが考えられ，一方，動物実験で acetylcholine 作働系に対し抑制的に作用する scopolamine が動物において記憶障害を惹起することなどが知られている．

Scopolamine 投与によって出現した記憶力障害に対して choline 作働系に対し促進性に作用する physostigmine が有効であることが観察されている[127]．また老化サルの記憶力に対する physostigmine, muscarine 作用を持つ arecoline の効果を認め，choline では無効であることも報告されている[128]．

このような実験的研究とともに臨床的にも Alzheimer 病や Alzheimer 型老年痴呆における神経伝達物質の変化から導き出された物質による治療の試みがなされている．

Physostigmine は脳内の choline 作働系を賦活する可能性の下にこれの 0.05～0.2 mg/kg の皮下注[129]が行われ，Alzheimer 病には無効であったが他の疾患による知能障害に改善が認められたことが報告されている．

その他 physostigmine 0.25～0.7 mg の静注と arecoline（2～4 mg）の静注で Alzheimer 病例において一部テストに改善を認めた成績[130]，また acetylcholine の前駆物質である lecithin か choline を投与する試みがあり，塩化 choline で行動面の一部で改善を認めた報告[131]，choline や，塩化 choline 投与[132]～[134]，lecithin 投与[135][136]，また lecithin と anticholinesterase の併用[137]などが試みられている．

投与 lecithin の量は経口的に 1 日 5～60 g であり塩化 choline で 5～10 g/日などである．

これらの結果は Alzheimer 病などの初期軽症例の一部の面やテストで改善を認めた成績が多いが，基本的に症候改善というわけではない．

すなわち，physostigmine で choline 作働系を賦活したり，acetylcholine の前駆物質を投与して choline 作働系を増強させる試みは，Parkinson 病に対する l-DOPA 療法のごとくある程度理論的に導き出された方法といい得ようが，期待されたほどの効果はないのである．

したがって，これらの方法は臨床的に意義あるほどのものとはいい得ない．

次に vasopressin が先天的に欠乏している尿崩症ラッテが学習効果が悪いこと[138]，また実験的にラッテの脳室に vasopressin の抗体を注入した場合の学習効果が不良である[139]ことなどから vasopressin が記憶などに関連していることが知られている．

この動物における成績から，vasopressin を知的機能改善に応用する試みがなされている．

すなわち，lysine, vasopressin などを点鼻薬として投与し，一部症候の改善を認めた成績がある[140]．

しかし，効果は断続的，部分的であり，臨床的応用されるほどのものとはいい得ない．

以上神経伝達物質関連の物質による治療は臨床的に応用し得るほど，効果があるとはいい得ず，一部の実験的試みに終っている状態である．

その他，Alzheimer 型老年痴呆例の脳に減少している物質として somatostatin や substance P などがあり，somatostatin と choline acetyltransferase 活性との相関も報告されている[141]．しかし，これらの神経 peptide を痴呆の治療に応用した報告は見当らない．

最近，中枢性 anticholinesterase である tetrahydroaminoacridine(THA), Tacrine が Alzheimer 型老年期痴呆のときに有効なことが報告され[142]，米国で広範な調査が行われ，数年前に許可された．ただし副作用（肝機能障害）も多い．

筆者は 3 例に THA を試みたが，ある程度の反応はみても好ましい成績は得られていない[6]（p133 参照）．

以上をまとめると，Alzheimer 型老年痴呆の脳にはいろいろな物質の減少あるいは活性低下が観察されている．しかし，これらの補充を目的とする治療は断片的かつ一時的に一部の知的機能あるいはテストの改善をもたらすに過ぎない．したがって臨床的意義は少ないといえる．

これらの試みに比較すれば，わが国で試みられているとくに脳血管性痴呆に対する各種脳代謝改善薬による治療がはるかにすぐれており，臨床的意義が大である．

神経伝達物質関連の物質による治療成績から考えても，Alzheimer 型老年痴呆が 1〜2 の物質の代謝障害，あるいは産生減少で発現するごとき単純なものではないことが示唆される．

このことは前述したが Alzheimer 型老年痴呆の発現における Meynert 核の役割についてもいい得るわけであり，この核の変性のみで痴呆が発症するとは到底考えられないのが筆者の意見である．

その理由の一つとして,次のことがあげられる.

　Alzheimer型老年痴呆はその発症,症状および経過の多様,多彩なことを考えると,Parkinson病における固縮,振戦,運動過少のごときほぼ普遍的といえる症状に乏しい.このことからも単純な1〜2の化学物質の不足などで説明することは不可能といえるのである.

Ⅳ. 老年期痴呆の経過, 予後

　老年期痴呆はいずれの型においても, 緩急の差はあるが進行性であり, 長期的な予後は不良である. しかし, 生活管理, 治療により長く生存させることが可能である.

　明らかな脳卒中発作の既往を有する脳血管性痴呆では脳卒中の再発もあり, これにて死亡することが多い.

　脳卒中発作のない脳血管性痴呆では脳卒中の出現, その他心不全, 肺炎などや全身衰弱が死因となり, 経過は症例によりまちまちである.

　Alzheimer型老年痴呆は, 一般には脳, 心臓などの動脈硬化が必ずしも高度ではないことから, 合併症や寝た切り状態から, 心不全, 全身衰弱, 肺炎などで死亡する.

　死因については Alzheimer 型老年痴呆は肺炎が多く脳血管性痴呆では肺炎以外のものが多いという報告がある[1].

　老年期痴呆161例について5年間に追跡調査を行った長谷川らの成績[2]によれば, 正常老年者の死亡率が33%であったのに対し, 老年期痴呆例の死亡率は86%と高い. また, 痴呆を高度, 中等度, 軽度に分けた場合の死亡率はそれぞれ98%, 87%, 76%であり, 痴呆の程度が高いほど死亡率も大となっている (表60).

　また Alzheimer 型老年痴呆と脳血管性痴呆に分けて検討した際, 前者の死亡率は93%,

表60　老年者診断別死亡率

	初年度	死　亡　率				
		1年後(%)	2年後(%)	3年後(%)	4年後(%)	5年後(%)
老化性痴呆	161	66(41.0)	101(62.7)	125(77.6)	134(83.2)	139(86.3)
機能性精神障害	52	10(19.2)	14(26.9)	17(32.7)	19(36.5)	19(36.5)
精神老化	101	13(12.9)	22(21.8)	32(31.7)	40(39.6)	43(42.6)
正　常	109	8(7.3)	14(12.8)	20(18.4)	31(28.4)	36(33.0)

(長谷川和夫ら, 1980[2])

IV. 老年期痴呆の経過予後

後者のそれは84％で両者の間にとくに差は認められていない[2]．

身体的異常が死亡を早めることは当然であるが長谷川らは痴呆例の死亡率を高める最も関連の深い要因として，①高度の痴呆，②寝たきり，③失禁を挙げている．

著者[3]が明確な意識障害がなく少なくとも3カ月以上寝たきりとなった平均80.9歳の老年者について，寝たきりとなった原因を検討した結果以下の成績が得られている．

121例中片麻痺，不全片麻痺が38.0％と最も多く，次いで痴呆の37.2％，屈曲性対麻痺の37.2％である（図101）．

これを60～70歳台，80歳台以上の2つに分けてみると60～70歳台では片麻痺，不全片麻痺が52.9％，80歳以上で27.1％が寝たきりの原因となっている．一方，痴呆は60～70歳台で21.6％，80歳以上で48.5％であり，80歳以上の寝た切りの原因の約半分が痴呆である（表61）．

また，寝たきりの要因として重要な屈曲性対麻痺の原因は片麻痺，不全片麻痺が第1位（53.8％）を占め，第2位が痴呆であった（7.7％）（表62）．

一方，寝たきりとなった場合，36％約1/3は6カ月以内，61％約3/5は1年以内に死亡しており，寝たきりの状態は老年者の予後に重大な影響を与える(表63)．この成績は系統的なリハビリテーションの行われてなかった時代の症例も入っており，現在よりはるかに予後は不良となっているが，寝たきりが如何に寿命を縮めるかを示している．

この原因として痴呆が第2位を占めていることは注目に価する．

痴呆が出現すると安易なことを求め，また好褥状態となり医師や看護者などの指示に従

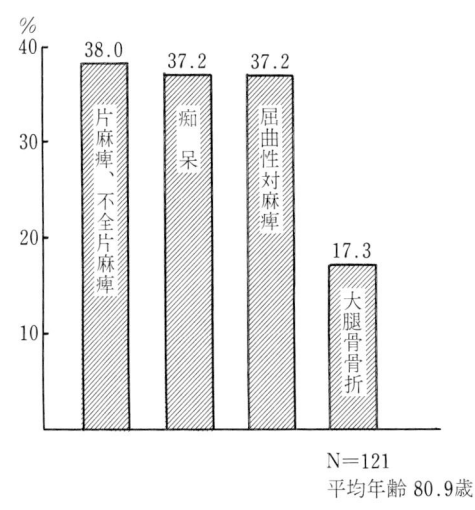

図101 「寝たきり」となった時点の主な臨床症状
N=121 平均年齢80.9歳

片麻痺、不全片麻痺 38.0％
痴呆 37.2％
屈曲性対麻痺 37.2％
大腿骨骨折 17.3％

表61 「寝たきり」となった時点における臨床診断の年代別検討

臨床診断 \ 年代	60～70歳代	80歳以上
片麻痺，不全片麻痺	52.9％	27.1％
痴呆	21.6	48.5
屈曲性対麻痺	27.5	44.2

表62 屈曲性対麻痺の原因(164例，平均80.1歳)

片麻痺，不全片麻痺	83例	53.8%
痴呆化	12	7.7
変形性脊椎症，脊椎圧迫骨折	9	5.8
膝関節症	7	4.5
肺気腫，肺線維症，慢性気管支炎	7	4.5
視力障害，難聴	7	4.5
心不全	6	3.8
その他	23	14.6

表63 寝たきりの期間(死亡例100例)

期間	3〜6カ月未満	6〜12カ月未満	12〜24カ月未満	24カ月以上
例数	36 (36%)	25 (25%)	25 (25%)	14 (14%)　4〜36カ月未満 8(8%)／36カ月以上 6(6%)

39(39%)

わないことが多くなり，屈曲性対麻痺が出現しやすく，また寝た切り状態となりやすい．一方，寝た切り状態となると，外部からの刺激の減少，意欲減退などから痴呆が出現あるいは増強しやすいことから，寝た切りと痴呆は車の両輪のごとくであり，いずれもが原因，結果となり得るものである．

したがって，老年期痴呆の予後を支配するものとして寝たきり状態はきわめて重要なもので長谷川らの結論と一致している．

老年期痴呆例の予後について海外の成績をみると，5年後の死亡率は80〜84%[4)〜6)]であり長谷川らの成績と同じである．

以上のごとく，老年期痴呆の予後は相当重篤である．

しかし，注目すべき報告がある．長谷川ら[2)]が老年痴呆例の5年後の生存群について追跡調査を行った成績では，衰退（悪化）が68.2%であるが，不変が18.2%，改善を示した例が13.6%存在することである．

老年期痴呆は改善しないもの，と決めてしまう傾向があるが，生存例では5年を経ても不変あるいは改善を示す例が31.8%，約1/3存在するということは，治療，看護に対する希望を与えるものである．

最近開発されつつある薬物の使用とともに，痴呆患者の生活指導などの重要性が指摘されるのである．

V．老年期痴呆の予防

　老年期痴呆，とくに Alzheimer 型老年痴呆は原因が不明であることからその予防は困難である．対照をおいての臨床的観察は不可能であり，それに近い研究もない．
　しかし，筆者は脳血管性痴呆はもちろん，Alzheimer 型老年痴呆も広義の生活習慣病[1]の一つであると主張しており，諸般の事実，観察などから筆者なりの予防法を述べてみる．

1．脳血管性痴呆の予防[2)3)]

1）高血圧，高脂血症のコントロール
　脳血管性痴呆の原因は脳血管障害によることは明らかであり，既述したごとく脳動脈硬化の著明な群では脳動脈硬化がまったくないか，あってもごく軽度の群の約5倍多く，また小梗塞の数の多いほど痴呆が出現しやすい．
　すなわち，脳動脈硬化とこれに基づく脳梗塞が脳血管性痴呆の発現にきわめて重大な役割を果している．この事実からこの型の痴呆の予防には脳の動脈硬化を防げばよいことになる．
　各臓器の動脈硬化は生後間もない時期から始まるとされており，これを絶対的に抑制することは不可能である．
　しかし，脳の動脈硬化を始め，各臓器の動脈硬化の進展を抑制することは可能であり，遅く出現しかつその程度も小にすることができる．

2）脳動脈硬化に影響を与える因子
　脳の動脈硬化に最も強い影響を与えるのは高血圧であり，とくに拡張期高血圧の役割が大である．また，高血圧とともに高脂血症も脳動脈硬化に大きな役割を果す．しかし，そ

198   V．老年期痴呆の予防

の役割の大きさは脳と心臓では異なっている．

　すなわち，脳動脈硬化の発現，進展に高脂血症よりも高血圧が大きい影響を与えているのに対し，冠動脈硬化に対しては高血圧よりも高脂血症の役割がより大である[4]（図102,103）．

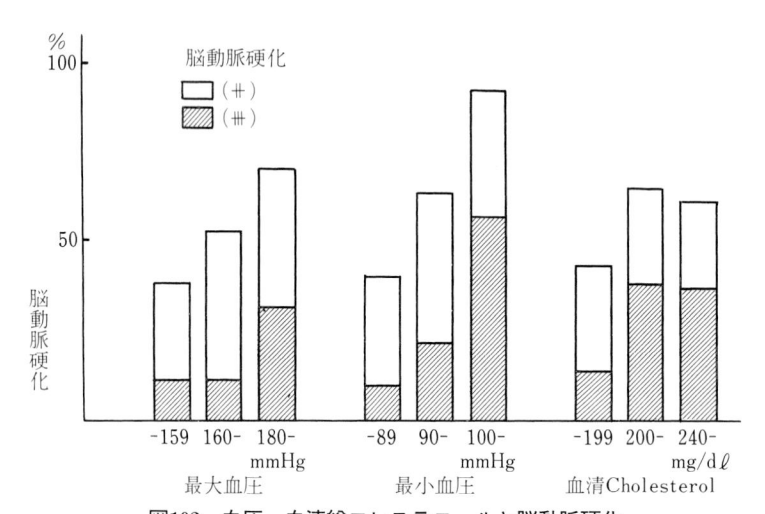

図102　血圧，血清総コレステロールと脳動脈硬化
脳の動脈硬化は高血圧との関連が深い．とくに最小血圧の役割が大である．
（村田和彦ら，1971[4]）

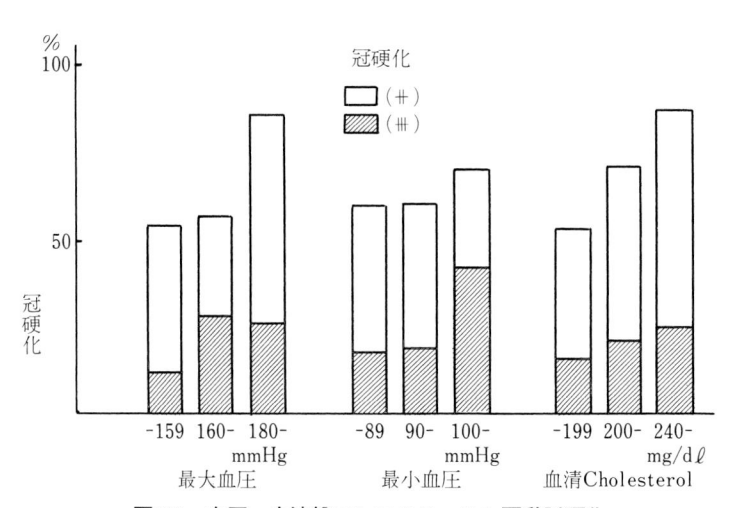

図103　血圧，血清総コレステロールと冠動脈硬化
冠動脈硬化は高血圧よりも高コレステロール血症との関連が深い．
（村田和彦ら，1971[4]）

この事実から一般に動脈硬化の危険因子とされている高血圧，高脂血症の2つの予防，抑制を遅くとも20～30歳台より始めることが望まれるのである．

痴呆発現における高血圧，高脂血症の役割を大いにキャンペーンすることにより20～30歳台の人々の脳動脈硬化の進展を少なくし，40～50年後の痴呆をより少なくし，より軽症にし得るのである．

3）肥満，糖尿病の予防，治療

肥満は高脂血症，動脈硬化の進展につながり，また糖尿病は脳の小血管の傷害，とくに動脈硬化の進展に促進的に働くとされていることから，糖尿病例ではより早い時期に適切なコントロールを行うことが望まれる．

ただ，糖尿病例では血糖の下げ過ぎは脳に悪い影響を及ぼすことを念頭におく必要がある．

4）脳血管障害の予防

慢性脳循環不全症また一過性脳虚血発作あるいは完全回復性脳卒中など脳血管障害の存在を示唆する軽度の症候の出現においても脳血管障害がより進展することを防ぐべく十分の治療，予防を行う．

例えば，慢性脳循環不全症，あるいは一過性脳虚血発作に対し，脳循環改善薬，とくに抗血小板作用を有する脳循環改善薬（Cerocral, Ketas, Calan, Comelian），あるいは脳代謝改善薬あるいは必要に応じ抗血小板薬（ticlopidine 製剤 Panaldine）などを長期的に服用し，再発やより進展することの予防に努める．筆者らは全国の各施設の専門家と共同研究を行い，抗血小板作用を有する脳循環改善薬（Cerocral, Ketas）[5)6)]が抗血小板薬（Panaldin）と同じような脳血栓症再発を予防するという成績を得ている．

5）脳卒中後の痴呆の予防

脳卒中発作後痴呆の出現した平均年齢（78.9歳）の54例の症例について発作後どの位を経て痴呆が出現したかを検討した成績は[7)]図104に示すごとくである．

脳卒中発作と同時に出現したのが15.7％約1/6，6カ月以内に出現したのが27.5％，約1/3，1年以内が約41.2％，約2/5，2年以内が66.7％，約3/5であり，発作後比較的早く出現している．

また，これを年代別にみると当然のことであるが60歳台で約3年，70歳台約2年，80歳台約1年と年代の高いほど，痴呆の出現する時期が短い（表64）．

V．老年期痴呆の予防

```
0      27.5  41.2    68.7  86～  100%
卒中発作  6カ月  1年   2年   3年
```

N＝54
平均年齢 78.9歳

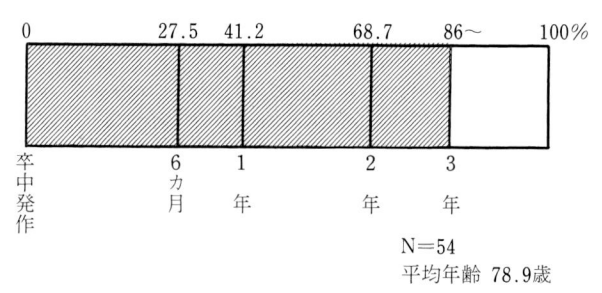

図104　脳卒中後痴呆出現の時期
脳卒中後に痴呆の出現した例の痴呆出現時期は比較的早い．

表64　脳卒中後痴呆化出現と年齢
（50例，平均78.9歳）

	60～69歳	70～79歳	80～84歳
例数	4例	22例	24例
痴呆出現までの期間	32.5カ月（約3年）	24.6カ月（約2年）	12.9カ月（約1年）

　したがって痴呆出現を防ぐにはできる限り早くよりその試みをした方が能率がより良いということになる．

　痴呆予防の適切確実な方法はないが，まずできる限りのことは自分で行わせ，あなた任せにしないこと，外部からできる限り刺激を与え，また社会生活から遠ざからないようにさせることである．

　脳卒中症例で片麻痺などがあり，ある程度介助が必要，あるいは時に介助が必要である場合，家族のcareが良過ぎ，手とり足とりの看護，介助を行った場合，患者は安易なことを求め，貴方任せとなりやすい．こうなると心身ともに老化や活動低下が進み，精神の面では痴呆化が出現しやすいことは日常よく経験されるところである．

　したがって，痴呆予防には，適当なcareにとどめるべきで自分でできることはすべて自分でやるように指導する．身体の動き（リハビリテーション）も同様であり，身体を動かさないことは脳循環にも悪い影響を与える．

　以上から，主治医は配偶者など家族あるいは介護者と患者を前にしてどの程度まで介助すべきかを話し，患者もその点を納得するように指導する必要がある．両者のいない場所では冷たいなどとの誤解を抱く可能性があり，必ず両者が納得するような指導を行う．

6) 高血圧と脳の動脈硬化

高血圧がどの位脳の動脈硬化の進展に大きな役割を果しているかについて述べてみる．

臨床病理学的検討によれば，中大脳動脈，脳底動脈の硬化度はいずれも高血圧の程度が大となるにつれて高度となる．

収縮期血圧 160 mmHg，拡張期血圧 90 mmHg の正常の限界を超えて血圧の高い場合は，脳動脈硬化高度の例は急激に増加する[8]（表65）．

表65 血圧と脳動脈硬化

硬化度＼血圧	中大脳動脈				脳底動脈			
	正常または軽度高血圧	中等度高血圧	高度高血圧	計	正常または軽度高血圧	中等度高血圧	高度高血圧	計
－〜±	48	21	11	80	80	41	29	150
＋	68	48	42	158	48	73	69	190
＃	67	132	183	362	35	87	138	260
計	163	201	236	600	163	201	236	600

$x^2=124.2$, $P<0.01$　　　　　$x^2=87.0$, $P<0.01$
n=4　　　　　　　　　　　　　n=4

(亀山正邦，1964[8])

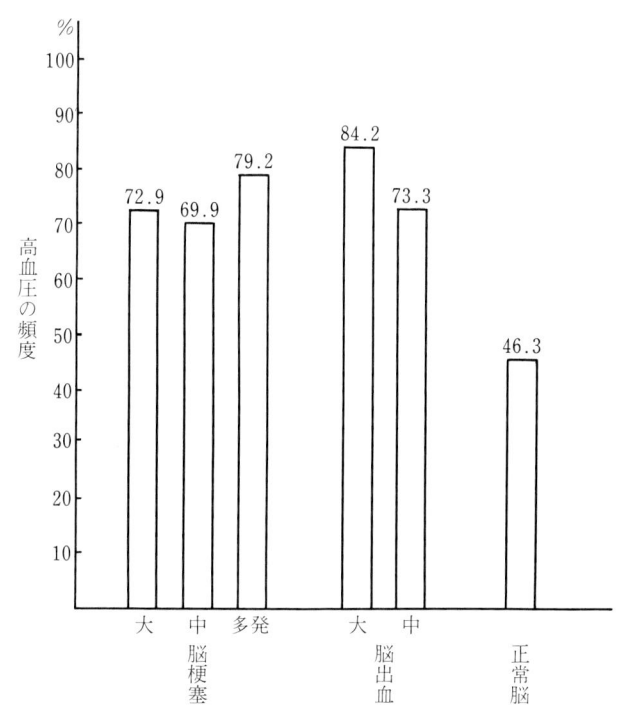

図105 剖検脳からみた病巣と高血圧の関係

（大脳梗塞 72.9，中脳梗塞 69.9，多発 79.2，大脳出血 84.2，中脳出血 73.3，正常脳 46.3）

脳の動脈硬化と最もよく相関するのは高血圧であり，収縮期，拡張期血圧ともに相関を示すが，後者がより関連が深い[4]．

脳動脈硬化著明な場合，症例の95%以上が脳病変を有している．

また浴風会病院の剖検例2193例についてみると脳梗塞の69.9%（中等大）から79.2%（多発性）に高血圧があり，脳出血では78.3%（中等大）から84.2%（大）に高血圧が認められ，とくに病変のない例549例の46.3%に認めるのに比しはるかに多く認められる．すなわち，剖検からみた場合，高血圧は脳に明らかに病変を生じさせるといえる[9]（図105）．

7）脳血管性痴呆およびAlzheimer型老年痴呆の脳血流の相違

Rogers[10]は，老年者の脳血流を臨床的に測定した結果，脳血管性痴呆は，脳血流の低下のあと2年で痴呆の症候が出現する．一方，Alzheimer型老年痴呆では，脳血流の低下とほぼ同時に痴呆症候が出現することを報告している．これに従えば，脳血管性痴呆は約2年ほど前に予知可能ということになる．したがって，脳循環改善薬投与，積極的な頭の使い方などである程度法を予防あるいはその発症を遅くすることが可能と言いうる．

8）脳循環代謝改善薬による痴呆予防の試み

筆者は，すでに述べた脳卒中後遺症の狭義の知的機能障害に対する脳循環代謝改善薬のある程度の効果から，これらを痴呆の予防に試みてみることを提案している．

すなわち，正常老年者ボランティアを対象（5,000人内外）とし，いずれかの脳循環代謝改善薬を3年ほど投与し，服薬しない対照群と比較するのである．前述の効果より，服薬群には痴呆の出現が少ない可能性が大であり，また痴呆の出現が遅くなる可能性も推定可能である．この試みの成績を検討し，脳循環代謝改善薬を健康保険からはずし，市販するのである．

現在，健康食ブームであり，購入，服用する人が多いものと考えられる．煙草，酒などを買う金の一部でこれらの薬剤を買い飲用すれば，痴呆からある程度遠ざかり得るとなれば好ましいことである．

服薬群と非服薬群の間に痴呆出現率に有意差があれば問題はないが，もし有意差のない場合でも服薬群の痴呆出現率が1%低いとしても，将来推定されてくる300万人にも及ぶ痴呆が3万人少なくなったとしても，本人はもちろん家族，介護者などこれを取り巻く人々の負担は軽くなるのである．

なお，脳循環代謝改善薬はときに副作用として，肝機能障害を示すことがあり，服薬1〜2ヵ月には肝機能検査を義務づけるなどを考える．

痴呆例が減少し，医療費は少しですみ，製薬メーカーはその利益を新薬の開発に向けるなど，悪いところはひとつもない．少なくとも脳血管性痴呆の予防には役立つと思われる．したがって，国情に合わないGPC薬の導入のため，再評価におけるプラセボ効果が異様に大となったため，脳代謝改善薬との有効率の差がなくなった結果で，すぐに販売を中止させるのではなく，ひと先ず健康保険からはずし，自由に使用させ，この間に再検討，市販させるべきであったというのが筆者の意見である．

以上の試みを強く希望するものである．

2．Alzheimer 型老年痴呆の予防

　この型の痴呆の予防には，脳血管性痴呆における高血圧，高脂血症のごとく具体的な予防因子がない．しかし，筆者は〝あたまの使い方〟という一つの方法があると考えている．

〔老化，痴呆を防ぐ脳の使い方〕
（1） 頭を多様に使用する
　頭を使わない人は居らないわけで，万人朝起きてから寝るまで運動し，刺激を受けておりすべて脳を経ての操作である．しかし，老化，痴呆を防ぐにはその使い方に問題がある．
　神経系は同じような刺激を繰り返し受けていると慣れの現象が出現し，刺激を刺激として感じなくなることが重要な特徴である．
　脳はその代表といえるもので同じような使い方では刺激として受け取り難くなる．
　したがって多様に使うことが大切となる．多様とはいろいろな事柄を配慮考察し，あるいはいろいろなことに興味と関心を持つことである．このことは頭に絶えず刺激を与えて，脳を働かすことになり，前述の脳卒中後の無為とは逆のことになり，脳の老化，痴呆化を防ぐのに役立つのである．
（2） 頭を刺激に対して反応するごとく使う
　中枢神経系は外部より刺激に対して反応するのがその生理学的基本原則である．いいかえれば，刺激に対して反応を示さないあるいは反応の少ないことはその活動の低下を意味する．
　脳の使い方も外部よりの刺激に対して反応を十分示すようにすることが適切な使い方である．つまり，passive に刺激を受けるだけでは脳の老化や痴呆を防ぐのに役立つことが少ないのである．

刺激に対して反応するということは見たこと，聞いたこと，感じたことなどを言葉，文章などで表現することである．

また事柄に対して決断をすることでもある．刺激に対して反応を示す頭の使い方を具体的に示すと，例えば俳句，短歌を作ること，自分の意見をまとめて発表すること，日記を書く，文章を書く，絵を書く，などである．また彫刻を作ったり，楽器を演奏することなどもこれに属する．

一般社会の仕事，事業についていえば，十分な考察，配慮のもとに物事に決断を下すことである．

以上，頭の老化を防ぎ，痴呆を予防するためには頭を多様に使い，かつ刺激に対して反応を示すごとき使い方である．

(3) 運動をする

運動の効能は今更主張するまでもないが，運動に際してそれぞれの部位の中枢である大脳皮質が活動するわけで，この部の代謝が亢進しかつ脳血流が増加する．このことは脳の老化予防に役立つわけである．とくに歩行は足の老化を防ぐことにも役立つ．

以上の(1)，(2)，(3)の事柄が脳の老化や痴呆の予防に役立つものであることの実例を提示する．

メモ D

a. 政治家でボケる人は少ない

歴代の首相の平均寿命は一般人口より3〜4歳高い．首相でなくとも代議士なども一般にボケが少ない様である．これは上述の(1)(2)の頭の使い方が多い職業的なものもあるというのが筆者の意見である．

代議士を例にとると，選挙区からのいろいろな陳情などに対してあいまいな答えは許されず，いろいろ考え，思いをめぐらし，回答する必要性に迫られることが多い．その他，決断を迫られることが絶えず存在した形であり，いろいろな刺激に対して反応，対応をする生活の連続であり，好ましい頭の使い方である．

また，身体もこまめに動かさざるを得ず，とくに選挙などでは走り回るという全身運動も脳循環に好ましい影響を与える．

以上，政治家は(1)，(2)，(3)にマッチする生活であり脳の老化を防ぐ，また望ましいことからボケない人が多いものと考えられる．

b. 指揮者でボケる人がいない

指揮者は長生きをし，ボケず最後までタクトを振っている人が多い．レオポルド・ストコフスキィ，ローベルト・ストルツの95歳，アルトウロ・トスカニーニの90歳を始めとし，世界的に有名な指揮者は長命で最後まで指揮している．最近では日本で指揮し，翌年86歳で死亡したカール・ベームがいる．また朝比奈隆もその例である．

なぜ指揮者はボケないかは，次のごとく考えられる．彼等は沢山の曲を暗記している

(input)これを指揮という行動により output する．すなわち，ヴァイオリンに高い音，セロに短い音などを出すように指揮することは input を整理して output することで，このような input と output の繰り返しが恐らく大脳皮質の代謝を高め，神経伝達物質の産生や代謝を促進させることと考えられる．加えて，長時間立ち，汗を流して指揮するという運動も脳循環に好ましい影響を与えるのである．

c. 一般に表現したり create することにたずさわる人にはボケが少ない

指揮者のみではなく著述家，画家，彫刻家，演奏家など表現を主とする人，create することに従事する人にボケが少ないようであり，これも上述の理由から納得可能である．

d. 俳句，短歌の趣味の人，文筆を職業とした人にはボケが少ない

筆者は浴風会の老人ホームの老年者で俳句，短歌などを趣味としている人，あるいは文筆を職業とし，なおこれを続けている人はボケないことを確かめている．ボケないからこれらをやっているのではなく，35年ほど前からつきあっている人々でこれらを実行しているためにボケないのである．

俳句や短歌を作るということは見たこと，聞いたこと，感じたことを五・七・五，あるいは五七五・七七にぴしゃりとまとめるという表現であり，前述の刺激に対して反応を示す頭の使い方である．すなわち，老化を防ぐのに好ましい頭の使い方をしているのであり，事実，ボケが少ないのである．

以上筆者の述べた好ましい頭の使い方，老化を防ぐ頭の使い方は間違いないものといい得る．

必ずしも俳句，短歌を趣味にしなくとも碁，将棋など頭を使う趣味が望まれるが，手取り早くは毎日日記を書くこともこれにつながり望ましいものである．

以上述べた脳の老化予防はもちろん脳血管性痴呆にも通ずるものである．

メモ E　癌と痴呆[11]

浴風会病院の連続剖検例中243例の癌症例では脳動脈硬化のまったくない例，あるいはあってもごく軽度の例は21.0%であり，非癌例中1,542例の11.0%に比し有意に多い（p＜0.005）（図106）．

なお対象の平均年齢は78.6歳である．

一方，脳動脈硬化の著明な例は癌群で8.2%，非癌例で17.1%であり，癌群では有意に少ない（p＜0.001）．すなわち，脳動脈硬化と癌とは拮抗的な立場にある（図107）．

次に痴呆例と非痴呆例で癌の出現をみると非痴呆例の16.3%に比し痴呆例では6.1%と有意に少ない（p＜0.001）（図108）．

また癌例と非癌例についてみると，癌例では痴呆出現が有意に少ない．癌症例は早く死亡するため痴呆が出現し難いのは当然の反論があると思われるが，平均年齢は78.6歳であること，老年者では癌を有しても長期間生きていること（癌の進行が遅い，剖検で癌を見出すことがしばしばで，他の疾患により死亡している）などからこの反論はあたらない．

以上，癌と痴呆は互いに拮抗的である．

この事実はきわめて興味深いもので，癌発現および脳動脈硬化発現のメカニズムについてのある示唆を与えるものと考えられる．

206　V．老年期痴呆の予防

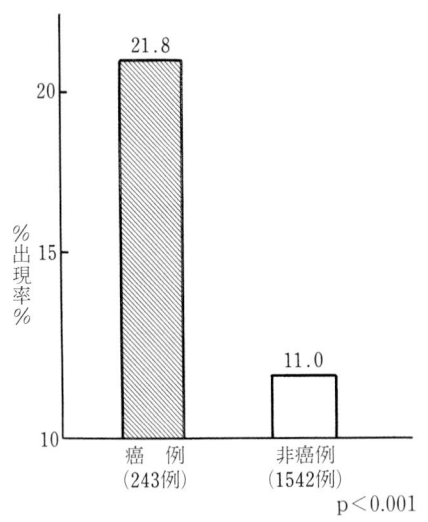

図106　癌と脳動脈硬化（脳動脈硬化なし，またはごく軽度例）
癌症例では脳動脈硬化著明な例は有意に少ない．

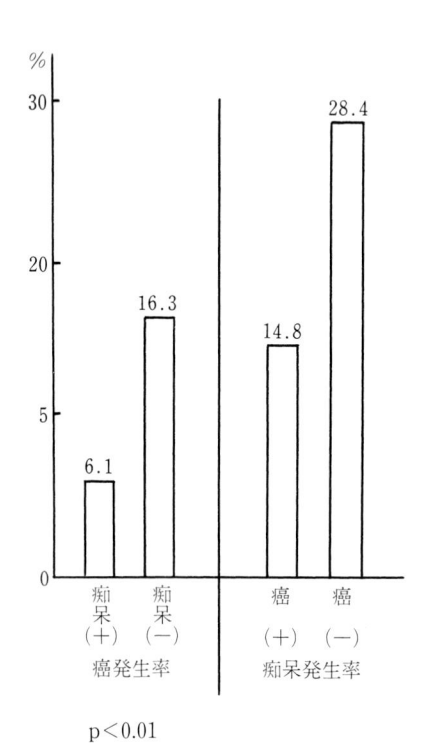

図107　癌と脳動脈硬化（脳動脈硬化高度例）
癌症例では非癌症例に比し，脳動脈硬化著明例は有意に少ない．

図108　癌と痴呆との関連
痴呆例では癌出現が非痴呆例に比し有意に少ない（p＜0.01）．癌例では痴呆の出現が有意に少ない（p＜0.01，平均年齢78.5歳）．癌例が早く死亡するため痴呆が少ないのではない．

痴呆と癌は現在の医学では最も治療困難な2大双壁といえるものであり，これが互いに拮抗的であるという事実は注目に価する．

　　医学の進歩とともに多くの疾患の治療が解り，これらの疾患は消失ゆくことになると思われるが，最後にこの2大難問が残ることが考えられる．

　　そしてこの2つが互いに拮抗的であるということは，人は癌か痴呆のいずれかを選ばざるを得ない運命にあるようである．すなわち，癌で精神的，肉体的に苦痛に満ちて人生を終えるか，痴呆となり，楽天的，くったくのない，しかし他人に迷惑をかけて人生を終るかの2者の一つを選ばざるを得ない運命にあるといえるのである．

財団法人ぼけ予防協会の依頼により筆者が座長となり，それぞれの専門家の協力により，1）ぼけ予防10カ条 (1997年)，2）ぼけ介護10カ条 (1999年)，3）痴呆（ぼけ）介護家族の接し方10カ条 (2001年) を作成した．参考までに掲載しておく．それぞれの項目については解説がなされている．

> **ぼけ予防協会**
> 〒100-8051　東京都千代田区一ツ橋1-1-1
> Tel 03-3216-4409　Fax 03-3216-3620
> （この事業は，財団法人住友海上福祉財団の研究助成金の交付とアメリカンファミリー生命保険会社の寄付により行ったものです）

ぼけ予防10カ条 (1997年)

1. 塩分と動物性脂肪を控えたバランスのよい食事を
2. 適度に運動を行い足腰を丈夫に
3. 深酒とタバコはやめて規則正しい生活を
4. 生活習慣病（高血圧，肥満など）の予防・早期発見・治療を
5. 転倒に気をつけよう　頭の打撲はぼけ招く
6. 興味と好奇心をもつように
7. 考えをまとめて表現する習慣を
8. 細かい気配りをしたよい付き合いを
9. いつも若々しくおしゃれ心を忘れずに
10. くよくよしないで明るい気分で生活を

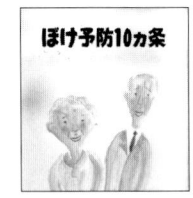

ぼけ介護10カ条 (1999年)

1. コミュニケーション…語らせて　微笑みうなずき　なじみ感
2. 食　　　　事…………工夫して　ゆっくり食べさせ　満足感
3. 排　　　　泄…………排泄は　早めに声かけ　トイレット
4. 入　　　　浴…………機嫌みて　誘うお風呂で　さっぱりと
5. 身だしなみ…………身だしなみ　忘れぬ気配り　張り生まれ
6. 活　　　　動…………できること　見つけて活かす　生きがい作り
7. 睡　　　　眠…………日中を　楽しく過ごせば　夜安眠
8. 精 神 症 状…………妄想は　話を合わせて　安心感
9. 問 題 行 動…………叱らずに　受け止め防ぐ　問題行動
10. 自 尊 心…………自尊心　支える介護で　生き生きと

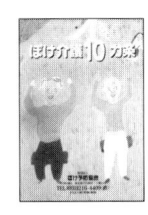

　ふつうの生活からは考えられないような症状や行動を示す痴呆老人の介護には，施設でも家庭でも多くの方々が戸惑っておられます．痴呆老人の行動特徴は人によって，時によって異なるために，その人，その時によって適切な対応をとることが求められます．実際，正しい対応の仕方を知らないために誤った対応をして，痴呆老人の症状や生活を悪くさせてもいます．痴呆老人一人ひとり違っている動きも，正しい対応の一般原則を知ることで十分な応用もできるようになるものです．

　そこで，ぼけ介護の原則をゴロのよい七五調で分かりやすく「10ヵ条」としてまとめました．限られた字句のなかに込められているぼけ介護の神髄を読み取って，よりよい介護の実践に活かしてほしいと願っています．

痴呆（ぼけ）介護家族の接し方10カ条 (2001年)

1. なじみの関係……………………「顔なじみ　落ち着き与える　安心感」
2. 心の受容…………………………「意に添って　こころ受け止め　暖かく」
3. 心のゆとり………………………「怒らずに　相手に合わせる　ゆとり持つ」
4. 説得より納得……………………「理屈より　気持ちを通わせ　納得を」
5. 意欲の活性化……………………「本人を　生きいきさせる　よい刺激」
6. 孤独にしない……………………「寝たきりや　孤独にしない　気づかいを」
7. 人格の尊重………………………「プライドや　プライバシーの　尊重を」
8. 過去の体験を大切に……………「本人の　過去の体験　大切に」
9. 急激な変化を避ける……………「環境の　急変避けて　安住感」
10. 事故の防止を……………………「事故防ぐ　細かな工夫　気配りを」

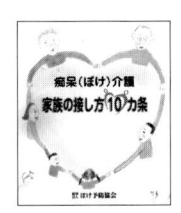

　痴呆の発症は緩やかに進み，初期には家族が気づかないことも少なくありません．また，痴呆と分かってもすぐ病院入院や施設入所が可能なわけではなく，しばらくは家族がお世話をすることになります．痴呆の症状は多様で，個々の症状で異なる点も多いものです．そして，常識では考えられないような行動も起こり，症例によっては四六時中，目が離せずマンツーマンの対応が必要な場合もあります．家族では病院や施設のように時間により交代して介護することは多くの場合困難です．そのため介護する家族の心身の負担は大きく，介護する側も疲労から病気に進む場合もあります．したがって，お互いの生活を上手に切り盛りしてゆくことが大切です．そのためにはまず，痴呆は病気であり，いろいろな行動は病気の症状であるという認識を基盤とし，これを素直に受け入れ対応する必要があります．

　痴呆老人が快適に過ごせるように，かつ介護する家族の心身の負担を軽くし，暖かくかつ，長続きのできる介護をするためには，痴呆についてのいろいろな知識と対応上の知恵が必要です．

　本10ヵ条は，家族が家族で痴呆老人を介護する上で必要ないろいろな事柄を10ヵ条にまとめ，覚えやすい七五調にしたものです．各項目にはそれぞれ解説を加えました．

　本10ヵ条が家族での痴呆老人の介護の上で役立つものと信じています．

追　　　記

　2000年より施行予定の介護保険では，老年期痴呆の段階を決めるのが，おそらく最も問題の多いところである．この際，客観的に家族，ケアワーカー，その他も判定できるスケールが重要となる．

　これについて，おそらくマニュアルのごときものが出されるものと思われるので，わが国で西村らが開発したNMスケールおよびN-ADLを参考として挙げておく．このようなものが利用される可能性が大である．

1．N式老年者用精神状態評価尺度（NMスケール） Nishimura's scale for rating of mental states of elderly

西村ら[1]が開発した評価表であり，日常生活動作を具体的に示していることから，言語性の応答なしで老年病の全体像の評価に役立つ．

また，一般老年者の痴呆の有無のスクリーニングにも役立ち得る（表66）．家事・身辺整理，関心・意欲・交流，会話，記銘・記憶，見当識の5項からなり，7段階に分けて評価する形となっている．言語性のテストの不可能な重症痴呆例についても段階付けが客観的になし得ることとともに，複数の観察者の評価の差の検討にも役立つ．

このNMスケールの重症度は評価点の合計別に以下のごとくなっている．

0～16点：重症痴呆　　31～42点：軽度痴呆　　48～50点：正常
17～30点：中等度痴呆　43～47点：境界領域

表66　N式老年者用精神状態評価尺度（NMスケール）

評価項目	0点	1点	3点	5点	7点	9点	10点
家事身辺整理	不能	ほとんど不能	買物不能．ごく簡単な家事・整理も不完全	簡単な買物も不確か．ごく簡単な家事・整理のみ可	簡単な買物可能．留守番・複雑な家事・整理は困難	やや不確実だが買物・留守番・家事などを一応まかせられる	正常
関心・意欲交流	無関心．まったく何もしない	周囲に多少関心あり．ぼんやりと過ごすことが多い	自らはほとんど何もしないが，指示されれば簡単なことはしようとする	習慣的なことはある程度自らする．気が向けば人に話しかける	運動・家事・仕事・趣味など気が向けばする．必要なことは話しかける	やや積極性の低下がみられるがほぼ正常	正常
会話	呼びかけに無反応	呼びかけに一応反応するが，自ら話すことはない	ごく簡単な会話のみ可能．辻つまの合わないことが多い	簡単な会話は可能であるが，辻つまの合わないことがある	話し方は，なめらかでないが，簡単な会話は通じる	日常会話ほぼ正常．複雑な会話がやや困難	正常
記銘・記憶	不能	新しいことはまったく覚えられない．古い記憶がまれにある	最近の記憶はほとんどない．古い記憶は多少残存．生年月日不確か	最近の出来事の記憶困難．古い記憶の部分的脱落．生年月日正答	最近の出来事をよく忘れる．古い記憶はほぼ正常	最近の出来事をときどき忘れる	正常
見当識	まったくなし	ほとんどなし．人物の弁別困難	失見当識著明．家族と他人の区別は一応できるが誰であるかわからない	失見当識かなりあり（日時・年齢・場所など不確か，道に迷う）	ときどき場所を間違えることあり	ときどき日時を間違えることあり	正常

2．N式老年者用日常生活動作能力評価尺度　Nishimura's scale for rating of activities of daily living of the elderly (N-ADL)

歩行・起坐，生活圏，着脱衣・入浴，摂食，排泄の5項目の日常生活における基本的な動作能力を評価し，段階付けをするものである（表67）．このスケールで起坐・歩行の評価点が1点以下の場合は，会話，記銘・記憶，見当識の3つの項目（NM scale）の評価点の合計で暫定的に評価することになっている．

評価の判定は以下のごとくである．

30～28点：正常　　24～19点：軽度痴呆　　9点以下：重度痴呆
27～25点：境界　　18～10点：中等度痴呆

表67　N式老年者用日常生活動作評価尺度（N-ADL）

項目＼評価	0点	1点	3点	5点	7点	9点	10点
歩行・起坐	寝たきり（坐位不能）	寝たきり（坐位可能）	寝たり，おきたり，押車等の支えがいる	つたい歩き　階段昇降不能	杖歩行　階段昇降困難	短時間の独歩可能	正常
生活圏	寝床上（ねたきり）	寝床周辺	室内	屋内	屋外	近隣	正常
着脱衣入浴	全面介助　特殊浴槽入浴	ほぼ全面介助（指示に多少従える）　全面介助入浴	着衣困難，脱衣は部分介助を要する　入浴も部分介助を多く要す	脱衣可能．着衣は部分介助を要する　自分で部分的に洗える	遅くて，時に不正確　頭髪・足など洗えない	ほぼ自立．やや遅い　体は洗えるが洗髪に介助を要す	正常
摂食	経口摂食不能	経口全面介助	介助を多く要する．途中でやめる（全部細かくきざむ必要あり）	部分介助を要する（食べにくいものをきざむ必要あり）	配膳を整えてもらうとほぼ自立	ほぼ自立	正常
排泄	常時，大小便失禁（尿意・便意が認められない）	常時，大小便失禁（尿意・便意あり．失禁後不快感を示す）	失禁することが多い（尿意・便意を伝えること可能．常時おむつ）	時々失禁する（気を配って介助すればほとんど失禁しない）	ポータブルトイレ・シビン使用．後始末不十分	トイレで可能．後始末は不十分なことがある	正常

3．Nicergoline（サアミオン，Sermion）

　Nicergoline は多角アルカロイドの誘導体であり，脳血管拡張作用と α 受容体遮断による脳血流増加作用，低酸素および虚血性脳障害の改善作用，脳グルコース取り込みおよび消費の促進作用などが，動物実験で確かめられている．脳循環改善薬と脳代謝改善薬の二つの作用を有している．Nicergoline は，脳血管障害例に有効であり，Ca-hopantenate を対照とした二重盲検試験で確かめられている[2]．

　今回，再評価が行われたが，従来の適応である意欲低下，情緒障害の後者の適応が取り消されたが，意欲低下は残っている．ただ，後発メーカーの Nicergoline 製剤は許可取り消しとなった．aniracetam との単盲検比較試験で同等性が検証しえなかったという理由である．

　同じ成分の薬剤の一方が許可され，他方が許可されなかったという理解できない結論であり，今回の脳代謝改善薬の再評価の納得できない薬事行政の象徴のような事柄である．

　なお，nicergoline は海外での調査で，軽度～中等度のアルツハイマー病および脳血管性痴呆に対し，プラセボに比し有意に優れた臨床症候の改善をもたらすことが報告されている[3]．この調査では，各種知的機能検査の改善の他に，脳波（α 波増加，θ 波・δ 波の減少）また事象電位（P300 潜伏時間の短縮）の有意の改善を観察されている．ただし投与量は，わが国の脳血管障害慢性期への投与量 1 日 15 mg の 4 倍の 60 mg である．このことは，現在，盛んに言われている international harmonization に疑問を持たせる一つの事柄である．

文　献

I. 老年期痴呆とは
1) Fisher M : Dementia in cerebral vascular disease. In ; Cerebral Vascular Disease, 6th Princeton Conference, ed by Tool JF, Sikert RG, Whisnant JP, p232, New York, 1968.
2) Kral VA : Senescent forgetfulness : Benign and malignant. Can Med Assoc J 86 : 257, 1962.
3) O'Brien JT, Beats B, Hill K, et al : Do subjective memory complaints proceed dementia? A three-years follow-up of patients with supposed benign senescent forgetfulness. Int J Geriat Psychiat 7 : 481, 1992.
4) Crook T, Bartus RT, Ferris SH, et al : Age-associated memory impairment : Proposed diagnostic criteria and measures of clinical change -Report of a National Institute of Mental Health World Group : Develop Neuropsychol 2 : 261, 1986.
5) O'Brian JT, Wevy R : Age-associated memory impairment. Br Med J 304 : 714, 1992.

II. 老年期痴呆の診断
1) 高橋三郎, 大野　裕, 染矢俊幸 : DMS-IV 精神障害の分類と診断の手引. Quick Reference to the Diagnostic Criteria from DSM-IV, the American Psychiatric Association. 医学書院, 1992.
2) Roman GC, Tatemichi IK, Erkinjuntti I, et al : Vascular dementia : Diagnostic criteria for research studies : Report of The NINDS-AIREN International Workshop. Neurology 43 : 250, 1993.
3) 大友英一 : 老年者の脳 16 : 175, 1979.
4) 大友英一 : 血管性痴呆の新しい考え方. 脳神経 45 : 1099, 1993.
5) Chui HC, Victoroff JL, Margolin D, et al : Criteria for the diagnosis of ischemic vascular dementia proposed by the state of California Alzheimer's Disease Diagnostic and Treatment Centers. Neurology 42 : 473, 1992.
6) 亀山正邦, 宇高不可思, 沢田秀幸 : 新しい脳血管性痴呆の診断基準. Dementia 7 : 6, 1993.
7) 杉野正一 : 脳血管性痴呆の成因. 臨床神経 27 : 1291, 1987.
8) 大友英一 : 脳波の性差に関する研究―老年者脳波を中心に―. 臨床神経 6 : 471, 1966.
9) 亀山正邦 : 痴呆の臨床と鑑別―内科の立場から―. 前頭葉連合野の血管障害と痴呆. 精神医学 15 : 357, 1973.
10) 亀山正邦 : 両側性内包障害―仮性球麻痺を中心として. 浴風園調査研究紀要 37 : 1, 1963.
11) 朝長正徳 : 老年期における痴呆と脳病変―脳血管性痴呆に関する臨床病理学的一考察. 日老医誌 13 : 198, 1976.
12) Hachinski VC, Lassen NA, Marshall J : Multi-infarct dementia. A cause of mental deterioration in the elderly. Lancet ii : 207, 1974.
13) 大友英一 : Multi-infarct dementia. Clinica 7 : 783, 1980.
14) 大友英一 : 脳室拡大と脳血管障害. 厚生省特定疾患正常圧水頭症調査研究班, 昭和56年度研究報告書, p19, 1982.
15) Fisher M : Dementia in cerebral vascular disease. In ; Cerebral Vascular Disease, 6th Princeton Conference, ed by Tool JF, Sikert RG, Whisnant JP, p232, New York, 1968.
16) 平井俊策 : 老人医療の問題点1. 老人ボケ. 東京医学 92 : 50, 1985.

17) Tomlinson BE, Henderson G : Some quantitative cerebral findings in normal and demented old people. In ; Neurobiology of Aging, ed by Terry RD, Gershon S, p183, Raven Press, New York, 1976.
18) Malamud N : Neuropathology of organic brain syndromes associated with aging. In ; Aging and the Brain, ed by Gaitz CM, p63, Plenum Press, New York, 1972.
19) O'Brien MD : Vascular disease and dementia in the elderly. In : Aging and Dementia, ed by Lynn Smith W, Kinsbourne M, p77, Spectrum Publ, New York, 1977.
20) Sourander P, Sjogren H : The concept of Alzheimer's disease and its clinical implications. In ; Alzheimer's Disease and Related Conditions, ed by Wolstenholme GEW, O' Connor M : A Ciba Foundation Symposium, London, J & A, Churchill, p11, 1970.
21) Sjögren H : Neuro-psychiatric studies in presenile and senile disease, based on a materials of 1,000 cases. Acta Psychiatr Neurol Scand Suppl 106 : 9, 1956.
22) 亀山正邦：Multi-infarct dementia—多発性梗塞による痴呆．内科 41：1192, 1978.
23) Lauter H, Meyer JM : Senile Dementia, ed by Miller C, Ciompi L, Huber, Bern, p17, 1968.
24) Newton RD : The identity of Alzheimer's disease and senile dementia and their relationship to senility. J Ment Sci 94 : 225, 1948.
25) Katzman R : The prevalence and malignancy of Alzheimer's disease—. A major killer. Arch Neurol 23 : 217, 1976.
26) 松下正明, 小阪憲司, 堀　映ほか：脳血管性痴呆と老年痴呆の合併例をめぐって—臨床的考察を中心に．精神経誌 78：703, 1976.
27) 長谷川和夫, 岩井　寛, 天本　宏ほか：老年精神疾患の疫学的研究．新福尚武教授退職記念論文集, p342, 1978.
28) 朝長正徳：Congress of Assian & Oceanian Psychiatry, Kyoto, 1984.
29) 柄沢昭秀：老年期痴呆の疫学．Practices in Gerontology, Vol 2, No 1. p7, 1981.
30) Cummings JL, Benson DF : Dementia : A Clinical Approach. p1, Butterworths, Boston, 1983.
31) Kameyama M, Okinaka S : Collateral circulation of the brain, with special reference to atherosclerosis of major cervical and cerebral arteries. Neurology 13 : 279, 1963.
32) 大友英一：わが国における一過性脳虚血発作の特異性，浴風会調査研究紀要 63：53, 1979.
33) 山田正仁, 伊藤善憲, 所沢　剛ほか：老年期痴呆性疾患の神経病理学的基礎；アルツハイマー型痴呆およびその類縁疾患のスペクトラム．浴風会調査研究紀要 78：245, 1994.
34) 高橋和郎, 斉藤　寛, 浦上克哉ほか：(1)脳血管性痴呆有病率の経年変化—同一地区での10年間の疫学的調査を通して—．臨床成人病 22：1426, 1992.
35) 大友英一, 田代邦雄, 東儀英夫ほか：酒石酸イフェンプロジル（セロクラール）の脳梗塞再発予防効果—塩酸チクロピジンを対照とした多施設における Open Trial. Geriat Med 33：497, 1991.
36) 大友英一：脳梗塞再発予防に対するイブジラスト（ケタス）の効果—多施設における open trial—．薬理と治療 23：2331, 1995.
37) 大友英一：寝た切り老人の原因としての脳卒中．診断と治療 65：2244, 1978.
38) Hachinski VC, Iliff L, Zihka E, et al : Cerebral blood flow in dementia. Arch Neurol 32 : 632, 1975.
39) 松下正明, 石井　毅：多発梗塞性痴呆をめぐる2, 3の問題．精神医学 21：613, 1979.
40) Portera-Sanchez A, del Ser T, Bermejo F, et al : Clinical Diagnosis of Senile Dementia of Alzheimer Type and Vascular Dementia. ed Terry RD, et al. Aging Vol 18, Neural Aging and its Implications in Human Neurological Pathology, p169, Raven Press, New York, 1982.

41) Loeb C: Vascular dementia. In; Handbook of Clinical Neurology, ed Vinken PJ, Bruyn GW, Vol 46, p353, Neurobehavioural Disorders, Elsevier, Amsterdam, 1985.
42) 松下正明：老人期における痴呆とその形態学的背景．精神医学 21：823，1979．
43) Binswanger O: Die Abgrenzung der allgemeinen progressiven Paralyse. Berl Klin Wochenschr 49：1103, 1137, 1894, 52：1180, 1894.
44) 上野武治，高畑直彦，石嶋　紘ほか：Binswanger病の臨床と病理―白質病変と脳動脈硬化性痴呆の関連．精神医学 16：709，1974．
45) Olzewski J: Subcortical arteriosclerotic encephalopathy. World Neurol 3：359, 1962.
46) Feigin I, Popoff, N: Neuropathological changes late in cerebral edema. The relationship to trauma, hypertensive disease and Binswanger's encephalopathy. J Neuropathol Exp Neurol 22：500, 1963.
47) Gascon GG, Gilles F: Limbic dementia. J Neurol Neurosurg Psychiatry 36：421, 1973.
48) Kasaka K, Yoshimura M, Ikeda K, et al: Diffuse type of Lewy body disease. Progressive dementia with abundant cortical Lewy bodies and senile changes of various degree ・・ a new disease? Clin Neuropathol 3：185, 1984.
49) Kosaka K: Diffuse Lewy body disease in Japan. J Neurol 237：197, 1996.
50) 小阪憲司：非アルツハイマー型変性性痴呆．老年期痴呆 11：63，1997．
51) McKeith IG, Galasko D, Kosaka K, et al: Clinical and pathological diagnosis of dementia with Lewy bodies (DLB): Report of the DLB International Workshop. Neurology 47：1113, 1996.
52) Hulette C, Mirra S, Wilkinson W, et al: The Consortium to Establish a Registry for Alzheimer's Disease (CERAD). Part IX. A prospective clinicopathologic study of Parkinson's features in Alzheimer's disease. Neurology 45：1991, 1995.
53) Mega SM, Masterman DL, Benson F, et al: Dementia with Lewy bodies: Reliability and validity of clinical and pathological criteria. Neurology 47：1403, 1996.
54) Perry RH, Irring D, Tomlinsm BE: Lewy body prevalence in the aging brain; relationship to neuropsychiatric disorders. Alzheimer-type pathology and catecholaminergic nuclei. J Neurol Sci 100：223, 1990.
55) Gibb WRG, Mann DMA, Mountjog CO, et al: A pathological study of the association between Lewy body disease and Alzheimer's disease. In; Parkinson's disease; anatomy, pathology and therapy, ed Streofler MB, Korczyn AD, Molamus E, et al. New York, Raven Press, Advances in Neurology 53：55, 1990.
56) 大友英一：老年痴呆のCT．CT研究 6：138，1984．
57) 大友英一：アルツハイマー症―最近の話題―2．アルツハイマー症と脳動脈硬化．脳神経 53：223-226，2001．
58) Hofman A, Ott A, Breteler MM, et al: Atherosclerosis, apolipoprotein E, and prevalence of dementia and Alzheimer's diseases in Rotterdam Study. Lancet 349：151-154, 1997.
59) 大友英一：老年者における側脳室容積と加齢，痴呆との関係―とくに前半部容積を―中心に―厚生省特定疾患・特発性脳室拡大調査研究班，昭和54年度研究報告書，p15，1980．
60) 大友英一：老年者脳波のfocusおよび棘波．臨床神経 8：584，1965．
61) 大友英一：老年者の脳重量，脳室の大きさ，脳動脈硬化と痴呆との関係．厚生省特定疾患・特発性脳室拡大調査研究班，昭和53年度研究報告書，p41，1979．
62) Barnes RH, Busse EW, Friedman EL: The psychological functioning of aged individuals with normal and abnormal electroencephalogram. J Nerv Ment Dis 124：585, 1956.
63) Harvald B: EEG in old age. Acta Psychiat Neurol Scand 33：193, 1958.
64) 大友英一，亀山正邦，椿　忠雄：老年者の脳波に関する研究(1)，臨床神経 4：536,

1964.
65) 大友英一：老人性痴呆と脳波．臨床脳波 17：493, 1975.
66) 大友英一：老年者脳波における速波および K-complex．臨床神経 8：608, 1968.
67) Turton EC, Warren PKG : Dementia ; A clinical and EEG study of 274 patients over the age of 60. J Ment Sci 106 :1493, 1960.
68) 大友英一：老年者脳波に対する Eunal の影響．Geriat Med 17：1135, 1979.
69) 南条悦子：Alzheimer 型老年痴呆（SDAT）と脳血管性痴呆（VD）における脳波の特徴について．東京医大雑誌 45：105, 1987.
70) 大友英一：脳動脈硬化と脳波．臨床神経 12：346, 1972.
71) Pope A, Hess HH, Lewin E : Microchemical pathology of the cerebral cortex in pre-senile dementias. Trans Am Neurol Assoc 89 : 15, 1964.
72) Davis P, Malony AJR : Selective loss of central cholinergic neurons in Alzheimer's disease. Lancet 2 : 1403, 1976.
73) Davis P : Neurotransmitter-related enzymes in senile dementia of Alzheimer type. Brain Res 171 : 319, 1979.
74) Perry EK, Gibson PH, Blessed G, et al : Neurotransmitter enzyme abnormalities in senile dementia. —choline acetyltransferase and glutamic acid decarboxylase activities in necropsy brain tissue. J Neurol Sci 34 : 247, 1977.
75) Perry EK, Tomlinson BE, Blessed G, et al : Correlation of cholinergic abnormalities with senile plaques and mental test scores in senile dementia. Br Med J 2 : 1457, 1978.
76) Davis P : Studies on the neurochemistry of central cholinergic systems in Alzheimer's disease. In ; Alzheimer's disease : Senile dementia and related disorders, ed by Katzman R, et al, p453, Raven Press, New York, 1978.
77) Richter JA, Perry EK, Tomlinson BE : Acetylcholine and choline levels in postmortem human brain tissue : preliminary observations in Alzheimer's disease. Life Sci 26 : 1683, 1980.
78) Steven TD, Milos DI, Scot DS, et al : Upregulation of choline acetyltransferase activity in hippocampus and frontal cortex of elderly subjects with mild cognitive impairment. Ann Neurol 51 : 145-155, 2002.
79) Carlsson A : The impact of catecholamine research on medical science and practice. p17, 4th International Catecholamine Symposium. Asilomar, 1978.
80) Gottfries CG, Gottfries I, Roos BE : Homovanillic acid and 5-hydroxyindolacetic acid in cerebrospinal fluid related to mental and motor impairment in senile and presenile dementia. Acta Psychiatr Scand 46 : 99, 1970.
81) Adolfsson R, Gottfries CG, Oreland BE, et al : Reduced levels of catecholamines in the brain and increased activity of monoamine oxidase in platelet in Alzheimer's disease. Therapeutic implications. In ; Alzheimer's disease : Senile dementia and related disorders, ed by Katzman R, et al, p441, Raven Press, New York, 1978.
82) Gottfries CG : Amine metabolism in normal aging and dementic disorders. In ; Biochemistry of Dementia, ed by Roberts PJ, p213, John Wiley & Sons, 1980.
83) Robinson DS, Davis JM, Nies A, et al : Aging, mnoamines and monoamine oxidase levels. Lancet i : 290, 1972.
84) 西村 健：老人脳の生化学．脳神経 33：769, 1981.
85) Mann DMA, Neary D, Yates PO, et al : Alterations in protein synthetic capability of nerve cells in Alzheimer's disease. J Neurol Neurosurg Psychiatry 44 : 97, 1981.
86) 播口之朗：人脳の老化に関する生化学的研究—とくに痴呆患者および老人の脳水溶性蛋白の変化について．大阪大医学誌 30：407, 1979.
87) Suzuki K, Katzman R, Korey SR : Chemical studies on Alzheimer's disease. J

Neuropathol Exp Neurol 24 : 211, 1965.
88) Cherayil GD : Fatty acid composition of brain glycolipids in Alzheimer's disease, senile dementia and cerebrocortical atrophy. J Lipid Res 9 : 207, 1968.
89) Crapper DR, Krishnan SS, Quittkat S : Aluminium, neurofibrillary degeneration and Alzheimer's disease. Brain 99 : 67, 1976.
90) Crapper DR, De Boni U : Aluminium and the genetic apparatus in Alzheimer's disease. In ; Symposium on the Aging Brain and Senile Dementia, p229, Plenum Press, New York, 1977.
91) Good PF, Perl DP, Bieren LM, et al : Selective accumlation of aluminium and iron in the neurofibrillary tangles of Alzheimer's disease : A laser microprobe (LAMMA) study. Ann Neurol 31 : 286, 1992.
92) Harrington CR, Wischik CM, McArthur FK, et al : Alzheimer's-disease-like changes in tau protein processing ; Association with aluminium accumulation in brains dialysis patients. Lancet 343 : 993, 1994.
93) Scott CF, Fieles A, Sygowski LA, et al : Aggregation of tauprotein by aluminum. Brain Res 628 : 77, 1993.
94) Nielsen J : Chromosomes in senile, presenile and arteriosclerotic dementia. J Gerontol 25 : 312, 1970.
95) Ishii T, Haga S : Immuno-electron microscopic localization of senile plaques. Acta Neuropathol 36 : 243, 1976.
96) Nikaido T, Austin J, Rinehardt, R, et al : Studies in aging of the brain. I. Isolation and preliminary characteristics of Alzheimer plaques and cones. Arch Neurol 25 : 198, 1971.
97) Ishii T, Haga S, Tokutake S : Presence of neurofilament protein in Alzheimer's neurofibrillary tangles (ANT), an immuno-fluorescent study. Acta Neuropathol 48 : 105, 1979.
98) 西村　健，播口之朗，多田国利ほか：Creutzfeldt-Jakob 病におけるグリア線維構成蛋白について．厚生省特定疾患「スローウイルス感染と難病発症機序に関する研究」班，昭和53年度研究報告書，p57，1979．
99) 大友英一：脳血管性痴呆．脳神経 31：7，1979．
100) Colon EJ : The cerebral cortex in presenile dementia : A quantitative analysis. Acta Neuropathol (Berl) 23 : 281, 1973.
101) Tomlinson BE, Blessed G, Roth M : Observations on the brains of non-demented old people. J Neurol Sci 7 : 331, 1968.
102) Tomlinson BE, Blessed G, Roth M : Observations on the brains of non-demented people. J Neurol Sci 11 : 205, 1970.
103) Ball MJ, Lo P : Granulovacuolar degeneration in the aging and in dementia. J Neuropathol Exp Neurol 36 : 474, 1977.
104) Gibson PH, Tomlinson BE : Numbers of Hirano bodies in the hippocampus of normal and demented people with Alzheimer's disease. J Neurol Sci 33 : 199, 1977.
105) Roth M, Tomlinson BE, Blessed G : Correlation between scores for dementia and counts of "senile plaques" in cerebral gray matter of elderly subjects. Nature 209 : 109, 1966.
106) Rothschid D : The pathological changes in senile psychosis and their psychobiologic significance. Am J Psychiat 93 : 757, 1937.
107) Morinatsu M, Hirai S, Muramatsu A, et al : Senile degenerative brain lesions and dementia. J Am Geriat Soc 23 : 390, 1975.
108) 朝長正徳，東儀英夫，山之内博：超高齢者の脳出血―特に congophilic angiopathy との

関連について―. 日老医誌 14：188, 1977.
109) 井桁之稔, 東海林幹夫：アポリポタンパクEとアルツハイマー病. 老年精神医学 8：1033, 1997.
110) Pericak-Vance MA, Bebout JL, Gaskell PC, et al: Linkage studies in familial Alzheimer's disease ; Evidence for chromosome 19 linkage. Am J Hum Genet 48 : 1034, 1991.
111) Namba Y, Tomonaga M, Kawasaki H, Otomo E, et al : Apolipoprotein E immunoreactivity in cerebral amyloid deposits and neurofibrillary tangles in Alzheimer's disease and Kuru plaque amyloid in Creutzfeldt-Jakob disease. Brain Res 541 : 163, 1991.
112) Strittmatter WJ, Saunders AM, Schmechel D, et al : Apolopoprotein E ; High-activity binding to β-amyloid and increased frequency of type 4 allele in late-onset familial Alzheimer disease. Proc Natl Acad Sci USA 90 : 1977, 1993.
113) Saunders AM, Strittmatter WJ, Schmechel D, et al : Association of apolipoprotein E allele $\varepsilon 4$ with late-onset familial and sporadic Alzheimer's disease. Neurology 43 : 1467, 1993.
114) Corder EH, Saunders AM, Strittmatter WJ, et al : Gene dose of apolipoprotein E type 4 allele and the risk of Alzheimer's disease in late onset families. Science 261 : 921, 1993.
115) Meyers RH, Schaofer EJ, Wilson PWF, et al : Apolipoprotein E $\varepsilon 4$ association with dementia in a population-based study ; The Framingham study. Neurology 46 : 673, 1996.
116) Yamada M, Itoh Y, Suematsu N, et al : Apolipoprotein E genotype in elderly nondemented subjects without senile changes in the brain. Ann Neurol 40 : 243, 1996.
117) Schmechel DE, Saunders AM, Strittmatter WJ, et al : Increased amyloid β-peptide deposition in cerebral cortex as a consequence of apolipoprotein E genotype in late-onset Alzheimer disease. Proc Natl Acad Sci USA 90 : 9649, 1993.
118) Wisniewski T, Castano EM, Golabek A, et al : Acceleration of Alzheimer's fibril formation by apolipoprotein E in vitro. Am J Pathol 145 : 1030, 1994.
119) Näslund J, Thyberg J, Tjernberg LO, et al : Characterisation of stable complexes involving apolipoprotein E and the amyloid β peptide in Alzheimer's disease brain. Neuron 15 : 219, 1995.
120) Wisniewski T, Lalowski M, Golabek A, et al : Is Alzheimer's disease an apolipoprotein E amyloidosis? Lancet 345 : 956, 1995.
121) Igeta Y, Kawarabayashi T, Sato M, et al : Apolipoprotein E accumulated with the progression of Aβ deposition in transgenic mice. J Neuropathol Exp Neurol 56 : 1228, 1997.
122) Kawarabayashi T, Shoji M, Sato M, et al : Accumulation of ss-amyloid fibrils in pancreas of transgenic mice. Neurobiol Aging 17 : 215, 1996.
123) Maum DMA : The pathological association between Down syndrome and Alzheimer's disease. Mechanism of aging and development 43 : 99, 1988.
124) Haasse, Schlossmacher MG, Hung AT, et al : Amyloid β-peptide is produced by cultured cells during normal metabolism. Nature 359 : 322, 1992.
125) Suzuki N, Cheung TT, Cai XD, et al : An increased percentage of long amyloid β-protein secreted by familial amyloid β-protein precursor mutants. Science 264 : 1336, 1994.
126) Roher AE, Lowenscn JD, Charks S, et al : Structure alterations in the peptide backbone of β amyloid core protein may account for its deposition and stability in

Alzheimer's disease. J Biol Chem 268 : 3032, 1993.
127) Murphy GM, Forno LS, Higgins L, et al : Development of a monoclonal antibody specific for the COOH-terminal of β-amyloid 142 and its immunohistochemical reactivity in Alzheimer's disease and related disorders. Am J Pathol 144 : 1082, 1994.
128) Iwatsubo T, Odaka A, Suzuki N, et al : Visualization of Aβ 42 (43) and Aβ 40 in senile plaques with end-specific Aβ-monoclonals ; Evidence that an initially deposited species is Aβ 43 (43). Neuron 13 : 45, 1994.
129) Perry G, Cras P, Siedlak SL, et al : β-protein immunoreactivity is found in the majority of neurofibrillary tangles of Alzheimer's disease. Am J Pathol 140 : 283, 1992.
130) Nakamura T, Shoji M, Harigaya Y, et al : Amyloid ss-protein level in cerebrospinal fluid are elevated in early onset Alzheimer's disease. Ann Neurol 36 : 903, 1994.
131) 長谷川和夫：老人の痴呆診査スケールの一検討．精神医学 16：965，1974．
132) 長谷川和夫：老年期痴呆の臨床―疫学と診定上の問題．精神医学21：814，1979．
133) Folstein MF, Folstein SE, McHugh PR : "mini-mental state" : A practical method for grading the cognitive state of patients for clinician. J Psychiat Res 12 : 189, 1975.
134) Gottfries CG, Brane G, Steen G : A new rating scale for dementia syndromes. Gerontology 28 (Suppl ii) : 20, 1982.
135) 本間　昭，椎名理恵，石井徹郎ほか：老年期痴呆を対象とした精神機能障害評価表の作成．老精医誌 2：1217，1991．
136) 本間　昭：痴呆のアセスメントスケール．老年期痴呆の診断と治療，長谷川和夫，清水　信編，p181，中央法規，東京，1992．
137) Rosen W, Mohs RC, Davis KL : A new scale for Alzheimer's disease. Am J Psychiatry 141 : 1356, 1984.
138) 本間　昭，福沢一吉，塚田良雄ほか：Alzheimer's Disease Assessment Scale (ADAS) 日本版の作成．老精医誌 3：647，1992．
139) 本間　昭：痴呆の補助時検査とその問題点．知能テスト ADAS．老年期痴呆 9：357，1995．
140) 柄沢昭秀：老人ボケの臨床，p93，医学書院，東京，1983．
141) 高橋三郎，花田耕一，藤縄　昭：DSM-III-R 精神障害の分類と診断の手引，第 2 版，Quick Reference to the Diagnostic Criteria from DSM-III-R. The American Psychiatric Association, 医学書院，東京，1988．
142) 松下正明：老年期痴呆の種類と病態．大友英一編，実地医家のための老年期痴呆の診断と治療
143) Hughes CP, Berg L, Dangiger WL, et al : A new clinical scale for the staging of dementia. Brit J Psychiat 140 : 566, 1982.
144) Reisberg B, Ferris SH, deLeon MJ, et al : The global deterioration scale for assessment of primary degenerative dementia. Am J Psychiat 139 : 1136, 1982.
145) 池田久男訳，痴呆．Dementia, Charles E. Well 編，p132，医学書院，東京，1974．
146) Kiloh LG : Pseudo-dementia. Acta Pshchiat Scand 37 : 336, 1961.
147) Fisher M : Dementia in cerebral vascular disease. In ; Cerebral Vascular Disease, 6th Princeton Conference, ed by Tool JF, Sikert RG, Whisnant JP, p232, New York, 1968.
148) 中村紀夫：慢性硬膜下血腫．脳卒中のすべて，亀山正邦編，p155，南江堂，東京，1980．
149) 吉田亮一，大友英一：老年者の慢性硬膜下血腫．浴風会調査研究紀要 71：269，1987．
150) 吉田亮一，大友英一，楠　進：意識消失発作を繰り返した慢性硬膜下出血の 1 例．臨床神経 26：35，1986．
151) 森安信雄：1979年に治療された特発性脳室拡大症に関する全国統計．p1，厚生省特定疾患特発性脳室拡大調査研究班，1956．
152) 中村紀夫，神田竜一，加藤康雄ほか：NPH における痴呆．厚生省特定疾患特発性脳室拡

大調査研究班昭和55年度研究報告書, p33, 1981.
153) Otomo E : Convulsion in the Aged. Folia Psychiat et Neurol Jpn 35 : 295, 1981.
154) 大友英一：老年者の脳腫瘍. 臨床神経 13：120, 1973.
155) 高橋三郎, 大野 裕, 染先俊幸：DSM-IV 精神障害の分類と診断の手引. Quick Reference to the Diagnostic Criteria from DSM-IV. The American Psychiatric Association, 医学書院, 1992.
156) 飯島寿佐美, 菱川寿夫：せん妄. 神経精神薬理 7：75, 1985.
157) Lipowski ZJ : Transient cognitive disorders (delirium, acute confusional states) in the elderly. Am J Psychiatry 140 : 1426, 1983.
158) Lieberman A, Dziatolowski M, Kupersmith M, et al : Dementia in Parkinson Disease. Ann Neurol 6 : 355, 1979.
159) 柄沢昭秀：老年期痴呆の疫学. Practices in Gerontology 2 (1) : 7, 1981.
160) 大塚俊男：老年期痴呆の疫学―最近の知見―. 老年期痴呆 8：283, 1994.

III. 老年期痴呆の治療

1) 本間 昭, 武田雅俊, 今井幸充ほか：アルツハイマー型痴呆患者の認知機能障害と全般臨床症状に対する塩酸ドネペジルの臨床的有効性と安全性の検証―日本における24週間投与多施設共同二重盲検比較試験―. Dementic and Geriotric Cognitive Disorders 11 : 299, 2000.
2) 東儀英夫, 本間 昭, 今井幸充ほか：アルツハイマー型痴呆患者におけるアセチルコリンエステラーゼ阻害薬 E20 20錠の長期安全性および有効性―52週間オープン試験―. 臨床評価 2：97, 2000.
3) Lopez OL, Becker JT, Wisnieusici S, et al : Cholinesterase inhibitor treatment afters the natural history of Alzheimer's disease. J. Neurol Neurosurg Phychiatry 72 : 310, 2002.
4) 篠原幸人, 朝田 隆, 天野隆弘ほか：Donepezil の使用経験―Donepezil の使い方と副作用への対処―. 臨床精神薬理 3：1067, 2000.
5) Summers WK, Majovski LV, Marsh GM, et al : Oral tetrahydroamiheacridine in long-term treatment of senile dementia, Alzheimer type. N Engl J Med 315 : 1241, 1986.
6) 大友英一：アルツハイマー型老年痴呆に対する Tetrahydroaminoacridine の試み. 浴風会調査研究紀要 74：19, 1990.
7) 池田俊美, 山本佳子, 高橋幹治ほか：Mecobalamin 静脈内投与による Alzheimer 型痴呆の治療. Geriat Med 30 : 343, 1992.
8) 眞田順子, 増田泰伸, 上村直人ほか：アルツハイマー型痴呆に対する卵黄ホスファチジルコリンとビタミン B12 併用の臨床的有用性について―第1報―. Geriat Med 36 : 363, 1997.
9) 大友英一：老年期痴呆（アルツハイマー型）に対する卵黄フォスファチジルコリンとビタミン B12 含有食品の臨床効果・老化と疾患 11：90, 1998.
10) 風祭 元：向精神薬の概念と分類. 向精神薬療法ハンドブック, 風祭 元編, 南江堂, 東京, 1985.
11) 小阪憲司：痴呆老人のせん妄. 老年精神医学 2：554, 1985.
12) 原田憲一：老人のせん妄とは. 老年精神医学 2：534, 1985.
13) 大友英一：老年者における clotiazepam の有用性. Geriat Med 17 : 1018, 1979.
14) 筒井末春, 芝山幸久：老年者の不眠・不安の薬物療法. 医学のあゆみ 135：30, 1985.
15) Costall B, Naylor RJ : Neuroleptic antagonism of dyskinetic phenomena. Europ J Pharmacol 33 : 301, 1975.
16) Schachter M, Bedard P, Debono AG, et al : The role of D-1 and D-2 receptors. Nature 286 : 157, 1980.

17) Costall B, Naylor RJ : Demonstration neuropharmacologique de l'effet antidyskinetique du tiapride. Sem Hop Paris 53 (39B) : 72, 1977.
18) 黒岩義五郎, 安藤一也, 西谷 裕ほか：Tiaprideのジスキネシアに対する多施設二重盲検法による臨床評価―パーキンソニズムに伴うジスキネジアおよびその他のジスキネジアについて. Clin Eval 12 : 137, 1984.
19) Milett G, Julou M : Le tiapride en neurologie et en psychiatrie chez la personne agee. Actual Psych 11 (2B) : 59, 1983.
20) 清水 信, 佐藤譲二, 秋山一郎ほか：老年期および初老期の器質性精神病に対する tiaprideの効果. 臨床精神医学 11 (11) : 1947, 1982.
21) Francois C : Troubles neurologiques et psychiatriques de la senescence―Essai de traitement par le tiapride ―. Med Interne 10 : 371, 1975.
22) 清水 信, 長谷川和夫, 西村 健ほか：多施設二重盲検試験による tiapride, sulpiride, chlorpromazineの老年期および初老期の器質性精神病に対する薬効比較. 臨床精神医学 13 : 1017, 1984.
23) 大友英一, 沓沢尚之, 荒木五郎ほか：脳血管障害に伴う各種精神症状に対するTiaprideの臨床的有用性. Geriat Med 23 : 265, 1985.
24) 大友英一, 沓沢尚之, 荒木五郎ほか：脳血管障害に伴う各種精神症状に対するTiaprideの臨床的有用性―placeboを対照とした多施設二重盲検試験―. Clin Eval 13 : 295, 1985.
25) 大友英一：脳循環代謝改善薬は本当に無効か―最近における臨床治験の問題点―. Clin Neurosci 17 : 563, 1999.
26) 大友英一：脳循環代謝改善薬. Clin Neurosci 19 : 214, 2001.
27) 大友英一：わが国における新薬認可および薬効認可の問題点. 日本医事新報 4032：111, 2001.
28) 大友英一：老年者脳血管障害の診断と治療, p4, 医学書院, 東京, 1983.
29) 大友英一：老年期痴呆の診断と治療, p188, 杏林書院, 東京, 1990.
30) 西沢義人, 児玉貞介：ホモパントテン酸の研究. ビタミン33：589, 1966.
31) 工藤幸司, 福地 勲, 江郷秀世ほか：HOPAの薬理作用. 田辺製薬研究報告14：1, 1982.
32) 工藤幸司, 石田柳一：Ca-Hopantenate (HOPA)のウサギ急性自発脳波覚醒化作用におけるCa-free HOPA (=hopantenic acid)およびCa$_{2+}$の役割りならびに pantothenic acidの影響. 田辺製薬研究報告, p 7, 1979.
33) 大友英一, 沓沢尚之, 長谷川和夫ほか：HOPA (HOPATE)の脳血管障害に対する多施設二重盲検法による臨床評価. Clin Eval 9 : 673, 1981.
34) Meier-Ruge W, Iwangoff P : Biochemical effects of ergot alkaloids with special reference to the brain. Postgrad Med J 52 (Suppl 1) : 47, 1976.
35) Emmenegger H, Meier-Ruge W : The actions of Hydergine on the brain. Pharmacology 1 : 65, 1968.
36) Matejcek M, Knor K, Piguet PV, et al : Electroencephalographic and clinical changes as correlated in geriatric patients treated three months with ergot alkaloid preparation. J Amer Geriat Soc 27 : 198, 1979.
37) Herzfeld U, Christion W, Ronge OJ, et al : Analysis of the action of Hydergine in a long-term study. Med Klin 67 : 1118, 1972.
38) 半田譲二, 松田昌之, 大坪欽弥ほか：Hydrogenated ergot alkaloidのヒト脳血流量に及ぼす影響―133 Xeクリアランス法による検討. 脳神経 26：557, 1974.
39) Konbicek WC : Adrenolytic and sympatholytication of certain dihydrogenated ergot alkaloids (Hydergine). J Appl Physiol 15 : 109, 1960.
40) Konzett H, Rothlin E : Investigations on hypotensive effect of the hydrogenated ergot alkaloids. Br J Pharmacol 8 : 201, 1953.

41) 相沢豊三，山田隆一郎，森　敏祐ほか：「ヒデルギン―サイアザイト系降圧利尿剤併用による高血圧症の治療―多施設間二重盲検法による検討．臨床と研究 55：3026, 1978.
42) 原沢道美，石井當男，折茂　肇ほか：老年者高血圧に対するヒデルギン単独投与の降圧効果．Geriat Med 22：261, 1984.
43) Vigouret JM, Burki HR, Jaton PE, et al: Neurochemical and neuropharmacological investigations with four ergot deviations, Bromocriptine, Dihydroergotoxine, CF25-397 and CM29-712. Pharmacology 16 (Suppl 1)：156, 1978.
44) 吉川政己，平井俊策，相沢豊三ほか：脳血管障害に対するメシル酸ジヒドロエルゴトキシンの治療効果―二重盲検法による1日3mg投与と6mg投与の比較．医学のあゆみ 120：138, 1982.
45) Farnebo LO, Fluxe K, Goldstein M, et al: Dopamine and noradrenaline releasing action of amantadine in the central and peripheral nervous system. Europ J Pharmacol 16：27, 1971.
46) 森　讓，佐藤義彦，大橋健男ほか：抗パーキンソン氏病薬 Amantadine の薬理．日薬理社 70：119, 1974.
47) Scatton B, Cheramy A, Besson MJ, et al: Increased synthesis and release of dopamine in the striatum of the rat after amantadine treatment. Europ J Pharmacol 13：131, 1970.
48) Maj J, Sowinska H, Baran L: The effect of amantadine on motor actity and catalepsy in rats. Psychopharmacologia 24：296, 1972.
49) 石津　汪，出田哲也，梅崎博敏ほか：Symmetrel (Amantadine hydrochloride) の精神賦活作用に関するパイロットスタディ．診療と新薬 18：143, 1981.
50) 笹生俊一，板原克哉，大藤高志ほか：シンメトレル（塩酸アマンタジン）の新薬効について―中枢神経障害後の精神機能障害（意識，意欲，自発性）の改善に関連して．基礎と臨床 16：4937, 1982.
51) 大友英一，笹生俊一，荒木五郎ほか：脳血管障害例の各種精神症状に対する Symmetrel (Amantadine hydrochloride) の薬効評価―placebo を対照とした多施設二重盲検法による調査―．Clin Eval 12：321, 1984.
52) 新城之介，大友英一：脳血管障害の精神症状（意欲低下など）に対する Symmetrel の臨床効果．診療と新薬 20：17, 1963.
53) Graf KJ, Neumann F, Horowski R: Effects of the ergot derivative Lisuride hydrogen maleate on serum prolactin concentration in female rats. Endocrinology 98：598, 1976.
54) Horowski R, Wachtel H: Direct dopaminergic action of Lisuride hydrogen maleate, an ergot derivative in mice. Eur J Pharmacol 36：373, 1976.
55) Kehr W: Effect of Lisuride and other ergot derivatives on monoaminergic mechanisms in rat brain. Eur J Pharmacol 41：261, 1977.
56) Herrmann WM, Kristof M, Sastre M, et al: Preventive treatment of migraine headache with new isoergolenyl derivative. J Int Med Res 6：476, 1978.
57) Somerville BW, Herrmann WM: Migraine prophylaxis with Lisuride hydrogen maleate—A double blind study of Lisuride versus placebo. Headache 18：75, 1978.
58) 五島雄一郎，田崎義昭，大友英一：脳血管障害および老年痴呆に対する Eunal の臨床効果．Geriat Med 16：757, 1978.
59) 大友英一：老年者脳波に対する Eunal の影響．Geriat Med 17：1135, 1979.
60) Eunal 第Ⅲ相調査評価グループ（chairman 相沢豊三）沓沢尚之，大友英一，後藤文男ほか：脳血管障害に対する Eunal の有用性―Dihydroergotoxine mesylate を対照とした多施設二重盲検法による調査―．Clin Eval 8：577, 1980.
61) 大友英一，長谷川和夫，沓沢尚之ほか：軽度老年痴呆（Alzheimer 型痴呆）および脳血管性痴呆に対する Eunal (Lisuride hydrogen maleate) の臨床効果．Greriat Med 20：2110,

62) 大友英一, 長谷川和夫, 黒岩義五郎ほか：脳血管障害および軽度老年痴呆例の脳波に対する Lisuride hydrogen maleate の効果—多施設二重盲検法による検討—. 臨床薬理 12：377, 1981.
63) 五島雄一郎, 村上恵一, 大友英一ほか：Eunal (Lisuride hydrogen maleate) 長期投与例 (52週) の臨床的検討. Greriat Med 20：1013, 1982.
64) Sugiyama Y, Fugita T : Stimulation of the respiratory and phosphorylating activities in rat brain mitochondria by idebenone (CV-2619), a new agent improving cerebral metabolism. FEBS Letters 184：48, 1985.
65) Suno M, Nagaoka A : Inhibition of mitochondrial swelling and lipid peroxidation by a novel compound. Idebenone (CV-2619). 薬理と治療 13：673, 1985.
66) Okamoto K, Matsumoto M, Watanabe M, et al : Effects of 6-(ω-substituted alkyl)-2, 3-dimethoxy-5-methy1-1, 4-benzoquinones and related compounds on mitochondrial succinate and NADH oxidase systems. Chem Pharm Bull 33 (9)：3745, 1985.
67) 永井康雄, 柴生田正樹, 成美重彦ら：脳内グルコース代謝に対する Idebenone (CV-2619) の影響. 薬理と治療 13：13, 1985.
68) 宮本政臣, 佐治美昭, 永岡明伸：Idebenone (CV-2619) の抗アノキシア作用. 武田研究所報 43：77, 1984.
69) Nagaoka A, Shino A, Kakihana M, et al : Inhibitory effect of idebenone (CV-2619), a novel compound on vascular lesions hypertensive rats. Jap J Pharmacol 36：291, 1984.
70) 永岡明伸, 垣花 満, 藤原一男：脳卒中易発症系高血圧自然発症ラットにおける脳血管障害に伴う神経症状に対する Idebenone (CV-2619) の改善作用. 薬理と治療 12：5345, 1984.
71) 永岡明伸, 寿野正広, 柴生田正樹ほか：実験的脳虚血時にみられる神経症状, および局所脳血流とエネルギー代謝変動に対する Idebenone (CV-2619) の影響. 日薬理誌 84：303, 1984.
72) 鬼頭 剛, 奥田裕子, 中嶋良子ほか：Idebenone (CV-2619) の一般薬理作用. 基礎と臨床 19：911, 1985.
73) 大友英一, 伊藤栄一, 阿部 裕：脳血管障害および老年痴呆に対する CV-2619 錠の有効性・安全性と臨床用量について. 臨状と研究 69：2994, 1985.
74) 大友英一, 阿部 裕, 荒木五郎ほか：CV-2619 錠の脳血管障害患者などにおける有用性の検討—ホパンテン酸カルシウムを対照とした非盲検による比較対照試験—. Ther Res 3：117, 1985.
75) 大友英一, 荒木五郎, 長谷川和夫ほか：脳血管障害に対する CV-2619 錠の有用性—ホパンテン酸カルシウムを対照とした多施設二重盲検比較試験—. 医学のあゆみ 134：220, 1985.
76) 間部英雄, 梅村言川, 永井 肇：4-(0-benzylphenoxy)-N-methylbutylamine hydrochoride (MCI-2016) の実験的脳虚血に対する効果. 医学のあゆみ 129：247, 1984.
77) 戸部昭広, 江川三生, 橋本紀子：4-(0-benzylphenoxy)-N-methylbutylamine hydrochoride (MCI-2016) の抗アノキシア作用. 日薬理誌 81：421, 1983.
78) エーザイ (株), 三菱化成工学 (株) 編：E-0687, 1982.
79) 松本博之, 伊藤公晴, 梅津浩平：実験的脳虚血に伴う脳内モノアミン濃度に及ぼす4-(0-Benzylphenoxy)-N-methylbutylamine hydrochoride (MCI-2016) 投与の影響. 応用薬理 26：913, 1983.
80) Tobe A, Egawa M, Nagai R : Effect of 4-(0-Bentylphonoxy)-N-methylbutylamine hydrochloride (MCI-2016) on the scopolamine-induced deficit of spontaneous alteration behavior in rats. Jap J Pahrmacol 33：775, 1983.
81) 平井俊策, 荒木五郎, 東儀英夫ほか：4-(0-Bentylphonoxy)-N-methylbutylamine hydro-

chloride (E-0687) の臨床への応用（初期第II相調査）．臨床と研究 60：1745, 1983.
82) 田崎義昭, 杳沢尚之, 東儀英夫ほか：脳血管障害に対するE-0687の臨床評価—後期第II相調査．臨床と研究 61：2717, 1984.
83) 田崎義昭, 杳沢尚之, 東儀英夫ほか：脳血管障害に対するE-0687の有用性—Calcium hopantenate を対照とした多施設二重盲検比較試験．医学のあゆみ 137：647, 1988.
84) Tachikawa S, Harada M, Maeno H : Pharmacological and biochemical studies on a new compound, 2-(7-indenyloximethyl) morpholine hydrochloride (YM-08054), and its derivatives with potential antidepressant properties. Arch Int Pharmacodyn 238 : 81, 1979.
85) Harada M, Maeno H : Biochemical characteristics of a potential antidepressant, 2-(7-indenyloxymethyl) morpholine hydrochloride (YM-08054). Biochem Pharmacol 28 : 2654, 1979.
86) 山本 実, 清水理央, 原田正富ほか：脳機能改善薬 Indeloxazine hydrochloride (YM-08054) の薬理学的および生化学的研究．基礎と臨床 19 (9)：4563, 1985.
87) 大友英一, 平井俊策, 荒木五郎ほか：脳血管障害および老年痴呆に対するYM-08054の臨床効果—初期第II相調査—．臨床と研究 62：293, 1985.
88) 大友英一, 東儀英夫, 平井俊策ほか：脳血管障害に対するYM-08054錠（塩酸インデロキサジン）の臨床評価—封筒法による用量検討試験—．基礎と臨床 19：5315, 1985.
89) 大友英一, 東儀英夫, 平井俊策ほか：脳血管障害に対するYM-08054錠（塩酸インデロキサジン）の臨床効果—ホパンテン酸カルシウム散を対照薬とした多施設二重盲検法．医学のあゆみ 136：535, 1986.
90) 大友英一, 荒木五郎, 伊藤栄一ほか：脳血管障害に対するHWA285の臨床的有用性について—封筒法によるホパンテン酸カルシウムとの比較試験．薬理と治療 14：447, 1986.
91) 大友英一, 荒木五郎, 伊藤栄一ほか：脳血管障害に対するHWA285錠(propentofylline)の有用性—．ホパンテン酸カルシウム錠を対照とした多施設二重盲検比較試験—．Clin Eval 14：525, 1986.
92) 大友英一, 平井俊策, 赫 彰郎ほか：脳血管障害に伴う精神症状に対するAniracetam の臨床的有用性—プラセボを対照とした二重盲検比較試験の成績．医学のあゆみ 156：143, 1991.
93) 大友英一, 長谷川和夫, 稲永和豊ほか：アニラセタム錠の脳血管障害患者における至適用量の検討—非盲検による二用量間の比較試験—．臨床医薬 2：1239, 1986.
94) 大友英一, 平井俊策, 長谷川和夫ほか：脳血管障害に対する Aniracetam の有用性—Ca hopantenate を対照とした多施設二重盲検法による調査．医学のあゆみ 140：989, 1987.
95) 馬場元毅, 喜多村孝一：Cinepazide の脳循環に及ぼす影響．脳神経 31：621, 1979.
96) 葛谷文男：Cinepazide のヒト赤血球変形能に及ぼす影響．薬理と治療 7：117, 1979.
97) 宮崎 学：Cinepazide の循環作用．基礎と臨床 13：409, 1979.
98) 小野信悦, 芦田伸一郎, 安孫子雍史：シネパジドのラット脳代謝に及ぼす影響．ブレンディール文献集, 第一製薬.
99) 小杉 功, 権田照代, 岡田和夫：Cinepazide の赤血球酸素親和性に及ぼす影響．現代医療 14：955, 1982.
100) 新城之介, 大友英一, 長谷川和夫：脳血管障害に対するBrendilの臨床効果．Prog Med 3：556, 1983.
101) 大友英一：記憶障害は治るか—記憶とくすり—その使い方．Clin Neurosci 2：209, 1984.
102) 本間 昭, 今井幸充, 長谷川和夫ほか：老化性痴呆に対する Cinepazide maleate (Brendil) の臨床評価—オープントライアルによる検討．臨床と研究 61：277, 1984.
103) 多田国利, 播口之朗, 保坂正昭ほか：脳血管性痴呆およびアルツハイマー病に対するシネパジド（ブレンディール）の臨床評価．Geriat Med 23：455, 1985.
104) 五島雄一郎, 大友英一, 長谷川和夫ほか：老年期治療および脳動脈硬化症に対するCinep-

azide の臨床評価．Geriat Med 23：1197, 1985.
105) 大友英一：脳血管障害に対する Brendil の臨床効果．Prog Med 5：1515, 1985.
106) Comelian 臨床評価研究班(氏名：新城之介)：新城之介，大友英一，荒木五郎：脳血管障害に対する Comelian (Dilazep) の薬効評価—pentoxifylline を対照とした多施設二重盲検法による調査—．Clin Eval 9：629, 1981.
107) 長谷川恒雄，保崎秀夫，勝沼英宇ほか：痴呆疾患に対する塩酸ジラゼップ(コメリアンコーワ錠) の臨床効果．薬理と治療 14：4379, 1986.
108) 窪田耕輔，播口之朗，大海俊夫ほか：痴呆性疾患に対する塩酸ジラゼプ(コメリアンコーワ) の臨床効果．Geriat Med 26：1571, 1987.
109) 荒木五郎，大友英一，中村治雄ほか：塩酸ジラゼプ錠の脳血管性痴呆疾患に対する有用性の検討—ホパンテン酸カルシウムを対照とした multi-single blind trial. Ther Res 10：353, 1989.
110) 大田 崇，丹羽正美，下村千枝子ほか：黄連解毒湯および釣藤散の高血圧自然発症ラットの血中カテコラミンに対する影響．和漢医薬会誌 3：336, 1986.
111) 尾崎正高，大田尚，関根一郎：釣藤散，黄連解毒湯の脳卒中易発症ラット(SHR-S)の血圧に対する作用．和漢医薬会誌 2：560, 1985.
112) 川島孝一郎，小暮久也：黄連解毒湯の脳血流増加作用．現代医療学 5：250, 1989.
113) 長谷川恒雄：脳血管障害に対する黄連解毒湯の臨床効果．Excep Med 209, 1985.
114) 後藤荘一郎：脳血管障害に対する黄連解毒湯の治療経験．現代医療学 5：271, 1989.
115) 木暮久也，川島孝一郎，長沢治夫：脳血管障害に対する黄連解毒湯の効果—基礎および臨床研究．Pharma Medica 6：33, 1988.
116) 荒木五郎：脳血管性痴呆に対する黄連解毒湯の効果．現代医療学 5：260, 1989.
117) 大友英一，東儀英夫，木暮久也ほか：脳血管障害に対するツムラ黄連解毒湯の臨床的有用性—Ca hopantenate を対照とした封筒法による well controlled study—．Geriat Med 29：121, 1991.
118) 山本孝之：アルツハイマー型痴呆の漢方療法．Pharma Medica 2：80, 1988.
119) Simard D, Olesen J, Paulson OB, et al : Regional cerebral blood flow and its regulation in dementia. Brain 94 : 273, 1971.
120) Ingvar DH, Risberg J, Schwartz MS : Evidence of subnormal function of association cortex in presenile dementia. Neurology 25 : 964, 1975.
121) Harrison MJG, Thomas DJ, Du Boulay GH, et al : Multi-infarct dementia. J Neurol Sci 40 : 97, 1979.
122) Meyer JS, Welch KMA, Titus JL, et al : Neurotransmitter failure in cerebral infarction and dementia. In ; Neurobiology of Aging, p121, ed. by Terry RD, Gershon S, Raven Press, New York, 1976.
123) Perez FI, Mathew NT, Stump DA, at al : Cerebral blood flow and psychological correlation in Alzheimer's disease and multi-infarct dementia. p35, ed by Meyer JS, et al : Cerebral Vascular Disease. Excerpta Medica, Amsterdam, 1977.
124) 白石純三，稲岡 長，奥田純一郎ほか：高年器質性痴呆の脳循環．日老医誌 16：7, 1979.
125) Obrist WD, Sokoloff L, Lassen NA, et al : Relation of EEG to cerebral blood flow and metabolism in old age. Electroencephalogr Clin Neurophysiol 15 : 610, 1963.
126) Melamed E, Lavy S, Siew F, et al : Correlation between regional cerebral blood flow and brain atrophy in dementia—Combined study with 133Xenon inhalation and computerized tomography. J Neurol Neurosurg Psychiatry 41 : 894, 1978.
127) Bartus RJ : Evidence for a direct cholinergic involovement in the scopolamine-induced amnesia : Effects of concurrent administration of physostigmine and methylphenidate with scopolamine. Pharmacol Biochem Behav 9 : 833, 1978.

128) Peters BH, Levin HS : Double blind study of physostigmine in memory impairment. Neurology 28 : 397, 1978.
129) Bartus RT, Dean RL, Beer B : Memory deficits in aged cebusmonkeys and facilitation with central cholinomimetics. Neurobiol Aging 1 : 145, 1980.
130) Crestie JE : Physostigmine and arecoline infusions in Alzheimer's disease. In ; Alzheimer's disease. A Report of Progress in Research. Aging Vol 19, p413, Ed, by Corkin S, et al, Raven Press, New York, 1982.
131) Boyd WD, Graham-White J, Blackwood G, et al : Clinical effects of choline in Alzheimer senile dementia. Lancet 2 : 711, 1977.
132) Etienne P, Gautbier S, Johnson G, et al : Clinical effects of choline in Alzheimer's disease. Lancet 2 : 508, 1978.
133) Forall P, Dysken MW, Lazarus LW, et al : Choline bitartrate treatment of Alzheimer-type dementias. Commun Psychopharmacol 4 : 141, 1980.
134) Mohs RC, Davis KL, Tinklenberg JR, et al : Choline chloride treatment of memory deficits in the elderly. Am J Psychiatry 136 : 1275, 1979.
135) Corser CM, Baikie E, Brown E : Effect of Lecithin in senile dementia : a report of four cases. In ; Alzheimer's disease, ed. Gleu AIM, Walley LJ, Churchill Livingston, London, 1979.
136) Ferris SH, Sathananthan G, Reisberg B, et al : Long term choline treatment of memory-impaired elderly patients. Science 205 : 1039, 1979.
137) Kaye WH, Sitaram N, Weingartner H, et al : Modest facilitation of memory in dementia with combined lecithin and anticholinesterase treatment. Biol Psychiatry 17 : 275, 1982.
138) De Wied D, Botius B, Van Wimersma Greidanus TB : Memory deficits in rats with hereditary diabetes insipidus. Brain Res 85 : 152, 1975.
139) Van Wimersma Greidanus TB, De Wied D : Modulation of passive avoidance behavior of rats by intracerebroventricular administration of antivasopressin serum. Behav Biol 18 : 325, 1976.
140) Wein Garthner H, Koye W, Gold P, et al : Vasopressin treatment of cognitive dysfunction in progressive dementia. Life Sci 29 : 2721, 1982.
141) Davis P, Katz DA, Crystal MA : Choline acetyltransferase, somatostatin and substance P in selected cases of Alzheimer's disease. In ; Alzheimer's Disease, A Report of Progress in Research. Aging Vol 19, p9, ed by Corkin S, et al : Raven Press, New York, 1982.
142) Summers WK, Majouvski LV, Marsh GM : Oral tetrahydroaminoacridine in long-term treatment of senile dementia Alzheimer type. N Engl J Med 315 : 1241, 1986.
143) 大友英一：アルツハイマー型老年痴呆に対する Tetrahydroaminoacridine の試み．浴風会調査研究紀要 74：19，1990．

IV．老年期痴呆の経過，予後

1) Birkett DP : The psychiatric differentiation of senility and arteriosclerosis. Br J Psychiat 120 : 321, 1972.
2) 長谷川和夫, 本間　昭, 尹　美淑ほか：老化性痴呆の追跡調査—5年後の予後—．日老医誌 17：630，1980．
3) 大友英一：寝た切り老人の原因としての脳卒中．診断と治療 65：2244，1978．
4) Kay DWK : Outcome and cause of death in mental disorders of old age : A long-term follow-up of functional and organic psychoses. Acta Psychiat Scand 38 : 249, 1962.
5) Nielsen J, Homma AB, Henriksen T : Follow up 15 years after a gerontopsychiatric

prevalence study. Conditions concerning cause of death and life expectancy in relation to psychiatric diagnosis. J Gerontol 32 : 554, 1977.

V．老年期痴呆の予防

1) 大友英一，和田　攻：生活習慣病と老年期痴呆．日医会誌 124：1216，2000．
2) 大友英一：脳血管性痴呆．老年期痴呆研究会誌 12：93，2001．
3) 大友英一：アルツハイマー型老年痴呆の診断と治療．治療 83：2809，2001．
4) 村田和彦，寺沢富士夫，藤井　潤ほか：血圧・血清総 cholesterol と冠動脈効果・脳動脈効果・大動脈効果・浴風園調査研究紀要 54：23，1971．
5) 大友英一：脳梗塞再発予防に対するイブジラスト（ケタス）の効果—多施設における Open Trial．薬理と治療 23：139，1995．
6) 大友英一，田代邦雄，東儀英夫ほか：酒石酸イフェンプロジル（セロクラール）の脳梗塞再発予防効果—塩酸チクロピジンを対照とした多施設における Open Trial—．Geriat Med 33：497，1995．
7) 大友英一：寝た切り老人の原因としての脳卒中．診断と治療 65：2244，1978．
8) 亀山正邦：頚部及脳動脈硬化と脳血管障害．浴風園調査研究紀要 40：25，1964．
9) 大友英一，水町五郎，澤口義康ほか：脳梗塞と他臓器疾患．脳卒中 6：18，1984．
10) Rogers RL, Megerg S, Mortel KF, et al : Decreased cerebral blood flow proceeds multi-infart dementia, but follow senile dementia of Alzheimer type. Neurology 36 : 1, 1986.
11) 大友英一：老年者の脳．日老医誌 16：175，1974．

追　記

1) 福永和子，西村　健，播口之朗ほか：新しい老人用精神機能検査の作成—N 式精神機能検査．老年精神医学 5：221，1988．
2) 大友英一，平井俊策，長谷川和夫ほか：TA-079（ニセルゴリン）の脳血管障害に対する多施設二重盲検法による臨床評価．臨床評価 14：575，1986．
3) Saletu B, Paulus E, Linzmayer L, et al : Nicergoline in senile dementia of Alzheimer type and multi-infarct dementia : a double-blind, placebo-controlled, clinical and EEG/ERP mapping study. Psychopharmacology 117 : 385, 1995.

索　引

和文索引

ア

アストロサイト　67
アバン　142,146
アポリポ蛋白 E(ApoE)　67
アミロイド　63
アミロイドβ蛋白　68,69
アリセプト　129
　　使用要綱　132
アルミニウム　62
アニラセタム　147,180

イ

イフェンプロジル　31
イブジラスト　31
意識障害　112
易刺激性　140
易怒　140
異常行動　139
一過性健忘　44
一過性脳虚血発作　30,44
一般身体疾患による痴呆　8

ウ

うつ状態　137
うつ病　15,99
運動の効能　204

エ

エレン　142,148
疫学調査　28
塩酸 bifemelane　174
塩酸 idebenone　171
塩酸 indeloxazine　176,178
　　診療科別臨床効果　148
塩酸アマンタジン　161
塩酸ドネペジル　129,132

オ

オイナール　166
黄連解毒湯　187

カ

大友式ボケ予測テスト　3

カラン　152
カリフォルニアのAlzheimer病診断・治療センターの診断基準　12
仮性球麻痺　24,111,112
加齢　2
　　生物学的変化　60
可溶性アミロイドβ蛋白(Aβ)　62
家族性 Alzheimer 病　67,69
海馬の顆粒空胞変性　64,65
感情障害　15
喚語困難　87
漢方療法　187
環境の調整　125
簡易知的機能診査スケール(長谷川式)　70,167,169
癌
　　痴呆と——　205,206
　　脳動脈硬化と——　206
観念運動　89

キ

記憶(力)障害　6,7,13,34
記銘力障害　13,34
基底神経核部　47
逆行性健忘　44
虚血点数法　37
　　修正法　38
強制泣き　36
強制笑い　36
局在性神経症候　8
筋弛緩作用　128

ク

クロイツフェルト-ヤコブ病　9,47,103
グラマリール　140,143

ケ

屈曲性対麻痺　194,195

ケタス　149
けいれん　102
計算力障害　5,15
軽度認識能障害　60
血圧
　　Parkinson 病と——　115,116
血管性痴呆　7,10
見当識　90
見当識障害　5,14
健忘
　　一過性——　44
　　逆行性——　44
幻覚　35,137

コ

コミュニケーション　125
コメリアン　152,184,185
口頭言語能力　87
広範な徐波化　40
後大脳動脈　101
後頭葉性痴呆　43
後頭葉白質　23
構成行為　89
向精神病薬　127,134,135
抗パーキンソン剤　114
抗血小板作用を有する脳循環改善薬　199
抗痴呆薬　129
行動異常　17
高血圧
　　コントロール　197
　　脳動脈硬化　201
高脂血症
　　コントロール　197
高比重リポ蛋白(HDL)　67
混合型痴呆　4,26,30

サ

サープル　180

サ

サアミオン 144, 186, 212
サブロミン 152
最近の事柄 13
作話 14
左・右見上げ症候群 18
三環系抗うつ薬 137

シ

シネパジド 152, 182
ジラゼプ 152, 184
シンメトレル 143, 161
四環系抗うつ薬 138
思考力障害 16
視床の両側性病巣 23
失語(症) 6, 7, 9, 111
失行 6, 8, 9
失認 6, 8, 9
修正虚血点数法 41
初老期痴呆 101
女性ホルモン 33
小梗塞巣 22
焦燥 139
心電図異常 37
神経原線維 46
神経原線維変化 27, 61, 63
神経症 114
神経症候 36
神経伝達物質 32, 59
神経伝達物質関連物質 190

ス

髄圧亢進症候 104
髄液 69
髄液検査 107, 109, 111

セ

セレポート 142
セロクラール 149
正常圧水頭症 107
生活管理 126
生活習慣病 1, 197
性 33
精神機能障害評価スケール 83
精神状態評価尺度 210
精神薄弱 1
精神分裂病 111
譫妄 7, 112, 135
　定義(DSM-IV) 113
　夜間── 135
前頭葉白質 23
前頭葉病変 24

ソ

早期発症 Alzheimer 病 69, 102
側脳室拡大 47, 48, 54
側脳室容積
　左右差 52, 53
速波 57

タ

ダウン症候群 69
タクリン 133
多発梗塞性痴呆(MID) 4, 7, 11, 24, 37
対人応答 36
代謝異常 32
大脳皮質 31, 32
大脳皮質下白質 31, 43
第19染色体 67
単語再生 87
単語再認 90

チ

知的機能障害
　脳血管障害の──に対する脳循環代謝改善薬の効果 152
知的機能低下 34
　Parkinson 病の── 61
痴呆
　Alzheimer 型老年── 30
　Parkinson 病と── 115
　Parkinson 病における──の出現頻度 117, 118
　一般身体疾患による── 8
　癌と── 205, 206
　血管性── 10
　検査 46
　後頭葉性── 43
　種類の鑑別 21
　初老期── 101
　診断 5
　診断の実際 18
　診断基準 6
　診断上のポイント 20
　譫妄との鑑別診断 113
　側脳室 53
　側脳室の大きさ 53
　側脳室前部の役割 56
　定義 1
　程度の評価 92
　頭部外傷による── 9
　年齢と発現との相関 24
　脳萎縮 56
　脳血管性── 21, 26
　脳室 53
　脳動脈硬化 56
　脳動脈硬化と── 21
　パーキンソン病による── 9
　ハンチントン病による── 9
　ヒト免疫不全ウイルス疾患による── 9
　物質誘発性持続性── 9
　臨床症状 13
　レビー小体型── 44
痴呆のテスト
　Alzheimer's Disease Assessment Scale (ADAS) 85, 87
　GBS スケール 74
　GBS スケール変法(本間) 80
　Mental Function Impairment Scale (MENFIS) 83, 84
　Mini-mental Scale Examination 72, 73
　簡易知的機能検査スケール(長谷川式) 70
痴呆の種類の鑑別
　一般的鑑別 33
　虚血点数法 37
　虚血点数法の修正法 38
　天秤法 41
痴呆を示す疾患
　うつ病 99
　感染症 98
　欠乏性疾患 98
　血管障害 98
　正常圧水頭症 98
　代謝性疾患 97
　中枢神経系のびまん性実質性疾患 97
　低酸素症および無酸素症 98
　毒物および薬物 98
　脳腫瘍 98
痴呆を防ぐ脳の使い方 203
痴呆重症度基準
　DSM-III-R による──

　　　　93,94
痴呆程度分類(長谷川)
　　　　93,93,94
痴呆予防
　脳卒中後の―― 199
痴呆予防の試み
　脳循環代謝改善薬による
　　　　―― 202
超低比重リポ蛋白(LLDL)
　　　　67
聴覚的理解　87
釣藤散　188

ツ

椎骨脳底動脈循環不全　44

テ

DSM-IV　6
テトラハイドロアミノアクリジン　133
デヒドロエルゴトキシンメシレイト　152
てんかん　44
低吸収域　46,47
低比重リポ蛋白(LDL)
　　　　67
天秤法　41,42

ト

ドラガノン　143,147,180
トレンタール　152
糖尿病
　予防，治療　199
頭蓋外脳動脈(内頚動脈)
　　　　28
頭部もたげ症候群　19
頭部外傷による痴呆　9

ニ

ニカルジピン　152
ニセルゴリン　144,186
日常生活動作能力評価尺度
　　　　211
認識能の低下　2
認知機能障害　86

ネ

寝たきり　194,195
年齢と痴呆発現との相関
　　　　24
粘液水腫　119

ノ

脳萎縮　56,106

脳回の萎縮　46,48
脳血管撮影　105
脳血管障害
　予防　199
脳血管性痴呆
　　4,21,26,43,141
　Alzheimer 型老年痴呆
　　とのCT上の鑑別　47
　Alzheimer 型老年痴呆
　　との割合　26,28
　Alzheimer 型老年痴呆
　　との割合の推移　30
　Alzheimer 型老年痴呆
　　との鑑別　34,35
　Alzheimer 型老年痴呆
　　との脳室の比較　53
　Alzheimer 型老年痴呆
　　との脳波の比較　57
脳血管性痴呆
　Alzheimer 型老年痴呆
　　との脳血流の相違
　　　　202
　CT 所見　48
　亜型　43
　傷害部位　31
　診断基準　10
　病態　21
　病理と病態　31
　頻度　25
　予防　197
　老年期痴呆との割合　28
　割合　25
脳血管性痴呆スケール　40
脳血管性病巣
　数と痴呆出現との関係
　　　　22
　大小別と痴呆出現の頻度
　　　　22
　部位と痴呆出現の関係
　　　　23
脳梗塞　101
脳室の大きさ　65
脳室の拡大　46
脳室周囲低吸収域　46
脳腫瘍　109
脳重量減少率　50
脳循環代謝改善薬
　　　　127,150,152
　効果出現時期と経過
　　　　151
　再評価の成績　142
　再評価の問題点　141
　再評価問題　149
　痴呆予防の試み　202

脳血管障害の知的機能障
　害に対する効果
　　　　152,153,154,155
　有効率　151
　有用性　148
　老年期痴呆予防の試み
　　　　149
脳卒中後痴呆　36
　出現の時期　200
　予防　199
脳代謝改善薬　150,154
脳動脈硬化(症)
　　　　21,56,101,205
　Parkinson 病と――
　　　　115,116
　痴呆と――　21
　影響を与える因子　197
　癌と――　206
　高血圧と――　201
　痴呆と脳萎縮および――
　　　　56
　脳波と――　58
脳動脈撮影　111
脳波(所見)
　　　40,57,107,109,111
　脳動脈硬化と――　58
脳波の比較
　脳血管性痴呆とAlz-
　heimer 型老年痴呆の
　　　　―― 57
肥満の予防，治療　199

ハ

パーキンソニズム
　運動症候　45
パーキンソン病による痴呆
　　　　9
パナルジン　31
ハンチントン病による痴呆
　　　　9
長谷川の簡易知的機能診査
　改訂スケール
　　　　70,167,169
長谷川の痴呆程度分類
　　　　93,94
徘徊　126,139
発症年齢　33
晩期発症 Alzheimer 病
　　　　69,102
晩期発症型 FAD　67

ヒ

ビタミン B12　134
ヒデルギン　152,158

ヒト免疫不全ウイルス疾患
　　による痴呆　9
びまん性レビー小体病　45
ビンポセチン　152
左視床　23
皮質下白質　32
肥満　199
微小空胞化　46
微小塞栓説　30
平野小体　65

フ

ブレンデール　152,182
ブロビンカミン　152
不安　139
不機嫌　140
不眠　139
副作用　128
物質誘発性持続性痴呆　9
物品呼称　88

ヘ

ヘキストール　142,146
ヘテロ接合体　67
ペルジピン　152
ペントキシリン　152
平均寿命　121
片頭痛　166

ホ

ホパテ　143,155
ホモ接合体　68

マ

慢性硬膜下出血　47,104
慢性髄膜炎　119
慢性脳循環不全症　43,101

ミ

ミオクロヌス　103

モ

モキシール　152
モキシシライト　152
妄想　7,35,137

ヤ

夜間譫妄　35,135
薬物療法　127

ヨ

抑うつ　7

ラ

卵黄ホスファチジルコリン
　134

リ

リポ蛋白（LLDL）　67
良性健忘　2
臨床的痴呆評価尺度
　94,95

レ

レビー小体型痴呆（DLB）
　44
　びまん性——　45
　臨床診断基準　45

ロ

老化
　脳の変化　49
老化を防ぐ脳の使い方
　203
老人ボケ
　臨床的判定基準　92

老人斑　63,64,65,68,69
老年期痴呆
　CT所見　46
　疫学　119
　各型の割合　30
　患者への対応　124
　漢方療法　187
　環境の調整　125
　鑑別診断　97
　経過，予後　193
　周辺の症候　123
　種類　4
　出現頻度　120
　症候　123
　診断　5
　生活管理　126
　治療　123
　定義　1
　脳血管性痴呆との割合
　　28
　脳循環　188
　病因　59
　病理　63
　薬物療法　127
　予防　197
老年期痴呆の治療
　神経伝達物質関連物質
　　190
老年期痴呆行動評価尺度
　80
老年者
　側脳室の左右差　52
　側脳室容積　52
　脳重量　49
　薬物療法の注意点　127
　良性健忘（BSF）　2
老年性記憶障害（AAMI）
　2,3

英 文 索 引

A

α-blocking 57
Aβ 62,68
acetylcholinesterase 活性 59
acetyltransferase(CAT) 59
ADL(日常生活動作) 83
age associated memory impairment(AAMI) 2
aluminium 量 61
Alzheimer's Disease Assessment Scale (ADAS) 85,87
　検査・評価項目 91
　認知機能下位尺度 87
Alzheimer's Disease Diagnostic and Treatment Center(ADDTC) 12
Alzheimer 型痴呆 6,37
　傷害部位 32
　早発性 7
　晩発性 7
Alzheimer 型老年痴呆 (SDAT) 4,6,26,30,38,57,61
　CT 所見 49
　生物学的変化 60
　脳血管性痴呆および——の脳血流の相違 202
　脳血管性痴呆との CT 上の鑑別 47
　脳血管性痴呆との割合 26,28
　脳血管性痴呆との割合の推移 30
　脳血管性痴呆との鑑別 34,35
　脳血管性痴呆との脳室の比較 53,57
　病態 32
　病理 63
　予防 203
Alzheimer 原線維変化 64
Alzheimer 病 4,59,61,67,101
　alunimium 量 61
　アポリポ蛋白 E と—— 67
　家族性—— 67,69
　各時期の分類(松下) 94
　粥状硬化 51
　機能評価段階 95
　原因 67
　早期発症—— 69,102
　晩期発症—— 69,102
　脳動脈硬化 50
Alzheimer 病の診断基準 カリフォルニア Alzheimer 病診断・治療センター 12
Amantadine hydrochloride 161
amyloid angiopathy 66
Amyloid β protein 69
aniracetam 180,181
Apo Eε4 67,68
apolipoprotein E(Apo E) 67
arecoline 190
Aricept 129
Avan 142,146,154,171

B

β amyloid precursor protein(βAPP) 69
benign senescent forgetfulness(BSF) 2
Bifemelane 154,175
Bifemelane hydrochloride 174
Binswanger 病 43
Brendil 152,182,183
brovincamine 152

C

Ca hopantenate 154,172,173
Calan 152
Calcium hopantenate 155,156
CAT 活性 60
Celeport 142,154,174
Cerocral 149
choline 190
choline acetyltransferase (CAT) 59
cholinergic neuron 59
cinepazide 152,183
Cinepazide maleate 182
Clinical Dementia Rating (CDR) 94,95
Comelian 152,184
Creutzfeldt-Jakob 病 9,47,103
CT 所見 40,104,109,110

D

dehydroergotoxine mesylate 152
dementia of the Alzheimer's type 6
dementia with Lewy body (DLB) 44
diazepam 136
diffuse Lewy body disease (DLBD) 45
diffuse α pattern 58
Dihydroergotoxine mesylate 158
dilazep 152
Dilazep hydrochloride 184
disorientation 14
Donepezil hydrochloride 129
dopamine 60
Draganon 180,143
DSM-III-R
　痴呆重症度基準 93,94
DSM-IV 6,10

E

E2,E3,E4のアイソフォーム 67
Elen 142,154,176
Eunal 166,170

F

fabrication 14
familial Alzheimer's disease(FAD) 67
FAST staging 95,96
forely multi-infarct

dementia 7
Framingham Study 67

G

GBS スケール 74
GBS スケール変法(本間) 80
Gramalil 140,143
granulovacuolar degeneration 63

H

Hachinski の虚血点数法 40
HDL 67
head lifting syndrome 19
Hexitol 142,154,179
Hirano body 65
Hopate 143,154,155,156
Hydergine 152,158,160

I

ibudilast 31
idebenone 154,172,173
Idebenone hydrochloride 171
ifenprodil 31
indeloxazine 154
Indeloxazine hydrochloride 176
Ischemic score 37

K

Ketas 149

L

lacuna 25,27,43
LDL 67
lecithin 190
left-right looking up syndrome 18
Lewy body 31
limbic dementia 43,44
lipofuscin 63
lisuride 154
Lisuride hydrogen maleate 166
LLDL 67
low density 46
Ludiomil 138

M

major tranquilizer 127
maprotiline hydrochloride 138
Mental Function Impairment Scale (MENFIS) 83
mianserin hydrochloride 138
microembolism 30
mild cognitive inpairment (MCI) 60
Mini-Mental State Examination(MMSE) 72
minor tranquilizer 127,128
mixed dementia 4
Modified Ischeic Score (MIS) 41
monoamine 酸化酵素 (MAO) 61
Moxyl 152
moxysylyte 152
multi-infarct dementia (MID) 4,7,24,34

N

neurofibrillar tangle (NFT) 46,61
neurofibrillary change 63
nicardipine 152
nicergoline 144,212
noradrenaline 60
nucleus basalis (Meynert) 25

P

paired helical filament (PHF) 62
Panaldin 31
Parkinsonism-dementia complex 65
Parkinson 病 114
　血圧, 脳動脈硬化, 痴呆と ―― 115,116,117
　知的機能低下 61
　痴呆と―― 115
　痴呆の出現頻度 117
pentoxifyline 152

Perdipine 152
periventricular lucency (PVL) 46
physostigmine 190
Pick 病 9,16,102
plaques 46
predementia 70
propentofylline 154,179
pseudodementia 15,99
PVL 48

R

recent memory 5,13,98
release phenomen 36
reserpine 製剤 100
RI 脳槽撮影 109

S

Sabromine 152
scopolamine 190
senile dementia of Alzheimer type(SDAT) 4
senile plaque 63
Sermion 144,212
shunt 形成術 108
Sommer's sector 65
Surple 180
Symmetrel 143,161,162,163,164

T

Tacrine 133
Tetrahydroaminoacridine (THA) 133
Tetramide 138
Tiapride 140
transient global amnesia (IGA) 44
Trental 152

V

vascular dementia(VD) 4,7,10,21
vasopressin 191
vinpocetine 152

Z

Zwangslachen 36
Zwangsweinen 36

著者略歴

大　友　英　一（おおとも　えいいち）

昭和3年10月14日生
昭和28年　東京大学医学部卒業
昭和29年　東京大学医学部附属病院沖中内科入局
昭和35年　社会福祉法人浴風会病院内科医員
昭和40年　同　内科医長
昭和47年　同　副院長
昭和58年　同　院長　現在に至る
専功・内科学，特に神経内科学

主な著書
老年者診療の実際（近代学術出版会）
老人診療マニュアル（医学書院）
老年神経内科学（近代学術出版会）
内科医のための脳波の読み方（永井書店）
老年者脳血管障害の診断と治療（医学書院）
脳波判読テキスト（文光堂）

老年期痴呆への対応 改訂第3版　ISBN4-8159-1640-3　C3047

昭和61年6月20日　初版発行　　　　　　　＜検印省略＞
平成10年9月25日　改訂第2版発行
平成14年7月1日　改訂第3版発行

著　者　──── 大　友　英　一
発行者　──── 永　井　忠　雄
印刷所　──── 日本写真印刷株式会社
発行所　──── 株式会社　永　井　書　店
　　　　〒553-0003　大阪市福島区福島8丁目21番15号
　　　　電話大阪(06)6452-1881(代表)/Fax(06)6452-1882
　東京店
　　　　〒101-0062　東京都千代田区神田駿河台2-4
　　　　　　　　　　明治書房ビル
　　　　電話(03)3291-9717/Fax(03)3291-9710

Printed in Japan　　　　　　　　　©OOTOMO Eiichi, 1986, 1998, 2002

- 本書の複製権・翻訳権・上映権・譲渡権・公衆送信権（送信可能化権を含む）は株式会社永井書店が保有します。
- JCLS　＜(株)日本著作出版権管理システム委託出版物＞
本書の無断複写は著作権法上での例外を除き禁じられています。複写される場合には，その都度事前に(株)日本著作出版権管理システム（電話 03-3817-5670, FAX 03-3815-8199）の許諾を得て下さい。